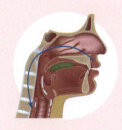
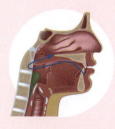
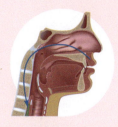

口腔癌
康复训练指导

成沛玉
成放群
陆　璨

主　编

化学工业出版社

·北京·

内容简介

本书详细介绍了口腔癌疾病知识教育、健康教育、日常生活指导、功能康复指导、心理指导、辅助器具使用指导以及预防与用药指导，深入探讨了口腔癌患者在康复阶段可能遇到的各类问题，包括吞咽、言语、营养及心理调整等，并提供了针对性的训练指导和策略，旨在为临床工作提供科学、系统的康复训练方案。书中内容全面而实用，结合了丰富的图表，以帮助读者更好地理解复杂的康复知识和操作技巧。

本书适合口腔颌面外科医生、康复治疗师、临床护士等一线医务人员阅读参考，也适合口腔医学专业学生学习。

图书在版编目（CIP）数据

口腔癌康复训练指导 / 成沛玉，成放群，陆璨主编.
北京 ： 化学工业出版社，2025. 3. -- ISBN 978-7-122
-47704-0

Ⅰ. R739.809

中国国家版本馆CIP数据核字第2025PX1589号

责任编辑：戴小玲　　　　　　　　文字编辑：李　悦
责任校对：边　涛　　　　　　　　装帧设计：张　辉

出版发行：化学工业出版社（北京市东城区青年湖南街13号　邮政编码100011）
印　　装：涿州市殷润文化传播有限公司
710mm×1000mm　1/16　印张15¼　字数289千字　　2025年6月北京第1版第1次印刷

购书咨询：010-64518888　　　　　　售后服务：010-64518899
网　　址：http://www.cip.com.cn
凡购买本书，如有缺损质量问题，本社销售中心负责调换。

定　　价：168.00元　　　　　　　　　　　　　　　版权所有　违者必究

〖 编写人员名单 〗

主　　编　成沛玉　成放群　陆　璨

副主编　罗　礼　王　君　陈思宇　唐庆利　黄　程

编　　者　(以姓氏笔画为序)

王　君	王小婵	邓力红	左志超	冯晶晶	边鲜丽
成沛玉	成放群	刘　平	李　央	李　湘	吴明月
邹映红	闵安杰	沈文宇	宋利民	张　雨	张桂香
张晓玲	陆　璨	陈　锦	陈思宇	陈勇前	范杨杨
罗　礼	周　倩	胡淑军	贺　叶	贺　聪	倪泽罡
徐　强	唐　滟	唐庆利	黄　程	曹　辉	梁　娟
谌　静	彭　丽	彭　鹏	谢长青	谢国新	蔡　恋
廖　冰	薛　晶				

主　　审　夏　红　吴勇军

《前言》

　　口腔癌作为头颈部最常见的恶性肿瘤之一，在全球范围内发病率和死亡率日趋上升，这对患者的生命质量和心理健康造成了极大的威胁。口腔癌的形成是一个复杂的多因素过程，涉及遗传、饮食、生活习惯等多个方面。其中长期吸烟、过量饮酒以及嚼食槟榔等不良习惯，被视为是口腔癌的主要诱因。这些不良习惯导致口腔黏膜长时间暴露于有害物质之下，极大地增加了癌变的风险。

　　伴随功能性外科理念的引入和快速发展，手术切除已成为现代临床治疗口腔癌的主要方法。然而，口腔颌面部解剖结构精细复杂，各个器官紧密相邻，这就导致口腔癌根治术后，患者可能出现发音、语言交流及吞咽咀嚼等功能障碍。这些问题不仅严重影响术后患者的日常生活，还对其心理健康和社会功能造成深远的负面影响。因此，口腔癌及其术后康复至关重要，它不仅关乎患者生理功能的恢复，更是患者心理重建和提升社会适应能力的关键阶段。有效的术后康复措施能够显著缓解患者的痛苦，提高生活质量，预防复发和转移，进而延长患者的生存期。

　　尽管我国口腔癌的诊疗工作如今已取得了显著进展，但在术后康复指导方面仍存在明显的不足。大多数医疗从业人员往往将主要精力集中在疾病诊疗本身，在患者术后康复指导上则显得相对薄弱。这种状况导致大量患者在术后面对功能障碍时缺乏正规、有效的康复手段，这不仅影响了治疗效果，还可能延误病情。

　　鉴于此，《口腔癌康复训练指导》的出版具有重要意义。本书的目标读者明确，包括口腔颌面外科医生、康复治疗师、临床护士等一线医务人员，也为口腔医学专业学生提供了极具价值的指导。

　　在结构上，主要介绍了疾病基础知识教育、健康教育、日常生活指导、功能康复指导、心理指导、辅助器具使用指导以及预防与用药指导。第一、第二章介绍口腔癌基础知识和手术治疗后的恢复过程，同时讲解病因预防知识及术后常见问题处理方法，为后续康复奠定理论基础。第三章聚焦患者日常生活，在营养方面，详细介绍营养均衡知识、食物选择技巧、管饲注意事项及吞咽困难应对策略；活动方面，推荐适合术后患者的运动种类并说明日常活动注意事项；行为方面，强调良好习惯培养和心理健康的重要性，助力患者建立健康的生活模式。第四至第九章针对吞咽、张口、肩颈、言语、感知觉等常见功能障碍，给出明确的训练目的、原则以及具体的训练方法和实用技巧，帮助患者逐步恢复生理功能。第十章深入探讨心理健康与康复的关系，分析术后及放化疗中常见心理问题，介绍心理自我评估方法和多种心理调适手段，帮助患者调整心态，积极面对康复挑战。第十一章详细介绍常见功能性辅助器具的种类、用途，以及如何选择适合的辅助器具和使用过程中的技巧与注意事项，为患者康复提供更多便利。第十二至第十四章介绍术后常用药物，包括口服药、口腔外用药和含漱药，强调正确用药方法、常见问题处理及不良反应管理；同时阐述预防口腔癌及预防复发的关键措施和策略，如避免不良生活习惯、保持健康饮食、定期口腔检查等。

此外，本书还配备了丰富的图示，以帮助读者更好地理解复杂的康复知识和操作技巧。在每章末尾，提供了详细的参考文献与推荐阅读书籍。书末还针对口腔癌患者在住院及康复期间常见问题进行了系统解答，进一步增强了本书的实用性和指导性。

全体编者在编写过程中，始终秉持科学严谨的态度，兼顾理论性与实用性，力求反映最新研究成果。但受学科发展现状及编者水平的限制，本书仍需在实践中接受检验，以便不断完善。在此，衷心希望学界专家以及广大同仁给予本书热忱关注，不吝提出宝贵意见，共同推动口腔癌术后康复领域的发展。

编者

2025 年元月

〖目录〗

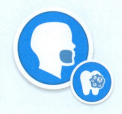

第一章

疾病知识教育

第一节　口腔癌基础知识

口腔（oral cavity）是上呼吸道及消化道的一部分，结构起自口唇部，止于腭咽弓。口腔黏膜（oral mucosa）由鳞状上皮构成，而上皮内含有散在的小唾液腺（小涎腺）。口腔结构中还包括上、下牙槽及相应牙列。因此，口腔癌（oral cancer）是来自口腔表层上皮或小唾液腺的癌症。口腔癌最常见的病理类型是来自表层上皮的鳞状细胞癌，其次是小唾液腺来源的黏液表皮样癌。在西方国家，原发口腔鳞癌的好发部位为舌和口底，但在我国盛产烟草、槟榔地区的口腔癌的好发部位则是磨牙后三角和颊黏膜。

尽管口腔癌的全球发病率相对较低（第 16 位），但其在高风险地区（如南亚、东南亚）的公共卫生负担严重。相关研究预测，到 2035 年全球口腔癌发病率将上升至 62%，发病例数将达到 85.6 万例（古建昌，2022）。2022 年我国口腔癌新发病例约为 6.51 万，死亡病例约为 3.52 万，在 35 ～ 75 岁人群中，口腔癌发病率随年龄增长而提高并呈现上升趋势（Zheng R S，2024）。预计至 2030 年，湖南与槟榔相关的口腔癌患者将累计超过 30 万，在全国可能超过 100 万，造成的医疗负担可能超过 2000 亿元人民币，口腔癌已成为中国重要的公共卫生问题（孙荣寅，2023）。

据 2023 国家癌症中心报道，我国口腔癌生存率为 47%，位于所有癌症生存率的中间水平。

一、口腔鳞状细胞癌的病因和危险因素

研究显示，口腔癌是由多因素导致的，烟草、酒精、槟榔和人类乳头瘤病毒（human papilloma virus，HPV）是影响口腔癌的重要表观遗传因素。

（1）化学因素　吸烟人群口腔癌的发病率较非吸烟人群高 2 ～ 12 倍，90%

的口腔癌患者都曾有吸烟史。吸烟与热刺激两个因素结合，可导致上消化道上皮不典型增生。在某种程度上，这种进行性不典型增生，加上患者自身的遗传易感性，通常表现为某一特定肿瘤的抑制基因或致病基因（*TP53*、*C-myc*）的表达，可导致某一细胞系的生长失去控制。吸烟过程中，烟草中的有害物质如尼古丁、焦油等会长期刺激口腔黏膜，导致细胞发生癌变。其机制大致可以归纳为以下几个方面：第一，烟草中的尼古丁可以通过 PI3K/GSK3b/MAPK（p38、JNK、ERK）/NF-κB 和 β-连环蛋白通路促进 PGE2、NO、TNF-α、IL-1β、IL-6、IL-12 和 MMPs（MMP1、MMP2、MMP9）等促炎因子的释放，并抑制多种细胞外基质分子的功能，增加细胞癌变的风险。第二，烟草烟雾中的亚硝胺等化学物质可以导致 DNA 超甲基化和特定基因上的单核苷酸多态性，从而导致细胞癌变。此外，烟草中的尼古丁还能促进白色念珠菌和变形链球菌的共聚集，从而促进口腔癌的发生。

此外，吸烟还通过降低上皮屏障功能和黏膜分泌功能导致口腔黏膜慢性炎症加重，增加牙周炎、种植体周炎、龋齿、牙槽骨炎和口臭的患病风险，这些虽不会危及生命，却严重危害口腔健康，给个人和社会造成了巨大的经济和健康负担。

酒精虽然不是口腔鳞癌发生的始动因素，但却是疾病发展过程中的促进因素，尤其是与烟草结合，这种作用更明显。酒精中的杂质可能使致癌因素更易于溶解并侵入口腔黏膜。酒精致癌的作用机制尚不完全清楚，可能因靶器官而异。对于口腔癌而言，乙醛对 DNA 的损伤作用是一个重要因素。酒精饮料中的乙醇进入体内后，产生的主要代谢产物乙醛能够与细胞中的 DNA 分子形成加合物，在大量饮酒后容易引发 DNA 损伤。其次，乙醇可能充当致癌物通过上呼吸消化器官黏膜渗透的溶剂，增强烟草等其他致癌物的作用，这可以解释酒精饮料对头颈部不同部位致癌性的差异。此外，大量饮酒还可能导致如维生素 A、叶酸等其他微量元素摄入减少，从而导致营养缺乏、肠道吸收受损和代谢途径的变化，造成 DNA 甲基化改变、抑制机体免疫监视功能，从而有利于癌症的发展和转移。

咀嚼槟榔诱发口腔癌的机制大致可以分为两个方面。一是咀嚼槟榔本身会给口腔黏膜带来直接的机械性刺激，导致口腔内黏膜损伤和口腔黏膜上皮基底细胞分裂活动增加，反复多次的黏膜损伤会导致口腔黏膜下纤维化，并在咀嚼槟榔的持续刺激下进一步加重，而加速癌前状态向癌变转变。二是槟榔含有多种致癌物质，包括槟榔碱、亚硝胺、3-甲基亚硝胺基丙腈等。其中槟榔碱是最重要的致癌物质，但其引发口腔癌的具体机制目前并不明确。槟榔碱除直接诱发口腔癌外，在口腔黏膜白斑（oral leukoplakia，OLK）、口腔黏膜下纤维化等癌前病变的发病过程中，也有重要作用。有研究表明，槟榔碱可以刺激口腔黏膜中成纤维细胞的增殖，导致口腔黏膜下纤维化；也可以通过人体消化道内的亚硝化反应产生亚硝胺；还可以使哺乳动物细胞中的核酸变性，导致染色体畸变、姐妹染色单体交换、微核形成。此外，槟榔碱还会导致口腔上皮细胞功能失调，使细胞周期停滞，并通过多种途径或分子，如自噬、缺氧、COX-2、NF-κB、*MAOA*基因参与槟榔咀嚼诱导癌变相关的过程。

（2）物理因素　热、损伤、紫外线、X线及其他放射性物质，以及长期慢性刺激等都可成为致癌因素，如舌及颊黏膜癌可发生于残根、锐利的牙尖、不良修复体等受到长期、经常刺激的部位。唇癌多发生于长期吸雪茄烟和烟斗者。

（3）病毒感染　病因学研究已经证明某些病毒也可能在口腔癌发生中起作用，尤其是人类乳头瘤病毒。特别是HPV的亚型16与18，它们不仅可以引起宫颈癌，而且可增加口腔癌的发病率。Smith等研究表明，若受试者既不抽烟，也不饮酒，口腔HPV检测阳性者患口腔癌的概率比HPV检测阴性者高3.7倍。还有其他学者研究表明，HPV检测呈阳性的部分口咽癌患者无烟酒等不良嗜好，癌症的发生可能与HPV感染直接相关，但这一类的患者通常对放化疗较敏感，预后较好。

（4）基因突变　在过去的10年中，鳞癌生物学特性研究已经广泛开展。目前，与基因突变相关的分子学理论已被广大学者所接受，即基因突变"多次击中靶细胞"最终导致不可控制的细胞生长与分化。多种外因（烟草、酒精、病毒）可以激活癌基因或抑制抑癌基因，致癌基因调节异常可以导致功能突变，比如在鳞癌中，转化生长因子α（transforming growth factor α，TGF-α）和真核起始因子4E（eukaryotic initiation factor 4E，eIF4E）就是现已被充分研究并证实上调的两个基因。抑癌基因中，若两个正常的等位基因都缺失，则会导致这类基因某些重要功能缺失，从而使抑癌基因功能丧失。目前研究最多的抑癌基因包括*p53*和*p16*。但是癌的发生并非某一单个基因突变引起，而是多个基因共同作用的结果。

（5）癌前病变　可以表现为某一孤立病损或组织的某种状态。癌前病变的定义是某个发生形态改变的组织，与正常黏膜相比，具有更高的发展成为恶性病变的可能性。癌前状态是指组织的某种状态或普遍性的疾病，在外观上不一定有改变，但是有较高的发展成恶性病变的危险性。目前常见的癌前病变有口腔白斑、红斑和口腔黏膜下纤维化。

① 口腔白斑（oral leukoplakia）：是指发生在口腔黏膜上的白色斑块，在临床及病理上不能被诊断为其他疾病。这种斑块不能被刮掉或者擦掉，这是在诊断上区别于其他疾病的要点。扁平苔藓、白色海绵状斑痣以及尼古丁口炎则不能归类于此种疾病。白斑通常没有主观症状，外观也具有多样性，比如颜色为白色或者灰白色，可以平齐黏膜，也可以稍隆起，表面可以有皱褶也可以是光滑的。白斑可以是孤立病灶，也可以是多中心病灶，并且随时间发展，形态还会发生变化。唇黏膜、颊黏膜、牙龈是白斑最好发的部位。不同部分发生白斑的风险与地

区习惯有关，会因地域差别而有所不同。

② 口腔红斑（oral erythroplakia）：是指发生在口腔黏膜上的红色斑块，不能被擦掉，在临床上或病理上不能被诊断为其他疾病。几乎所有真性红斑中都包含异常增生、原位癌甚至浸润癌。红斑最常见的发病部位是口底和磨牙后三角区，病损外观颜色鲜红，似天鹅绒，边界清晰。红斑发生的病因尚不明确，但普遍认为与白斑发生的相关因素相同。

③ 口腔黏膜下纤维化（oral submucosa fibrosis，OSF）：是一种癌前状态，病程漫长且呈渐进性，主要见于湖南与海南，与咀嚼槟榔密切相关，但也与多种其他因素有关，主要有遗传、免疫和自身免疫、营养等。OSF 的病变特点为黏膜硬化，所以进食辛辣食物时常出现痉挛或吞咽痛，以至于出现言语或吞咽困难的情况。与烟草相关角化病（smokeless tobacco keratosis）不同，停止咀嚼槟榔后，口腔黏膜下纤维化不会消退或停滞。

二、口腔癌的分类

口腔的范围前至红唇皮肤交界处，后至硬、软腭交界以及轮廓乳头，后外侧壁为咽侧壁。美国癌症联合委员会（American Joint Committee on Cancer，AJCC）按照原发病灶部位将口腔划分为 7 个解剖区，因此口腔癌按发病部位分为唇癌、颊癌、牙龈癌、磨牙后区癌、口底癌、硬腭癌、舌癌七种。

三、口腔癌的临床表现

源于口腔黏膜的肿瘤其临床特点变化较大，肿瘤可以是溃疡型、外生型、内生型或浅表增生型。病变的这些临床表现，足以提示需要对其取活检进行组织学诊断。溃疡型病变通常表现为边界不规则和其下方的软组织变硬（图 1-1）。外生型病变可表现为菜花样的不规则生长，也可表现为扁平样的粉红、红-白色增生型病变（图 1-2 和图 1-3）。有时，红至粉红色扁平、质软的病变是浅表侵袭癌

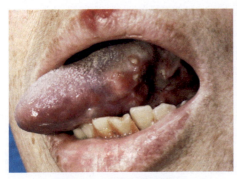

图 1-1 舌底溃疡型鳞癌

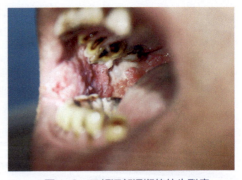

图 1-2 口颊深部浸润的外生型癌

或原位癌的仅有表现（图1-4）。过度角化的鳞癌和疣状癌可表现为白色角化堆积病变，表面有不同程度的角化物碎屑（图1-5）。乳头状突起常见于伴发或为鳞状上皮乳头状瘤的病变中（图1-6），表面出血是恶性病变的特征，应怀疑肿瘤的可能。内生型病变的表面常较小，但其下有大量软组织受累（图1-7）。黏膜白斑和红斑恶变率不同（图1-8），黏膜斑点状白斑的恶变率非常高（图1-9）。约4%的口腔癌患者同时有多发癌（图1-10），因此应对每一个患者做全面的口腔检查。源于小涎腺的肿瘤多表现为黏膜下肿块（图1-11）。

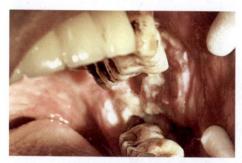

图1-3　颊黏膜外生型乳头状瘤合并鳞癌

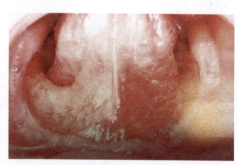

图1-4　口底部红至粉红色扁平、质软的原位癌

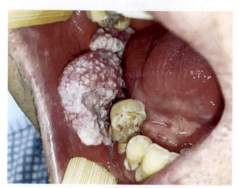

图1-5　颊黏膜外生型鳞癌伴角化物碎屑

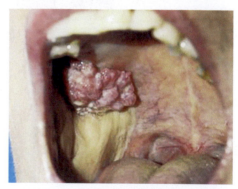

图1-6　硬腭区外生乳头息肉状鳞癌

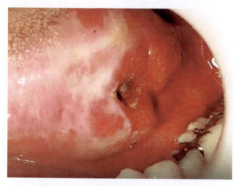

图1-7　舌深部侵袭型内生性鳞癌

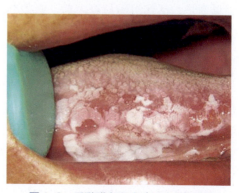

图1-8　舌黏膜白斑病（过度角化症）

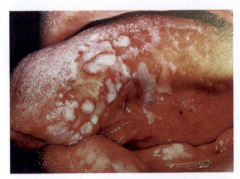

图 1-9　舌斑点状黏膜白斑

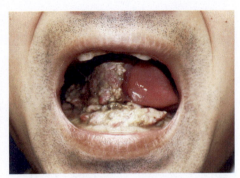

图 1-10　舌体两个分离的鳞癌病灶

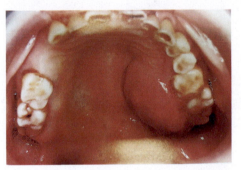

图 1-11　硬腭黏液表皮样癌

四、口腔癌的诊断方法

（一）活体组织检查

活体组织检查（简称活检）为确诊口腔癌的"金标准"，一旦发现口腔内可疑病损，在实施治疗前，必须先得到组织学诊断。活体组织检查一般在门诊进行，极少数情况下，如病变部位较深且患者不能耐受，则需要在全麻下进行。活体组织检查，无论是切取活检还是切除活检（小的病损），都是诊断的金标准。需要强调的是，活体组织检查之前，必须准确测量病损大小范围，以便正确进行临床分期。

（二）详细的体格检查

活检后病灶感染可能会导致高估或低估病损大小。要做到对口腔内所有解剖部位的完整评估，就必须通过细致的视诊与触诊，不可放过任意一处黏膜异常。对患者进行评估的目的是发现异常组织并评估病变波及的范围。口腔检查时，需要摘掉义齿等装置，同时也需要使用口镜以检查鼻咽部以及下咽部情况。双手触诊对于检查深部结构（如舌深部肌、口底、颊部、唾液腺以及下颌骨）受侵情况非常重要。舌侧面和咽喉壁的检查需要借助于舌侧方和前方的牵拉动作，牵拉舌时可使用棉签抵住舌体往一边倾斜。在口腔癌或任何头颈部癌的分期过程中，对颈部情况的评估是最重要也是最困难的。即使是颈部单个淋巴结转移患者，其5年生存率与颈部淋巴结阴性的患者相比也会降低50%。如果癌肿出现颈淋巴结包膜外浸润，其5年生存率会再降25%，相当于颈部淋巴结阴性者生存率的1/4，这就更强调了术前对颈部情况进行分期的重要性，以便更加准确地评价预后和制订治疗计划。值得注意的是，颈部淋巴结分期不取决于特定区域淋巴结是否有转移，而是取决于肿大淋巴结的大小、数量，淋巴结位于同侧、对侧还是双侧以及淋巴结与病灶的关系等。

（三）磁共振成像（magnetic resonance imaging，MRI）

MRI是评估肿瘤周围软组织累及范围的首选检查，其中T1加权像和抑脂增强成像是评估颈淋巴结转移的最佳成像序列。对颈部转移灶和原发灶的评估，MRI有着CT无法比拟的优势。但是MRI扫描需要的时间较长而且扫描过程中需要保持静止。在部分口腔癌患者中，由于肿瘤体积较大，仰卧时通常会造成呼吸困难，从而无法满足扫描时间。

（四）计算机断层扫描（computed tomography，CT）

通常用于术前检查，并且通常行增强扫描以检查淋巴结构与血管的关系。颈淋巴结转移的重要影像学征象包括淋巴结大小、形状以及中心坏死液化。通常在颈内静脉与二腹肌交界区的淋巴结，直径大于1.5cm应视作异常；在其他区域，淋巴结直径大于1cm应视作异常。淋巴结形状对于判断是否为病理性淋巴结很有帮助，一般正常淋巴结外形似蚕豆，而转移淋巴结多为圆形或球形。除大小之外，转移淋巴结在CT图像上的另一个特征为中心坏死，有时与大小以及形态无关，但是有时淋巴结内脓肿或脂肪化生也有类似坏死的表现。CT三维重建能在任何角度提供下颌骨或上颌骨图像，可帮助医生了解肿瘤与上颌骨或下颌骨的关系，以排除骨组织受累的可能性。

（五）X线（X-ray）

下颌骨全景片是评估下颌骨牙槽突结构和肿瘤侵犯最重要的X线影像学检查手段。但需注意，下颌骨中线即正中联合部位，受技术方面的限制，不能用下颌骨全景片检查。下颌骨舌侧骨皮质的早期侵犯也不能在下颌骨全景片中检出。下颌骨咬合片和口腔内牙片在肿瘤早期侵犯的诊断方面最为准确。

（六）超声（ultrasound）

超声是一种常用的医学影像学检查手段，因其非侵入性的操作方式，患者在接受检查过程中具有较高的耐受性，同时具有成本相对较低的显著优势。超声检查可以被用作初始的检查手段，尤其是对于颈部 N0 的患者，根据超声结果决定是否进一步采用其他影像学检查方法。超声对颈部转移淋巴结的敏感性在 89% ~ 95%，特异性在 80% ~ 95%。超声引导下细针穿刺抽吸细胞学检查（ultrasound-guided fine-needle aspiration cytology，UG-FNAC）可提高对肿大淋巴结诊断的特异性。

（七）正电子断层扫描（positron emission tomography，PET）

肿瘤组织通常具有较高的代谢活性，可以加速糖酵解生化过程，PET 检查中使用的经放射性核素 ^{18}F 标记的氟代脱氧葡萄糖（^{18}F-FDG）是一种葡萄糖类似物，可以被肿瘤细胞优先摄取，并表现为快速的糖酵解，与正常组织相比，可以快速检测信号。所以与 CT 和 MRI 相比，FDG-PET 具有更高的敏感性和特异性。但其也有局限性，它不能区分癌性淋巴结与炎症反应性增生的淋巴结，也不能显示原发灶和颈部转移灶与周围解剖结构的关系，尤其是与血管的关系。

五、口腔癌的治疗方式简介

（一）手术治疗

是口腔癌治疗的基础。手术治疗的优点包括可以获得标本进行组织病理学分析、可以一次性彻底切除肿瘤等。一般认为，对大多数临床Ⅰ期和Ⅱ期的口腔癌患者，手术切除加术中对切缘的快速冷冻病理切片是最佳选择。尽管对临床Ⅰ期和Ⅱ期的口腔鳞癌患者，单纯放射治疗也可以获得类似的治疗效果，但是放射治疗对口腔产生的不良反应在大多数情况下超过手术。此外，如果放疗后口腔癌患者因其他头颈癌需行颈部根治性手术，放疗后的颈部严重瘢痕化会使手术难度大大增加。

（二）放射治疗（radiation therapy）

主要是用电磁辐射或微粒成分进行外照射。X 线和 γ 射线代表光子。X 线是由人造辐射源发出的，而 γ 射线是由放射性物质衰减产生的，最常见的就是钴-60。利用电子产生的微粒辐射也在头颈癌治疗中发挥着十分重要的作用。

（三）化学治疗（chemotherapy）

化学药物治疗肿瘤的历史不长，被正式用于实体瘤的治疗时间是在 20 世纪 70 年代中期。对于转移性或复发性口腔鳞癌患者，最常用的化疗方案是联合应用顺铂或卡铂与 5-氟尿嘧啶。患者接受联合化疗后的中位生存时间为 5 ~ 7 个月，1 年生存率只有 20%，这说明该化疗方案尚需改进。对于晚期口腔鳞癌患者化疗一般联合免疫药物治疗，使肿瘤缩小后再手术，以期增加治愈的机会，这称为术前辅助化疗或诱导化疗。

（四）免疫治疗（immunotherapy）

从广义上来说，生物治疗包括免疫治疗、细胞因子治疗、基因治疗、分子靶向治疗等。肿瘤的免疫治疗在 2019 年之前，曾几起几落，主要原因是疗效不确切。2019 年，随着免疫抑制分子 PD-1 及 PD-L1 单抗的上市，晚期头颈鳞癌的综合治疗由此进入了"免疫时代"。对于 CPS ≥ 20 的转移性或不可切除的复发性头颈鳞癌患者，帕博利珠单抗已成为各大指南推荐的一线用药。

（五）分子靶向治疗（molecular targeted therapy）

目前应用于口腔癌的分子靶向药物主要是抗表皮生长因子受体类药物。如利妥昔单抗和尼妥珠单抗，二者均为 IgG1 单克隆人鼠嵌合抗体，通过与肿瘤细胞表面的表皮生长因子受体（epidermal growth factor receptor，EGFR）结合，竞争性抑制受体与其配体结合形成二聚体，阻断了酪氨酸激酶的磷酸化，造成细胞内信号级联反应和基因活化受阻，从而干扰了细胞周期的进程，达到抑制肿瘤细胞增殖、促进凋亡、下调血管生长因子、抑制侵袭 / 转移的作用。研究表明，头颈癌 EGFR 的表达率高达 95% ～ 100%，因此非常适合采用这类药物治疗。大量临床应用结果表明，EGFR 单抗单药或联合顺铂治疗对于以铂类化疗失败的复发 /转移性头颈部鳞状细胞癌仍然有效。

（六）中医药治疗

中医认为治疗肿瘤应从整体出发，进行辨证论治，采用"坚者削之，结者散之，留者攻之，损者益之"的原则。一般早期以攻为主，中期攻、补兼施，晚期扶正祛邪，同时也要标本兼治。根据肿瘤的发生是由于气血淤滞的理论，目前国内有不少单位均采用活血化瘀、软坚散结的治疗方案。也有主张以扶正培本为主者，因为大多数恶性肿瘤患者均呈虚证表现，而且免疫功能多低下。

第二节　口腔癌术后的恢复过程

口腔癌手术后的恢复过程是一个综合性的康复阶段，涉及身体、心理和生活方式等多个方面。

（一）身体体能恢复

一般情况下，口腔癌患者手术后 1 ～ 2 周可以恢复到正常状态。但具体时间因个体差异而异，可能受到患者体质、病情进展程度、手术复杂程度及是否存在并发症等多种因素的影响。对于身体素质较好、口腔癌发现及时且未出现明显扩散和转移的患者，恢复时间可能更短，约 1 周。而对于身体素质较差、存在严重感染或并发症的患者，恢复时间可能延长至 2 周，甚至可能达到 3 个月或更长。

（二）心理恢复

因口腔癌手术对口腔功能及外形的影响，大部分患者术后可能会出现紧张、焦虑等不良情绪，心理恢复时间可能需要 3 ～ 6 个月，甚至可能达 1 年或更久。建议通过听音乐、深呼吸等方式放松身心，以缓解不适症状。家属和医护人员也应给予患者足够的关心和支持，帮助其树立战胜疾病的信心。如患者心理问题严重，可寻求专业心理咨询师的帮助，进行心理疏导和治疗。

（三）生活方式调整

吸烟、饮酒和咀嚼槟榔是口腔癌的危险因素。因此，手术后的患者应做到戒烟、戒酒、戒槟榔，以降低口腔癌复发的风险。部分患者在手术或治疗完成 1 年后再次染上吸烟、饮酒或咀嚼槟榔等不良习惯，很大程度上导致疾病的复发。

参考文献

[1]孙荣寅，李舜航，韩翔翔，等 .1990—2019 年中国口腔癌发病率年龄-时期-队列分析及 2020—2049 年趋势预测 [J]. 中国肿瘤，2023, 32(10): 753-759.

[2]古建昌，宋继武，刘云，等 .1990—2019 年我国口腔癌疾病负担及其变化趋势分析 [J]. 中国预防医学杂志，2022, 23(06): 457-461.

[3]黄伟伦，朱松林，邹艳花，等 .2009 ～ 2012 年湖南省肿瘤登记地区口腔癌发病与死亡分析 [J]. 中国肿瘤，2017, 26(07): 507-514.

[4] Warnakulasuriya S, Chen T. Areca Nut and Oral Cancer: Evidence from Studies Conducted in Humans[J]. J Dent Res, 2022, 101(10): 1139-1146.

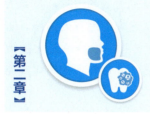

【第二章】

健康教育

第一节　口腔癌的预防

　　癌症的预防可分为三级：Ⅰ级预防为病因学预防，是降低发病率的最根本措施；Ⅱ级预防主要是贯彻"三早"，即"早发现、早诊断、早治疗"，以提高治愈率；Ⅲ级预防以处理和治疗患者为主，其目标是根治肿瘤，延长寿命，减轻病痛以及防止复发等。根据上述概念，对口腔癌的预防包括以下内容。

一、消除或减少致癌因素

　　除去病因是最好的预防方法。对口腔癌的预防应消除外来的慢性刺激因素，如及时处理残根、残冠、错位牙，以及磨平锐利的牙尖，去除不良修复体和不良的局部或全口义齿，以免口腔黏膜经常受到损伤和刺激，从而避免诱发癌肿，特别是舌、颊及牙龈癌。注意口腔卫生，不吃过烫和刺激的食物。此外，戒除烟、酒及槟榔；在户外暴晒或在有害工业物质接触下工作时，应加强防护措施；避免精神过度紧张和抑郁，保持乐观主义精神，对预防肿瘤的发生均具有一定的意义。

二、加强科普宣传

　　应使群众了解癌症的危害性，提高对癌症的警惕性；使群众能了解一些防癌知识，使其能早期发现肿瘤，从而得到早期治疗。注意口腔卫生，不吃过烫和刺激性的饮食，保证适宜的营养，戒除烟、酒等不良习惯。

三、及时处理癌前病变

　　及时处理癌前病变是预防和阻断口腔癌发生的重要环节。目前最常见的癌前病变有白斑、红斑、口腔扁平苔藓、口腔黏膜下纤维性病变等。

四、开展防癌普查或高危人群的监测

采取防癌普查，能早期发现、早期诊断，从而得到早期有效的治疗，是当前防癌工作的重要方面。及时确诊、早期治疗，也是提高治愈率的最有效措施。防癌检查不能盲目进行，应在高发人群或易感人群中进行普查，以获取最大的效益。发现有可疑症状后，再进一步检查，以确定有无肿瘤，并对发现的癌症或癌前病变给予治疗或干预。

第二节　术后常见问题及处理

一、出血

由于颌面及头颈部血管、神经丰富，手术难度较大且易造成外形异常及功能障碍。在手术过程中及术后，出血是常见且严重的问题之一，可造成手术失败甚至危及生命。常见原因有：术中动静脉及其分支出血、术后感染累及血管分支出血、术后放疗、组织皮瓣坏死出血、患者凝血功能异常等。

出血的处理以止血为前提，如出血量小、可见出血面时，可采用压迫止血；如出血量较大，应立即进行手术止血，同时，采用输液或输血等方式补充血容量，避免患者发生低血容量性休克、电解质紊乱或多器官功能衰竭等。

二、呼吸道梗阻（airway obstruction）

呼吸道梗阻是指呼吸道内、外疾病引起的通气功能障碍。以声门为界，呼吸道梗阻可分为上呼吸道梗阻和下呼吸道梗阻。部分阻塞者可出现强力咳嗽，闻及喘鸣和嘈杂的空气流动声。换气不良者，可出现咳嗽无力，吸气末带有高调喘鸣，呼吸困难，面色发绀或苍白。呼吸道完全阻塞者，出现急性喉梗阻，突然不能说话、咳嗽或呼吸，极度呼吸困难，患者常不自主地以一手的拇指和示指呈 V 状贴于颈前喉部，面容痛苦，欲言无声。口腔癌术后出血，舌根、口底部及皮瓣肿胀，舌后坠等均可并发呼吸道梗阻。

处理：术后患者床旁常规配备吸引装置及气管切开包，应及时清除患者呼吸道分泌物，防止呕吐物或血液误吸入气管。密切观察患者的呼吸情况，如烦躁不安、鼻翼扇动、呼吸加快、脉搏快而弱等。舌后坠者出现鼾声等症状，应迅速插入口咽通气导管或进行气管内插管，必要时行气管切开术。对于肥胖、肺功能差、基础疾病较多的患者，经主管医生及麻醉医师评估后可行预防性气管切开，术后

应按气管切开常规护理。此外，对于长期需使用气管套管的患者，应教会患者及家属正确更换气管套管的过程和方法，注意颈部气管吻合口处的清洁和护理。

三、游离皮瓣移植后相关问题

（一）皮瓣观察

游离皮瓣移植后应强调对皮瓣颜色、质地的观察。至于对温度的要求，在口腔内游离皮瓣移植中并非主要。因为口腔内的温度比较恒定，因此对温度的要求不如四肢皮瓣移植高。

（二）预防血栓形成

1. 一般措施

限制头颈部活动，避免血管蒂受到压迫及牵拉。为使术后患部有较好的血液循环，在术后72h内，用红外线灯照射患者头颈部，以提高患部的皮温，改善患部及皮瓣的血液循环，从而提高皮瓣成活率。

2. 药物预防

术后常规全身应用抗生素7～10d，低分子右旋糖酐3d（每天1000mL静滴）。同时给予双嘧达莫（潘生丁）（3次/天，每次50mg）、阿司匹林（3次/天，每次0.5g），用至拆线，以后视情况酌情使用。

四、误吸（aspiration）

误吸是术后及辅助放化疗后常见问题之一，是指在进食或非进食时，在吞咽过程中有数量不等的液体或固体食物、分泌物、血液等进入到声门以下的呼吸道的过程。误吸根据临床症状又可分为显性误吸与隐性误吸。显性误吸是指误吸后，患者即刻出现刺激性呛咳、气促甚至发绀、窒息等症状。隐性误吸则患者不会立即出现咳嗽等显性体征，常以隐匿性肺部感染为主要表现。常见原因有：手术切除重建后解剖结构破坏、放化疗、高龄等导致的吞咽障碍；意识障碍；胃动力功能紊乱，排空、消化功能受抑制，胃残余量增加（＞150mL）；药物影响等。

处理：患者一旦发生误吸，立即采取侧卧位，头低脚高，叩拍背部，用负压吸引将吸入物快速排出，保持呼吸道通畅，必要时行气管内插管或气管切开。同时，指导患者尽早开始吞咽康复训练，掌握吞咽功能训练方法，制订出院后的吞咽功能训练计划，帮助患者改善吞咽功能障碍，有效避免误吸的发生。为患者提供出院后的饮食指导，帮助患者掌握正确的进食方法，并为他们做好出院前的准备。

五、肺部感染（pulmonary infection）

肺部感染是指多种致病因素导致的终末气道、肺泡及肺间质在内的肺实质炎症，包括肺炎、肺脓肿等多个病种，是手术后常见呼吸系统并发症。临床表现为发热、咳嗽、咳痰或原有的呼吸道症状加重，并出现脓性痰或血性痰，伴或不伴胸痛。常见原因有口腔癌术后患者呼吸运动受限、呼吸道分泌物积聚排出不畅、患者原有肺部基础疾病、吸烟史、误吸、侵入性操作、交叉感染等。

处理：抗感染治疗是治疗肺部感染的关键环节，根据病原学的培养结果及药物敏感试验结果，选择抗菌药物。此外，还应根据患者的基本情况和疾病严重程度，选择合适的抗菌药物和给药途径。同时，给予健康宣教，指导患者术前增强自身体质，戒烟酒、重视口腔清洁，避免因寒凉、疲劳导致的机体免疫力下降。告知患者呼吸功能锻炼的方法及注意事项，对于长期卧床患者应注意经常改变体位、翻身、拍背，及时咳出气道内痰液；指导患者经口进食预防误吸方法、指导进行吞咽功能锻炼等。

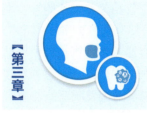

【第三章】

日常生活指导

第一节　营养指导

经研究表明，肿瘤患者更需营养支持。营养不良及机体本身的消耗是恶性肿瘤患者重要的致死因素之一，直接影响肿瘤的治疗效果，增加手术的危险性及术后并发症的发生率，降低患者的生存质量及生存率，影响临床结局。

肿瘤是一种与代谢及生活方式具有相关性的疾病，研究发现，1/3的肿瘤与日常饮食及营养有关，口腔肿瘤与饮食的关系更加密切。通过合理营养，调整饮食习惯可以预防30%～40%的肿瘤。

国外学者对包括舌癌、唇癌、口咽癌在内的头颈癌患者使用营养风险筛查2002量表（nutrition risk screening-2002，NRS-2002）进行营养风险筛查，其中43.3%的头颈癌患者存在营养风险，且肿瘤位置、临床分期与营养风险密切相关。在我国，对口腔癌患者进行营养风险调查，结果显示，32.6%的口腔癌患者在术前就存在营养风险。一项对以口腔咽喉癌为主的头颈恶性肿瘤患者进行营养风险与营养不良状况分析发现（路潜，2019），年龄大于65岁的头颈癌患者更容易存在营养风险和营养不良，这可能与年龄大于65岁的老年患者胃肠道功能减退、吸收和消化功能下降，同时老年患者更容易有营养相关的知识缺乏以及心理抑郁等状况有关。口腔癌手术患者营养风险发生率高，导致患者出现不良临床结局风险增加。因此如何对口腔癌手术患者实行围术期科学、规范的营养干预逐渐成为研究者的重点关注问题。全程营养干预近年来被广泛应用于各种肿瘤患者的营养干预当中，可以改善患者营养状况、提高生活质量、缓解抑郁症状。

患者出院后进入恢复期，对自身的营养状况关注度较低，医务人员对患者相关营养指导容易被忽视，营养状况不佳将严重影响患者出院后生活质量、康复时长及预后效果。相关调查表明，部分口腔癌患者在进行手术治疗前就已经存在营养不良，主要临床表现为进食量减少、体重指数（body mass index，BMI）下降。

其主要原因可能是：口腔患病部位疼痛、牙齿松动脱落等病变、处理义齿欠妥、张口吞咽功能受限、食欲缺乏等。2018 年，经相关调查发现（张利，2018），头颈癌患者在进行家庭肠内营养时，由于缺乏专业知识，鼻饲管相关并发症的发生率为 37.8%，消化道并发症的发生率为 29.7%，患者误吸的发生率为 21.6%。因此，出院前需要对患者及其家属进行全面而细致的培训，内容涵盖鼻饲管正确使用的操作步骤以及针对可能发生并发症的及时急救措施。这一培训旨在确保患者在居家环境中能够安全、有效地进行鼻饲管理，同时提升家属应对突发状况的能力。

一、居家营养自我管理

口腔癌患者在居家自我管理时，通常可从以下几个方面来改善营养状况。

（一）保持适宜体重

研究表明超重及肥胖人群肿瘤发病率显著高于体重正常者。肿瘤诊断时和治疗后的超重或肥胖者预后较体重正常患者更差，原因是其肿瘤控制更困难、患肿瘤的风险升高，合并症如心血管疾病、糖尿病等的发生概率增加。

消瘦也是影响患者营养状况的不利因素。体重渐进性下降或非主观努力（如节食、减肥、运动）的体重下降是肿瘤复发、进展的重要提示，体重低于正常的肿瘤患者预后较差。

综上，肿瘤患者保持适宜体重很重要，一般控制在标准体重的上下 10% 浮动。

标准体重（kg）= 身高（cm）－105

（二）适量控制饮食

流行病学调查发现，限制每日的总热量摄入可以使人们更长寿，可预防健康人群肿瘤的发生，延长肿瘤患者的生存时间。

限制每日总热量的摄入，可以通过减轻氧化损伤、增加细胞凋亡和影响代谢酶功能等多种机制影响机体，使血糖下降、胰岛素水平降低，同时增强自我吞噬能力和改变某些 DNA 修复过程，从而防治高血压、高血脂、脂肪肝、糖尿病等代谢相关性疾病。

体重指数（BMI）又称为身体质量指数、体质指数，该指标是通过体重（千克）除以身高（米）的平方计算得来，这个公式所得比值在一定程度可以反映人体密度。BMI 数值的正常值在 18.5 ～ 24kg/m²，＜ 18.5kg/m² 为消瘦，＞ 24kg/m² 为超重。

消瘦患者，每日总热量摄入约为 35kcal/（kg·d）标准体重；超重患者，每日总热量摄入控制约为 25kcal/（kg·d）标准体重；正常体重患者，每日总热量摄入约为 30kcal/（kg·d）标准体重。此外，热量摄入还需结合患者的实际情况进行调整，确保营养均衡，摄入足够的蛋白质、碳水化合物、脂肪、维生素和矿物质等营养素，必要时，可寻求临床营养师的专业指导，定制个性化的营养干预计划，以满足患者的特定营养需求。

（三）增加优质蛋白质的摄入

对于一般状况的口腔癌患者，建议每日蛋白质摄入量为每千克体重 1.2 ～ 2g。如体重 60kg 的患者，每日蛋白质摄入量应在 72 ～ 120g。若患者处于手术、放化疗等治疗期，由于身体消耗大，蛋白质需求更高，摄入量可按每千克体重 1.5 ～ 2g 计算，以促进组织修复、增强免疫力。对于有营养不良或恶病质的患者，其蛋白质摄入量可进一步提高至每千克体重 2 ～ 2.5g。

在蛋白质来源方面，优质蛋白主要包括瘦肉、鸡肉、鱼肉、蛋类、奶制品等动物性蛋白，它们的氨基酸构成与人体需要接近，具有较高的利用率。具体而言，每 100g 鸡胸肉约含 20g 蛋白质，而每 100mL 牛奶则约含 3g 蛋白质。此外，植物性食物也是重要的营养来源，包括大豆类制品（如豆腐、豆浆）及坚果等。以黄豆为例，每 100g 约含 36g 蛋白质，且植物性蛋白能提供多样化的营养，同时脂肪含量相对较低。

需要注意的是，患者的实际蛋白质摄入量还需综合考虑其消化吸收能力等因素。对于消化功能较弱的患者，可考虑采用易消化的蛋白质补充剂或小分子肽类产品。同时，患者应在营养师或医生的指导下进行营养调整，以确保营养支持的安全性和有效性。

（四）合理摄入脂肪

没有肿瘤病灶的患者建议适度减少脂肪摄入量，而有肿瘤病灶的患者目前推荐增加脂肪摄入量。应适当选择一些健康脂肪，例如橄榄油，其富含单不饱和脂肪酸，对心血管健康有益；坚果中的杏仁、核桃，含有不饱和脂肪酸和维生素 E 等营养成分，但要注意适量食用，因为它们热量较高。

对于口腔癌患者，若无特殊并发症，脂肪摄入量可占每日总热量的 20% ～ 30%。以每日摄入 2000kcal 热量计算，脂肪摄入量约为 44 ～ 67g。若患者身体较为虚弱、体重下降明显，可适当提高脂肪供能比例至 30% ～ 35%，以增加热量摄入；反之，若患者伴有高血脂、心血管疾病等，脂肪供能比例宜控制在 20% ～ 25% 以内。

研究报告指出，大量饱和脂肪酸的摄入会缩短恶性肿瘤患者的无病生存期，而单不饱和脂肪酸（n-9）可以延长生存时间，多不饱和脂肪酸（n-3）可以改善恶病质，提高生活质量，增强放化疗疗效，从而有益于肿瘤患者。富含 n-3 脂肪酸的深海鱼类（如带鱼、三文鱼、鳕鱼等）、部分植物油（如亚麻籽油、胡麻籽油、紫苏籽油等）食品，不仅能降低心血管疾病的风险与发病率，还能从整体上降低肿瘤患者的死亡风险。因此，建议脂肪占饮食中总能量的 20% ～ 35%，其中饱和脂肪酸占比应＜ 10%，并尽量减少反式脂肪酸的摄入。

（五）多吃新鲜果蔬

水果、蔬菜含有丰富的维生素、矿物质、抗氧化剂，对普通人群具有良好的肿瘤预防作用，而对口腔癌患者，它们能减少合并症（如心血管疾病）的发生，进而延长生存时间。

口腔癌患者的果蔬摄入量并无绝对标准，但通常有以下建议。

蔬菜摄入量：一般建议口腔癌患者每日摄入蔬菜 300～500g，其中绿叶蔬菜应占半数以上，如菠菜、西蓝花、青菜等均为优选。以菠菜为例，每餐适宜食用量为 100～150g。若患者正处于放化疗期间，可能会出现食欲下降、消化功能减弱等问题，此时可以适当减少每餐的蔬菜摄入量，但要保证每日总量在 200g 以上。若患者伴有便秘等问题，则可适当增加蔬菜摄入量至 500g 以上，以丰富膳食纤维，促进肠道蠕动。

水果摄入量：每日水果摄入量以 200～350g 为宜。像苹果、橙子、香蕉等常见水果都适合口腔癌患者食用。以中等大小的苹果（约 200g）为例，每日摄入 1～2 个即可满足需求。若患者血糖偏高，应选择低糖水果，如柚子、草莓等，并严格限制摄入量，每日不超过 200g。对于口腔疼痛严重、咀嚼或吞咽困难的患者，可将水果打成汁或制成泥状食用，但需注意的是，应即做即食，以防营养流失。

（六）增加谷物摄入

口腔癌患者的谷物摄入量需依据个体的营养需求、日常活动量及消化功能状况综合考量。通常情况下，建议口腔癌患者每日谷物摄入量维持在 200～300g。例如，对于活动量适中且消化功能良好的患者，早餐可安排约 50g 的燕麦粥，而午餐和晚餐则分别摄入 75～100g 的米饭或面食。若患者身体状况较弱，活动量减少且消化功能不佳，谷物摄入量可适当减少至 150～200g；相反，若患者处于高体能消耗状态，如参与康复锻炼，则可将谷物摄入量增加至 300～400g。

在选择谷物种类时，优先考虑全谷物，如糙米、燕麦、全麦面包等，它们富含膳食纤维、B 族维生素等营养物质，有利于维持肠道正常功能和提供持久能量。以燕麦为例，每 100g 约含 10g 膳食纤维。此外，杂豆类如红豆、绿豆也是不错的选择，它们可与谷物搭配食用，既能丰富口感，又能提高蛋白质等营养素的摄入，每 100g 红豆约含 20g 蛋白质。

同时，应避免食用过度加工的谷物，如白面包、糯米糕等，这些食品往往含有高糖或高脂肪，可能导致血糖大幅波动，且营养价值相对有限，不利于患者的康复与健康。

（七）关注食品安全问题

肿瘤患者的第一食品安全要求是防止食品被细菌污染，这在放疗、化疗引起的医源性免疫抑制期间尤为重要。患者本人及食品加工人员包括家庭成员均须注意食品安全问题，以降低食品源性疾病风险。

这些食品安全准则包括：吃饭前及食品准备前认真洗手；认真清洗各种物品；将生食与熟食分开；任何接触了生肉如鱼、禽及鸡蛋的物品均须彻底清洗；将剩余食品低温（<4℃）保存；保证家庭饮用水的清洁，推荐使用过滤器；以合理的温度进食，避免高温热食，防止消化道黏膜的烫伤；食品加工方式推荐微波炉及汽蒸，不推荐水煮、烧烤、煎及炒，因为水煮会破坏大量水溶性营养素，高温烤、煎及炒会产生苯并芘等大量有害或致癌化学物质。

（八）营养支持治疗

肿瘤患者病情进展或者在放化疗期间，摄食量下降，不能维持机体正常营养需求及健康体重时，必须接受专业的营养支持，包括口服营养补充及肠外营养支持。

口服营养补充（oral nutritional supplement，ONS）是以高能量密度食品或肠内营养制剂部分替代日常食品，以补充日常饮食摄入与目标需要量的差距。推荐少量多餐，减少液体摄入。高能量密度食品包括花生、黄油、干果、奶酪、酸奶、鸡蛋、麦片、豆类及鳄梨等。

日常摄入及口服营养补充仍然不能满足机体需要时，例如放、化疗期间患者可能会有食欲减退、恶心呕吐等情况，要根据具体情况调整饮食，建议接受补充性肠外营养支持治疗，补充日常饮食及肠内营养的不足部分。部分肠外营养对于放疗期间反应严重的和不能正常进食的晚期肿瘤患者意义重大。

二、术后饮食制作指导

口腔癌患者术后饮食指导至关重要，术后饮食分为以下几个阶段。

（一）流食阶段

术后 1～2 周内，患者胃肠功能逐渐恢复时，可先从清流食过渡到流食，如米汤、稀藕粉、蔬菜汁等，每次量控制在 100～200mL，每 2～3h 进食一次，以减轻胃肠道负担，为身体提供基本的能量和水分。以下为流食阶段饮食制作原则和要求。

1. 营养均衡

该阶段所供能量、蛋白质及其他营养素均不足，只能短期或过渡期应用。如长期应用，必须增加蛋白质等摄入量，添加肠内营养制剂。

2. 进食量

少量多餐，每天 6～7 次，每次 100～200mL。

3. 可用的食物

（1）谷类　各种浓米汤、藕粉、稀粥、杏仁茶等，根据情况也可用白米稀粥。

（2）蛋类　肉汤冲鸡蛋、蒸的嫩蛋羹等。

（3）奶类　牛奶及各种奶制品，如酸奶、奶酪等。

（4）豆类　豆浆、过滤绿豆汤、过滤红小豆汤等。

（5）菜类　新鲜菜汁、菜汤。

（6）汤类　清鸡汤、清肉汤、肝汤、各种过滤菜汤和奶汤等。

（7）水果类　鲜果汁（橘、橙、梨、葡萄等原汁）、煮果子水、果汁胶冻等。

4. 不适合的食物

一切非流质性的固体食物、多纤维的食物、过于油腻厚味的食物、含浓烈调味品的食物等。

5. 管饲流食的制作方法

将谷物类、肉类、鸡蛋、干豆类、坚果煮熟后，放入捣碎机中捣碎成流食，将蔬菜、水果直接用捣碎机捣碎后过滤，再将奶粉用温水冲调后和其他捣碎食物一起混合，并加水至1500mL。将1500mL流食按每日5～6餐分配，每次管饲量约150～200mL。

6. 管饲流食制作的注意事项

（1）制作此流食时，如果有块状或成团的食物，应过滤去除，避免堵管。

（2）每次管饲之前，请检查胃内液体情况，查看胃肠消化功能，再根据检查结果增加或减少管饲匀浆数量。

（3）食物内容可进行交换，同类食物原料可互换。

7. 管饲注意事项

（1）温度适宜　适宜温度为37～42℃，过冷或过热均会引起患者不适，以接近体温为宜。

（2）渐增浓度　浓度应从低浓度逐渐增至所需浓度，以防止腹胀、腹泻等消化系统症状出现。

（3）注意速度　注意输注速度，滴速应逐渐增加，使消化道有适应的过程。危重患者或老年患者宜选用肠内营养输注泵控制速度，速度最好控制在100～150mL/h。

（4）逐渐加量　开始使用时可给目标量的1/3，根据患者反应，逐渐增加至全量。

（5）细心观察　准确记录出入量，观测患者皮肤弹性、口渴情况、脉搏、血压等症状及体征。喂养时要注意胃肠道是否通畅，是否有胃潴留，以免食物反流，导致吸入性肺炎。

（6）适当体位　胃内喂养应采取坐位、半坐位或床头抬高30°～45°，以防反流或误吸，输注结束后应维持此体位 30min。

（7）管道通畅　每次管饲开始前和结束后，均需用 20 ～ 40mL 温开水冲洗管道，同时用手指轻揉管壁，以便彻底清洗，保持管道通畅。

（8）安全卫生　保证卫生，输注前应检查是否变质。打开或配好的营养液或自制匀浆应放在 4℃冰箱中冷藏，保存期不超过 24h。

（二）半流食阶段

术后 2 ～ 4 周，患者需经过主管医生的详细检查，确认口腔伤口及皮瓣恢复状况良好后，可逐渐过渡到半流食，如粥类、软烂的面条、蒸蛋羹等，食物应细软、易咀嚼，便于吞咽，建议每餐摄入量控制在 200 ～ 300g，每天 5 ～ 6 餐，以确保营养的充分摄入。同时，为了促进伤口愈合，应特别注意增加蛋白质和热量的摄入，为身体的康复提供必要的支持。

（三）软食阶段

术后四周，若患者未出现明显不适，即可开始尝试进食软食，如软糯的米饭、易消化的馒头、熟软的香蕉以及细嫩的豆腐等。这些食物需确保切碎并煮得足够烂熟，以便轻松咀嚼与消化。随着身体康复的进展，可以逐步增加食物的种类与硬度，让饮食更加丰富多样。在此期间，建议每餐摄入量约为 300 ～ 400g，每天 4 ～ 5 餐，以确保营养摄入的全面与均衡。

（四）正常饮食阶段

术后 2 ～ 3 个月期间，若患者恢复情况良好，可以开始尝试逐步恢复正常饮食。不过，即便如此，仍需避免摄入过硬、过烫或辛辣等可能对口腔造成刺激的食物。进食时应保持细嚼慢咽的习惯，确保食物得到充分咀嚼，同时严格注意饮食卫生，以保护口腔健康，促进持续恢复。

饮食注意事项：

（1）营养均衡　确保日常饮食中蛋白质、碳水化合物、健康脂肪、维生素及矿物质等关键营养素的全面摄入。优选食物包括瘦肉、鱼类、蛋类、奶制品、新鲜果蔬以及全谷物，以满足身体各方面的营养需求。

（2）清淡易消化　采用蒸、煮、炖等温和的烹饪方法，避免油炸、油煎和爆炒等高油烹饪方式，以减少油脂摄入并减轻胃肠道的消化负担，促进食物的有效吸收。

（3）注重口腔卫生　进食后，建议使用温水或淡盐水漱口，必要时利用口腔清洁工具进行彻底清洁，以保持口腔环境的卫生，防止食物残渣导致感染，从而妨碍伤口愈合。

（4）特殊情况下的饮食调整　对于糖尿病患者，需严格控制碳水化合物的摄入量，选择低糖食品以维持血糖稳定；而对于存在吞咽困难的患者，可将食物加工成泥状或糊状，便于吞咽，必要时，可考虑采用鼻饲管或胃肠造瘘等辅助喂养方式，确保营养的充足供给。

三、吞咽困难的应对策略

吞咽困难是指食物从口腔、口咽、食管进入胃的过程中转运出现异常，表现为不能吞咽食物，或进食食物时出现不适的感觉，是一种复杂的反射运动。

口腔癌的发病部位接近或直接位于吞咽通道，癌肿浸润口腔癌患者的吞咽相关组织、器官、肌肉、神经，给口腔癌患者吞咽功能带来重大影响。随着肿瘤在口腔内持续生长，它会导致进食通道梗阻，引起吞咽疼痛或困难，进而限制患者对水及营养物质的摄入，增加营养风险，导致营养不良，影响患者的康复进程、生存质量及预后。

口腔癌术后吞咽困难的成因颇为复杂，既包括生理因素，也包括心理因素。

① 生理因素：手术会直接损伤口腔、咽喉等部位的肌肉、神经和组织，导致局部肿胀、疼痛，影响吞咽功能。术后瘢痕组织的形成会使口腔、咽喉等部位的正常结构发生改变，造成吞咽通道狭窄。

② 心理因素：患者对手术效果的担忧或在术后恢复过程中遭遇疼痛等不适，容易引发焦虑、恐惧等情绪，这些情绪导致咽喉部肌肉紧张，从而诱发或加剧吞咽困难。

吞咽困难不仅限制了患者的进食，降低了食欲，还减少了热量及营养物质的摄入，进而导致体重下降和营养不良，增加了营养风险，还可能增加误吸的风险，一旦因误吸引发吸入性肺炎，将加剧患者的能量消耗，造成营养物质代谢紊乱，进一步恶化营养不良状况，对预后及术后生活质量产生不利影响。因此，针对吞咽障碍的患者，护理人员应尽早指导其进行吞咽功能训练，并提供合理有效的营养支持，以确保患者维持良好的营养状态。

针对口腔癌患者术后吞咽困难的症状，可以通过如下方法进行改善。

（一）饮食调整

选择软烂、易吞咽的食物，如米糊、土豆泥、蛋羹等。将食物切成小块或捣成泥状，必要时使用增稠剂增加液体食物的黏稠度，使其更易于吞咽。遵循少食多餐原则，减轻吞咽负担，确保营养摄入。

（二）康复训练

开展针对性的吞咽功能训练，包括强化口腔肌肉运动训练，如鼓腮、吹口哨等，以增强口腔肌肉力量与协调性。同时，进行空吞咽练习和吞咽唾液训练，以提升吞咽反射的灵敏度和效率。

（三）心理干预

鼓励患者积极与家人、朋友及医护人员沟通，分享感受，以缓解不良情绪。通过听音乐、观看电影等休闲方式放松心情，减轻心理压力。必要时，寻求专业心理医生的帮助，进行个性化的心理疏导与治疗。

（四）医疗手段

若吞咽困难是由严重的瘢痕狭窄引起，可能需要考虑进行手术修复或扩张治疗。还可在医生指导下使用药物缓解疼痛和炎症，如非甾体抗炎药等，以减轻因疼痛和炎症导致的吞咽困难。

（五）预防

对于可能导致吞咽困难的疾病，要及早进行干预，避免或者延缓吞咽困难的发生，从而预防其影响患者的病程及转归。对于吞咽困难的发生，要及时给予综合的治疗，注意进食姿势及食物的性状等，预防发生误吸、呛咳等并发症。同时，密切关注患者的营养状况，及时给予恰当的营养支持，预防营养不良的发生，确保患者获得全面、有效的治疗与护理。

第二节　活动指导

一、适合术后患者的运动种类

口腔癌术后患者适合的运动种类主要为低强度、柔和的运动，旨在促进恢复、增强体力和改善心理状态。

（一）口腔功能训练

口腔癌术后，患者的口腔功能受到一定影响，患者通过练习咀嚼、吞咽等动作，逐渐恢复口腔的正常功能。具体方法包括：

1. 舌体锻炼（tongue exercise）

从手术后第三周开始，建议每天早、中、晚各一次，每次练习30min。包括将舌头进行上、下、左、右、前、后方向分别做水平、后缩、抬高、侧方等训练。

2. 吞咽功能训练

根据手术部位及范围，适当时间进行术后吞咽功能锻炼。该锻炼包括多个方面，详见第五章吞咽训练。

① 咀嚼肌训练：咀嚼是吞咽动作的起始步骤，强有力的咀嚼肌能够帮助患者更好地进行食物的破碎和初步消化。因此，术后患者可以通过简单的张口、闭口以及咀嚼无糖口香糖等动作来锻炼咀嚼肌，增强其力量和协调性。

② 通过使用冰块、柠檬等物品来激发吞咽的动作：凉感和酸味能够刺激口腔和咽喉部位的感受器，从而触发自然的吞咽反射。这种刺激训练有助于患者重新建立或加强吞咽的神经肌肉连接，提高吞咽的敏感性和准确性。

③ 食物吞咽练习：随着训练的深入，患者可以逐渐尝试从液体到半流质再到固体食物的吞咽练习。在练习过程中，患者需要注意食物的质地、大小和温度，以避免因食物不当而引发的吞咽困难和不适。同时，患者还需要在医生和护士的指导下，逐步增加食物的量和种类，以确保吞咽功能的全面恢复。

（二）散步

散步作为一种温和而有效的锻炼方式，简单易行，无须特殊设备或场地。推荐患者每天散步 20 ～ 30min，并根据自身情况可以逐步增加散步的距离和时间。散步时，全身的肌肉得到轻微而持续地拉伸和收缩，有助于改善血液循环和心肺功能。

（三）柔软操

口腔癌患者术后康复中，柔软操作为一种低强度、高适应性的锻炼方式，对于提升身体柔韧性、缓解肌肉紧张具有重要意义。在家中，患者可以选择一系列简单而有效的伸展动作来进行练习。这些动作主要集中在颈部、肩部和腰部，可以有效缓解因手术或治疗而出现的僵硬和紧张。

（1）颈部柔软操　颈部是口腔癌手术后可能受到影响的重要区域之一。通过进行颈部柔软操，患者可以轻微倾斜和转动头部，以放松颈部肌肉，增加颈椎的活动范围。这些动作不仅有助于缓解因手术或放疗引起的颈部僵硬，还能促进血液循环，加速恢复。

（2）肩部柔软操　肩部柔软操对于口腔癌患者来说同样重要。手术或放疗可能导致肩部肌肉紧张或僵硬，影响上肢的活动范围。通过进行抬肩、手臂前屈、后伸、内外旋转、手指爬墙等动作，患者可以舒展肩部的肌肉群，改善肩部的血液循环，从而减轻肩部的酸痛和沉重感。

（3）腰部柔软操　腰部柔软操则有助于缓解因久坐不动或缺乏运动而导致的腰部僵硬和疼痛。口腔癌患者可能因手术或治疗而需要长时间卧床或静坐，这可能导致腰部肌肉紧张和僵硬。通过进行腰部的左右扭转、前后弯曲等动作，患者可以增强腰部的柔韧性，减轻腰椎的压力，同时促进腰部的血液循环和代谢。

在进行柔软操时，患者需要注意以下几点：

（1）适度原则　根据自身情况选择合适的动作和强度，避免过度拉伸或扭伤。

（2）循序渐进　从简单的动作开始，逐渐增加难度和持续时间，让身体逐渐适应。

（3）保持平衡　在伸展一侧肌肉的同时，也要关注对侧肌肉的平衡发展，避免单侧过度拉伸。

（4）周期性评估　定期向医生或康复师反馈自己的锻炼情况，以便能够适时地调整和优化康复方案。

（四）呼吸练习

口腔癌患者在康复过程中，呼吸练习是一项不可或缺的重要康复手段，尤其是深呼吸或腹式呼吸练习。

（1）深呼吸是一种简单而有效的呼吸练习，它通过加深呼吸的深度和频率，使肺部得到更充分的氧气供应。口腔癌患者在接受手术或放疗后，可能会因为口腔、咽喉或呼吸道的受损而感到呼吸困难或不适。进行深呼吸练习可以帮助患者逐渐恢复呼吸功能，提高肺活量。在进行深呼吸时，患者应保持上半身挺直，用鼻子吸气，让气体缓慢而深入地进入肺部，然后缓缓呼出。每次练习可持续 5～10min，每天进行 2～3 次。

（2）腹式呼吸是一种更为深入的呼吸方式，它侧重于利用腹部肌肉的收缩和放松来推动呼吸的进行。与深呼吸相比，腹式呼吸更加注重呼吸的节奏和深度，能够更有效地放松身心，减轻焦虑情绪。在进行腹式呼吸时，患者应平躺或坐在舒适的椅子上，双手放在腹部，深吸一口气，让腹部随着气体的进入而膨胀，然后缓慢呼气，让腹部逐渐放松。每次练习可持续 10～15min，每天进行 1～2 次。

（五）瑜伽

瑜伽练习是一种既能够促进身体康复，又能提升心理健康的优质选择。应优先选择初级瑜伽课程，因为初级瑜伽课程注重于基础的体式和呼吸控制，通过一系列缓慢而流畅的动作，帮助患者逐步增强身体的柔韧性和力量。这些课程避免了过度扭转或激烈的动作，减少了因不当运动而可能导致的伤害风险，非常适合口腔癌患者在术后或治疗期间的康复需求。建议在专业人士指导下进行。

（六）太极拳

太极拳作为一种低强度、高适应性的运动方式，在康复过程中发挥着积极的作用。患者可以选择参加太极拳班，在专业教练的指导下进行练习，也可以在家中跟随视频自学，根据个人情况灵活安排练习时间和地点。太极拳动作缓慢、温和，有助于提高平衡和协调性，适合恢复期的患者。

（七）水中运动

水中运动，如水中行走、轻松游泳或水中伸展等，能够让患者在较为温和的环境中锻炼身体，还能有效减轻关节压力，缓解因治疗带来的身体僵硬和不适。水的浮力可以支撑身体，减少重力对关节的压迫，使运动过程更加舒适和安全。在进行水中运动时，患者需要注意水温的适宜性。水温过高可能导致身体过热，增加疲劳感；水温过低则可能引发肌肉紧张，甚至导致身体不适。虽然水中运动相对温和，但患者仍应在专业人士的指导下进行。专业的教练或治疗师可以根据患者的具体情况，制订个性化的运动计划，确保运动的安全性和有效性。

（八）轻量力量训练

轻量力量训练，是通过使用轻便的哑铃或阻力带等辅助工具，针对手臂和腿部等主要肌肉群进行简单的练习。这些练习旨在通过低强度的重复动作，逐步增强肌肉力量和耐力，从而帮助患者恢复身体功能，提高生活质量。为了确保训练的安全性和有效性，患者应在专业人士的指导下进行轻量力量训练。专业的教练或治疗师可以根据患者的具体情况，制订个性化的训练计划，并提供正确的动作指导，以确保患者在训练过程中能够保持正确的姿势和技巧，避免受伤。

（九）平衡训练

平衡训练（balance training）包括静态平衡训练和动态平衡训练。这些看似简单的动作能够针对性地锻炼患者的核心肌群和腿部肌肉，从而提高身体的稳定性和协调性。在训练初期，患者可以站在坚硬的地面，从双脚站立开始，到双脚一前一后站立，再到单脚站立。随着身体逐渐适应并恢复，可以逐步增加训练的难度，如踩在泡沫垫上锻炼、采用星形偏移平衡训练等，以进一步提升平衡能力。训练时，患者需要注意以下几点：首先，确保训练环境的安全，避免在湿滑或不平坦的地面上进行训练；其次，穿合适的鞋子，以增加与地面的摩擦力，提高稳定性；最后，训练过程中要保持注意力集中，时刻关注自己的身体感受，避免因分心而导致的跌倒。通过持续的平衡训练，口腔癌患者可以逐渐提高身体的平衡能力，减少跌倒的风险，进而提升生活质量和自理能力。

二、术后日常活动注意事项

口腔癌患者术后日常活动非常重要，可以帮助恢复体力、改善心理状态及增强免疫力。

（一）逐步恢复

早期活动：术后初期语言功能训练是康复过程中的重要一环，通过反复练习发音和口语表达练习，逐渐恢复语言功能；也可进行轻度活动，如床上活动、翻身，避免长时间卧床。

逐渐增加强度：随着恢复情况，逐渐增加活动强度，从简单的步行开始。

（二）制订合适的运动方案

1. 避免高强度运动

（1）限制剧烈运动　术后初期患者正处于恢复的关键时期，应避免剧烈的运动和力量训练。这些都可能对手术伤口造成额外的压力和牵拉，从而影响伤口愈合，甚至可能导致伤口裂开、感染或其他并发症的出现。

（2）注意身体信号　患者在恢复期间进行任何形式的运动时，都应密切注意身体的反应和信号。若运动过程中出现不适，如疼痛、肿胀、呼吸困难或心悸等症状，应立即停止并休息。如果休息后症状仍未缓解，或者出现加重的趋势，患者应立即就医，以便医生能够及时评估病情并给予必要的治疗。

2. 运动频率

建议手术后的患者在恢复期间，每天进行 30min 的低强度活动。这样有助于促进血液循环，加速新陈代谢，一定程度上缓解因长时间卧床或缺乏运动而引起的肌肉僵硬和疲劳。根据个人的恢复情况和医生建议，设置小目标，逐步增加运动量。

3. 运动方案

在开始新的运动计划前，咨询医生或专业的康复师，根据个人情况制订适合的运动方案。在执行运动计划的过程中，定期评估恢复情况，包括观察伤口的愈合情况、注意身体的反应和信号，以及记录运动后的感受等，以便及时调整运动计划。

（三）注意保护手术部位

活动过程中要注意保护头颈部，避免碰撞、挤压手术区域。患者可以使用一些辅助工具，如颈托等来进行保护。

（四）注意饮食和水分补充

在手术后的恢复期间，注意饮食与水分补充是确保身体顺利康复不可或缺的一环。充足的营养摄入能够为身体提供必要的能量和修复材料，加速手术伤口的愈合，增强免疫力，减少并发症的风险。

患者在饮食方面应遵循医嘱，医生和营养师会根据手术类型、患者的身体营养状况以及康复进度来为其制订个性化的饮食计划。术后初期，建议选择清淡、易消化且营养丰富的食物，例如稀饭、面条、蒸蛋等，这些食物能够减轻胃肠负担，有助于身体有效吸收营养。随着康复进展，应逐渐增加蛋白质的摄入，如瘦肉、鱼类、豆制品等，以促进伤口愈合并加速体力恢复。同时，蔬果因其富含维生素和纤维素，对促进消化和增强免疫力大有裨益，但需注意挑选易咀嚼、易消化的品种。在此期间，务必避免食用辛辣、油腻、生冷等刺激性食物，以免对伤口造成不良影响，进而延缓康复进程。

除了饮食外，运动前后的水分补充同样至关重要。运动过程中，身体会出汗并消耗大量水分，如果不及时补充水分，可能会导致脱水，进而影响身体的正常功能和恢复速度。因此，在运动前，患者应确保自己充分饮水，为运动做好准备；而在运动后，也要及时补充水分，以补充因运动而流失的水分。

需要注意的是，水分的补充应以适量为宜，过多的水分摄入也可能对身体造成不利影响。患者应根据自己的身体状况和运动强度，合理安排水分的摄入量，避免在运动中或运动后一次性大量饮水，以免引发身体不适。

第三节　行为指导

一、口腔卫生习惯的培养

口腔癌患者术后口腔卫生习惯不容忽视。良好的口腔卫生在预防口腔疾病、维护口腔健康、预防全身性疾病、促进消化和营养吸收、预防感染以及促进恢复等多个方面起着重要作用。口腔癌患者术后应重视口腔卫生的养成，采取包括定期刷牙、使用漱口水、定期复查口腔状况等措施，这对提高患者生活质量和恢复健康具有重要意义。

（一）正确的刷牙方法

口腔癌患者术后应保持口腔卫生，以促进伤口愈合，减少感染的风险。正确的刷牙方法是维护口腔健康的基础。

1. 刷牙时间节点

口腔癌术后刷牙的时间节点应根据手术后的恢复情况和医生的建议来确定。在术后初期，应避免过早刷牙；在伤口初步愈合期，可以开始使用软毛牙刷进行轻柔地刷牙；当伤口逐渐愈合和口腔炎症消退后，可以逐渐恢复正常的刷牙习惯。在整个恢复过程中，患者应遵循医嘱、观察伤口、选择合适工具和定期口腔检查。

（1）术后初期　在口腔癌手术后的初期阶段，由于伤口尚未愈合，刷牙可能会对伤口造成刺激和感染。因此，在这个阶段，患者应遵循医生的建议，避免过早刷牙。如果需要清洁口腔，可以使用温和的漱口水进行漱口，以清除食物残渣和减少口腔内的细菌。

（2）伤口初步愈合期　随着伤口的初步愈合，患者可以开始考虑刷牙。但此时仍需谨慎，避免使用硬毛牙刷或过度用力刷牙，以免对伤口造成二次伤害。一般来说，术后 7 ~ 10d 左右（具体时间根据伤口愈合情况而定），患者可以在医生的指导下，开始使用软毛牙刷进行轻柔地刷牙。刷牙时应避免直接触碰伤口，力度要适宜，以轻柔的方式进行。

（3）伤口逐渐愈合期和口腔炎症消退期　当伤口逐渐愈合，口腔炎症消退后，患者可以逐渐恢复正常的刷牙习惯。此时，可以使用巴斯刷牙法进行刷牙，即每次刷牙时间不少于 3min，每天至少刷牙 2 次（早晚各 1 次）。刷牙时应确保每个牙齿和牙面都得到充分清洁，以维护良好的口腔卫生。

2. 牙刷的选择

建议使用软毛牙刷，以防止口腔黏膜损伤。牙刷的刷头大小应适中，不宜过大，以便更好地清洁口腔的各个角落。每次使用后，必须用水彻底冲洗牙刷。建议至少每月更换牙刷，以降低患者感染的风险。

3. 刷牙方式

为了尽量清除牙菌斑（dental bacterial plaque），推荐使用巴斯刷牙法（Bass 刷牙法）。如果口腔疼痛或不能张口，可谨慎使用一次性口腔海绵。巴斯刷牙法：又称龈沟清扫法（gingival sulcus sweeping method）或水平颤动法（horizontal trembling method）。

（1）巴斯刷牙法（图 3-1）的操作

① 正确握法：拇指前伸比"赞"的手势。

② 将牙刷对准牙齿与牙龈交接的地方，刷上腭牙齿时刷毛朝上。刷上排牙齿时刷毛朝上，涵盖一点牙龈，牙刷做水平短距离的运动；刷下排牙齿时刷毛朝下，依同样的要领刷牙。

③ 刷毛与牙齿呈 45°角，同时将刷毛向牙齿轻压，使刷毛略呈圆弧、刷毛的侧边也与牙齿有相当大的接触，但刷毛不可被牙齿分叉。

④ 牙刷定位后，开始做短距离的水平运动，每次刷 2 ~ 3 颗牙，前后来回刷 10 次。

⑤ 刷牙时张大嘴，看到上排右边最后一颗牙。由右后方颊侧开始，刷到左边；再从左边咬合面、左边舌侧回到右边舌侧，然后刷右边咬合面。如此循序地刷便不会有遗漏（口诀：右边开始，右边结束）。

⑥ 刷咬合面时，每次刷 2 ~ 3 颗牙，来回地刷。

⑦ 上腭后牙的舌侧是较不易刷的地方，刷毛仍对准牙齿与牙龈的交接处，刷柄要贴近大门牙。刷右边舌侧时刷柄自然会朝向左边，此时我们建议用左手刷右边的后牙舌侧。

⑧ 此外，刷后牙的颊侧用同侧手，即刷右边颊侧用右手，左边颊侧用左手。同时刷柄可将脸颊撑开，以利视线。

⑨ 刷完上面的牙齿，再用同样的原则与方法，刷下面的牙齿。

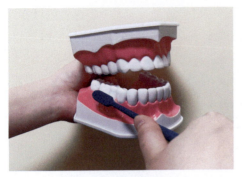

第一步：将牙刷呈45°角放在牙龈沟处，刷毛斜放在牙齿表面

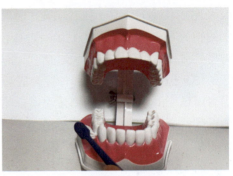

第二步：以2～3颗牙齿为一组，左右小范围震颤，不要用力横刷

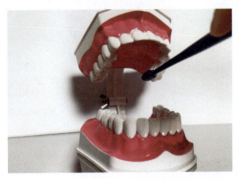

第三步：刷毛与牙齿呈45°角，轻轻刷动牙齿内表面

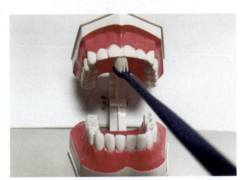

第四步：将牙刷竖起，用前半端上下刷动前门牙

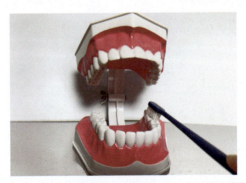

第五步：牙刷在牙齿咬合面上前后来回刷，最后清洁舌苔

图3-1 巴斯刷牙法

（2）巴斯刷牙法要领

① 刷牙颈部龈缘

a.手持刷柄，将刷头置于牙颈部，刷毛与牙长轴呈45°角，刷毛指向牙根方向（上颌牙向上，下颌牙向下），轻微加压，使刷毛部分进入龈沟，部分置于龈缘上。

b.以2～3颗牙为一组，以短距离（约2mm）水平颤动牙刷4～6次，然后将牙刷向牙冠方向转动，拂刷唇舌（腭）面。注意动作要轻柔。

c. 将牙刷移至下一组 2～3 颗牙的位置重新放置，注意放置时要有 1～2 颗牙的位置重叠。

d. 刷上前牙舌（腭）面时将刷头竖放在牙面上，使前部刷毛接触龈缘或进入龈沟，做上下提拉颤动，自上而下拂刷，不做来回拂刷。刷下前牙舌面时，自下而上拂刷。

② 刷颊舌（腭）面采用拂刷方法，在 a. 和 b. 步骤间进行以保持刷牙动作连贯，要依顺序刷到上下颌牙弓唇舌（腭）面的每个部位，不要有遗漏。

③ 刷咬合面手持刷柄，刷毛指向咬合面，稍用力做前后来回刷，注意上下左右区段都必须刷到。

（3）巴斯刷牙法的时间及次数　为了保证每个牙面都有足够的拂刷时间，每次刷牙时间不少于 3min。为了控制牙菌斑，保持口腔卫生与口气清新，至少每天早晚刷牙一次。根据口腔状况，可每天饭后和睡前温和地刷牙齿、牙龈和舌头 2～4 次。

4. 其他注意事项

在刷牙前，先用清水漱口，清除食物残渣，以减少口腔内的细菌。在刷牙过程中，患者应密切关注伤口的恢复情况。如果出现红肿、疼痛等不适症状，应及时停止刷牙并前往医院就诊。刷牙后，应避免使用牙签等尖锐物品刺激伤口。假牙应佩戴舒适，如假牙松动，会刺激口腔黏膜，破坏黏膜的完整性。每餐饭后，假牙必须冲洗，每天至少彻底清洗假牙 2 次。

（二）口腔清洁用品的选择

口腔癌患者在选择口腔清洁用品时，应注重清洁效果、安全性和对口腔的刺激性。合理使用漱口水、牙膏、牙刷和其他辅助清洁工具，可以维护口腔的清洁和健康，有助于疾病的恢复和治疗。

1. 漱口水

（1）生理盐水　具有一定的清洁作用，能够抑制口腔内的细菌滋生，且刺激性较小。

（2）复方氯己定含漱液（compound chlorhexidine gargle）　是一种广谱抗炎杀菌剂，具有消毒防腐的作用，常用于牙龈炎、冠周炎以及口腔溃疡等疾病的辅助治疗，应在医生指导下使用。

（3）西吡氯铵含漱液（cetylpyridinium chloride gargle）　是一种表面活性剂类的抑菌制剂，具有广谱杀菌的功效，可用于治疗慢性咽炎、扁桃体炎等疾病引起的咽喉部炎症反应，应在医生指导下使用。

在术后初期及伤口愈合阶段，使用漱口水能够有效预防或辅助治疗感染。为了确保效果，建议每次餐后漱口，每天至少漱口 4 次。为了最大化其效用，建议将漱口水的使用时段与刷牙时间错开。虽然漱口水对口腔健康有益，但长期过量使用可能会破坏口腔内的有益细菌平衡，导致口干、舌苔增厚等问题，因此应按照医生的建议适量使用。

2. 牙膏

（1）含氟牙膏　为了保护牙釉质，建议选用高氟含量（＞15%）牙膏。确保患者能够忍受含氟牙膏的味道，有些患者可能无法忍受含薄荷的牙膏味道。有些患者可能有某些成分的禁忌，因此应在医生的指导下使用。

（2）温和无刺激牙膏　选择温和无刺激的牙膏，避免使用含有酒精或刺激性成分的牙膏，以免加重口腔不适。

3. 牙刷及其他辅助清洁工具

（1）软毛牙刷　能够减少对口腔黏膜和牙齿的刺激，适合口腔癌患者使用。刷牙时应轻柔，避免用力过猛。

（2）电动牙刷　利用超声波原理清洁牙齿，能够更彻底地清除牙齿缝隙中的食物残渣。但需选择温和的模式，避免刺激伤口。

（3）牙线　辅助清洁牙缝，去除牙刷无法清除的食物残渣和牙菌斑。使用时注意力度，避免损伤牙龈。

（4）冲牙器　利用高压水流冲洗牙齿和牙缝，能够去除食物残渣和牙菌斑。但要注意冲洗力度，避免损伤牙龈和口腔黏膜。

二、避免不良行为

口腔癌患者术后积极避免不良行为，对于促进伤口愈合、显著降低复发与转移风险、全面提升生活质量以及维护心理健康，都具有重要的意义。在术后恢复及日常生活中，积极调整生活方式，患者应避免一些不良行为，为身体的康复创造有利条件，是帮助患者实现长期康复的关键。

（一）戒烟限酒

口腔癌的发病与吸烟、饮酒密切相关，烟草中的有害物质和酒精都会对口腔组织产生毒性影响，增加口腔癌的发病风险。戒烟限酒对口腔癌术后患者的康复尤为重要。

1. 降低复发风险

（1）减少致癌物刺激　吸烟和饮酒都是口腔癌的重要危险因素。香烟中的焦油、尼古丁等有害物质能破坏细胞 DNA 结构，增加基因突变的风险；而酒精则可能刺激和损伤口腔黏膜上皮，使致癌物质更容易通过损伤部位进入上皮细胞，导致异常增生和癌变。因此，戒烟限酒能显著减少这些致癌物质对口腔黏膜的刺激和损伤，从而降低口腔癌的复发风险。

（2）改善口腔环境 戒烟限酒能减少口腔细菌滋生和毒素产生，从而降低口腔黏膜发生炎症反应和癌变的可能性，有助于改善口腔环境。

2. 促进术后康复

（1）减少并发症 吸烟和饮酒可能增加术后感染、出血等并发症的风险。戒烟限酒有助于减少并发症的发生，促进伤口愈合和口腔功能的恢复。

（2）提高生活质量 戒烟限酒还能改善患者的整体健康状况，提高生活质量。例如，戒烟可以减少呼吸系统疾病、心血管疾病等慢性疾病的发生风险；限酒则有助于保护肝脏，降低消化道疾病的发生风险。

（二）减少刺激性食物的摄入

减少刺激性食物的摄入对于口腔癌患者术后康复具有重要意义，能够缓解口腔及消化系统的不适，促进术后伤口愈合，预防相关疾病的发生，并对整体健康起到积极作用。刺激性食物包括以下几种类型：

（1）辛辣食物 如辣椒、花椒、生姜、大蒜等，这些食物中的辣味成分可能刺激口腔黏膜，导致疼痛或炎症。

（2）硬质食物 如坚果、硬糖、脆饼干等，这些食物可能划伤口腔黏膜或牙齿，增加受伤感染风险。

（3）酸性食物 如柑橘类水果、碳酸饮料、酸奶等，这些食物中的酸性成分可能腐蚀牙齿，损害口腔黏膜。

（4）过冷过热食物 极端温度的食物可能刺激口腔，导致疼痛不适。

（5）含糖饮料 避免饮用饮料和果汁等含糖饮料，以免滋生细菌和影响口腔pH值平衡。

减少刺激性食物的摄入有以下几个方面的重要作用。

（1）减轻疼痛与不适 口腔癌手术后，患者的口腔黏膜组织可能受到损伤，出现疼痛、肿胀等症状。刺激性食物，如过酸、过甜、过咸、过烫以及过硬、粗糙的食物，可能会加重这些症状。因此，减少这类食物的摄入有助于减轻患者的疼痛与不适。

（2）避免刺激肿瘤生长 刺激性食物可能刺激口腔伤口，延缓愈合，增加感染风险，甚至可能增加口腔癌的复发风险。辛辣、过烫等刺激性食物可能会加快口腔局部的血液循环，为肿瘤细胞提供更丰富的营养物质，从而刺激肿瘤细胞的生长和增殖。减少摄入可在一定程度上降低这种风险，有助于控制病情发展。

（3）降低感染风险 刺激性食物易对口腔黏膜造成损伤，使口腔黏膜的屏障功能减弱，从而引发细菌、病毒等病原体的感染。口腔癌患者本身免疫力较低，一旦感染，会进一步影响患者的身体状况和治疗效果。

（4）促进口腔黏膜修复　温和的饮食有助于为口腔黏膜的修复创造良好的环境。减少刺激性食物的摄入，可避免对口腔黏膜的持续刺激和损伤，使黏膜能够更好地自我修复，有利于口腔组织的恢复。

（5）提高生活质量　减少刺激性食物的摄入，可减少因饮食导致的疼痛和不适，使患者能够正常地进食和交流，从而在一定程度上改善患者的生活质量，增强其对抗疾病的信心。

三、健康饮食

培养健康饮食习惯，可从调整饮食习惯、烹饪方法调整、合理安排饮食时间、识别并避免摄入刺激性食物等方面着手，为口腔健康保驾护航。

1. 调整饮食习惯

（1）选择温和食物　以温和、软烂的食物为主，如稀饭、面条、蒸蛋等对口腔黏膜刺激较小的食物。

（2）增加蔬菜水果　选择新鲜、软烂的蔬菜水果，避免过酸或过硬的品种，以补充身体所需的维生素和矿物质。

2. 烹饪方法调整

（1）清蒸或炖煮　采用清蒸、炖煮等烹饪方法，减少油炸、烧烤等高温烹饪方式，以降低食物中的有害物质含量。

（2）少盐少油　控制食盐和油脂的摄入量，以减轻对口腔黏膜的刺激。

（3）少用刺激性调料　如辣椒粉、花椒粉等，减少食物中的辣味和麻味。

3. 合理安排饮食时间

（1）避免空腹食用刺激性食物　空腹时胃黏膜更敏感，易受刺激。

（2）分餐制　将一日三餐分为多次少量进食，减轻胃肠道负担。

参考文献

[1] 占妮妮. 摄食细节护理结合积极心理干预对口腔癌术后患者营养状态及心理弹性水平的影响 [J]. 中国医学文摘（耳鼻咽喉科学），2020, 35(05): 397-399.

[2] 徐诸凤，郁玺玺，王悦平. 晚期口腔癌患者术后家庭照顾者的需求现状 [J]. 中国口腔颌面外科杂志，2019, 17(01): 82-85.

[3] 张利. 头颈肿瘤患者家庭肠内营养调查分析与护理 [J]. 临床医药文献电子杂志，2018, 5(A4): 71-72.

[4] 张国琴，李丽芳，刘丽娟，等. 加速康复外科在口腔癌患者术后早期康复中的应用效果评价 [J]. 上海口腔医学，2018, 27(06): 641-644.

[5] 张爱珍. 临床营养学. 3 版 [M]. 北京：人民卫生出版社，2012. 07.

[6] 焦广宇，蒋卓勤. 临床营养学. 3 版 [M]. 北京：人民卫生出版社，2010. 06.

[7] 胡佳林. 延续性护理在口腔颌面部骨折中的应用 [J]. 中国城乡企业卫生，2024, 39(09): 168-170.

[8] 林凤英，王长丹，吴芮，等. 全程健康教育在口腔癌术后留置人工气道患者护理管理中的作用 [J]. 中国

医药指南，2024, 22(23): 42-45.

[9] 董雪红，孙强，李惠川. 情绪引导联合反馈式健康教育在口腔癌患者中的应用效果 [J]. 中国健康心理学杂志，2024, 32(08): 1182-1186.

[10] 王帅，何杏芳，王蕴洁，等. 非药物干预对口腔癌患者术后谵妄预防效果的系统评价 [J]. 中国口腔颌面外科杂志，2024, 22(03): 279-286.

[11] 何清丽，张伟宏，刘冬苗，等. 问题管理 + 干预对口腔癌手术患者负性情绪、疾病应对方式及生活质量的影响 [J]. 实用中西医结合临床，2024, 24(09): 109-112.

[12] 章爱丽，刘小娜，刘江炎，等. 个性化吞咽康复在口腔癌游离皮瓣移植后患者中的应用 [J]. 中国临床研究，2023, 36(12): 1905-1909.

[13] 文雯，周红艳，王琴，等. 家庭延续性护理对口腔癌术后患者生存质量的影响 [J]. 中国医药导报，2023, 20(17): 166-169.

[14] 曹才能，陈晓钟，袁双虎. 头颈部肿瘤放射治疗相关急性黏膜炎的预防与治疗指南（2023 年更新版）[J]. 中华肿瘤防治杂志，2023, 30(07): 381-385.

[15] 范人慈，曾显溪，聂珊. 量化运动模式对鼻咽癌患者术后吞咽功能及生存质量的影响 [J]. 齐鲁护理杂志，2022, 28(20): 18-21.

[16] 安凤凤，宋春娇，陈倩. 循证干预结合延续性护理在口腔颌面部骨折患者中的应用效果 [J]. 中西医结合护理（中英文），2022, 8(06): 21-24.

[17] 吴昊，周子建，张成瑶，等. 头颈部恶性肿瘤患者治疗后张口困难的研究进展 [J]. 口腔疾病防治，2021, 29(07): 490-495.

[18] Chen A M, Chen L M, Vaughan A, et al. Tobacco smoking during radiation therapy for head-and-neck cancer is associated with unfavorable outcome[J]. Int J Radiat Oncol Biol Phys, 2011, 79(2): 414-419.

[19] Rodríguez-Molinero J, Migueláñez-Medrán B, Puente-Gutiérrez C, et al. Association between Oral Cancer and Diet: An Update[J]. Nutrients, 2021, 13(4).

[20] de Morais E F, Mafra R P, Gonzaga A, et al. Prognostic Factors of Oral Squamous Cell Carcinoma in Young Patients: A Systematic Review[J]. J Oral Maxillofac Surg, 2017, 75(7): 1555-1566.

[21] Lan Z, Liu W J, Cui H, et al. The role of oral microbiota in cancer[J]. Front Microbiol, 2023, 14: 1253025.

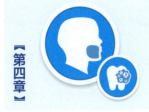

第四章

功能康复训练

第一节 功能康复训练的目的与目标

在口腔癌术后康复过程中，功能康复（functional rehabilitation）是一个至关重要的环节。其目的不仅在于恢复患者的基本生理功能，更在于提高他们的生活质量，使其能够重新融入日常生活和社会活动中。在医院环境下，患者可以在专业医护人员的指导下进行康复训练。然而当患者出院回归家庭后，如何保持有效且持续的康复训练则成为了关键问题。

口腔癌患者在家庭环境中进行功能康复面临多重挑战，包括生理上的功能受限、疼痛与不适，心理上的病耻感、自卑及焦虑抑郁，以及对康复知识与技能的缺乏和康复资源与支持的不足。解决这些问题需要患者、照顾者、医护人员及社会共同努力，提供全方位支持，以促进患者康复进程。

本节将详细介绍口腔癌术后患者功能康复的具体目的，帮助患者和照顾者理解康复训练的重要性和必要性，从而更好地进行居家康复，早日恢复健康，重获高质量的生活。通过对功能康复目的的深入了解，患者和照顾者将更有信心和动力面对康复过程中的各种挑战，共同努力实现康复目标。

一、功能康复的目的

康复的目的旨在帮助患者恢复其基本生活功能并提升整体生活质量。为实现这一目标，可将其细化为可执行的长期目标和短期目标。对口腔癌术后患者而言，居家功能康复的长期目标包括恢复日常生活功能、提升生活质量、预防复发和并发症；短期目标则侧重于疼痛管理、促进伤口愈合、恢复口腔感觉及运动功能。每个目标都旨在帮助患者逐步恢复健康，重建自信心，回归正常生活。

二、功能康复的目标

（一）长期目标（long-term goal）

1. 恢复日常生活功能

患者术后可能面临吞咽及言语等基本功能的障碍。居家康复的一个重要方面是通过系统的训练和指导，逐步恢复这些功能，同时提升患者的自我管理能力。患者在康复过程中，需根据专业医护人员的建议制订合理的活动强度，确保训练的有效性和安全性。患者可每日在家中进行口咽部和头面部肌肉功能锻炼，包括简单的张口、咬合、唇舌运动、颈部运动和吞咽练习，这些练习不仅能帮助恢复基本功能，还能预防肌肉萎缩和关节僵硬。通过掌握这些自我管理的技巧，患者能够更主动地进行康复。此外，患者应逐步增加日常活动的强度和频率，例如从坐卧状态过渡到日常的走动和活动，逐步恢复自理能力和生活独立性。这种渐进的训练和自我管理能力的提升，能够有效促进患者的全面康复，增强他们的信心和生活质量。

（1）吞咽功能恢复　吞咽功能恢复至关重要，因吞咽障碍常致患者进食受阻，增加误吸风险，进而危及健康。为应对此挑战，采取以吞咽训练为核心的策略，辅以饮食习惯的科学调整，旨在强化吞咽肌群功能并优化吞咽协调性。此综合干预方法能够逐步重建患者的吞咽能力，减少进食过程中的困难与风险，从而有效预防误吸等严重并发症的发生，促进患者整体康复进程。

（2）张口度恢复　张口受限是术后常见的并发症之一，严重影响患者的日常生活质量。为有效应对此挑战，需构建系统化的张口训练方案，通过一系列精心设计的练习来改善颞下颌关节活动度，强化周围肌群肌力。同时，辅助使用开口器等工具，为患者提供个性化的张口辅助，循序渐进地拓宽其张口幅度。这一过程不仅促进了张口功能的恢复，还确保了患者能够自如地进行口腔清洁、维持良好的口腔卫生状态，并恢复正常的进食功能，进而全面提升其术后生活质量与康复成效。

（3）肩颈功能恢复　肩颈功能恢复旨在缓解或消除术后肩颈部位的僵硬与疼痛状态，逐步恢复至正常的活动范围与灵活性。这一过程不仅关注肌肉功能与关节活动度的恢复，更致力于预防因长期僵硬与活动受限所诱发的继发性损伤及潜在健康问题，如肩周炎与颈椎病的发生。通过实施个性化的康复计划，结合物理治疗、运动疗法等手段，促进肩颈区域血液循环，增强肌肉力量与耐力，同时提高关节稳定性与协调性。如此，不仅能够有效减轻患者的不适感，还能显著提升其生活质量，为全面康复奠定坚实基础。

（4）言语功能恢复　口腔癌术后，口腔形态的异常和口腔生理结构的缺失对语音有显著的影响，从而出现言语障碍，影响患者的日常交流与社交功能。为有效应对此挑战，专业的语音治疗师通过系统化和个性化的言语训练方案，让患者能够在专业指导下采用科学的训练方法，如构音器官运动训练、构音类似运动训练、元辅音练习以及逐步练习单字、双字词、多字词、长句朗读等，逐步重塑患者的发音模式，提升其言语清晰度。同时，注重培养患者的听觉能力，使其能够自我监控并调整发音，进一步增强康复效果。此过程不仅有助于恢复患者的正常语言功能，还显著提升其社交参与能力与自信心，为全面融入社会生活奠定坚实的语言基础。

（5）咀嚼功能恢复　手术对口腔结构的改变可能导致咀嚼困难，进而影响患者的营养摄入与消化吸收能力。为此，需制订个性化的咀嚼功能恢复计划。该计划的核心在于通过系统的咀嚼训练，逐步增强患者的咀嚼肌群力量与协调性，促进口腔内各功能区的协同工作。同时，结合患者的具体情况，指导其选择适宜的饮食，如软食、半流质食物等，既满足营养需求，又避免对尚未完全恢复的咀嚼系统造成过大负担。此外，定期评估患者的咀嚼功能恢复情况，适时调整训练与饮食方案，确保康复进程的科学性与有效性。旨在通过此综合策略，全面恢复患者的咀嚼功能，提升其营养状况与生活质量。

（6）感知觉恢复　手术干预可能引发的头颈部及口腔区域感知觉减退或丧失现象，直接关乎患者的日常生活自理能力与安全保障。为有效促进感知觉的全面恢复，需实施精心设计的感知觉训练方案。该方案融合多种感官刺激手段，如触觉刺激以激活皮肤感受器，冷热辨别练习以增强温度感知能力，以及味觉与嗅觉的逐步恢复训练，旨在全方位唤醒并重塑患者的感知觉网络。此过程不仅有助于提升患者在进食、言语交流等日常活动中的精准度与自信心，更关键的是，它能显著增强患者的环境感知能力，降低因感知缺失而引发的意外风险，为患者营造一个更加安全、自主的生活环境。

（7）其他功能恢复　包括胃肠道、供区肢体和面部肌肉的功能恢复。

① 手术及术后治疗可能会影响患者的胃肠道功能，导致消化不良、食欲缺乏等问题。通过调整饮食结构、增加有助消化的食物以及适当的胃肠道功能训练，逐步恢复胃肠道的正常功能，改善患者的营养摄入和整体健康状况。

② 供区肢体功能恢复是手术后康复过程中不可或缺的重要环节。通过物理治疗和运动训练，供区肢体的运动及感觉功能得以改善，患者的日常生活能力逐渐恢复。

③ 面部肌肉功能恢复对于患者的情感表达和社交互动至关重要。手术可能影响面部肌肉的正常活动，导致面部僵硬或表情不对称。通过面部肌群运动训练，逐步恢复面部肌肉的灵活性和协调性，使患者能够自然地表达情感，提高社交能力和自信心。全方位的功能恢复有助于患者重新融入正常生活，提升整体生活质量。

2. 提升生活质量

康复不仅仅是身体功能的恢复，更涵盖了心理和社会适应能力的提升。通过一系列精心策划的康复措施，能够帮助患者重新融入社会，恢复正常的工作和社交活动，从而全面提高患者整体生活质量。患者康复期应保持积极的生活态度，主动参与适当的社交活动、培养健康的兴趣爱好，例如与家人朋友保持联系、参加社区活动或志愿服务等，以此增强社会支持网络。同时，患者应重视心理健康，避免过度焦虑和抑郁，必要时寻求心理咨询和支持。

（1）改善心理状态　口腔癌的发病和治疗均会对患者的心理造成一定的冲击，可能导致患者出现焦虑、抑郁等心理问题。通过心理疏导、心理支持等方式，帮助患者调整心态，积极面对疾病和生活。

（2）提高社会适应能力　口腔癌术后患者可能面临社会适应能力的下降，如工作、社交等方面的困难。通过职业康复、社交训练等方式，帮助患者逐步适应社会生活，提高社会适应能力。鼓励患者主动参与社交活动，恢复正常的人际关系和社交生活，增强社会支持网络，减少孤立感，提升整体生活质量。通过与家人和朋友的交流，参加社区活动或线上支持小组，患者可以获得更多的情感支持和鼓励，有助于加速康复进程。

（3）改善外观　由于口腔部位的特殊性，手术可能会对患者的外观产生影响，通过修复手术、面部肌群的康复训练等，能最大程度恢复患者容貌，增强其自信心和生活质量。

3. 预防复发和并发症

口腔癌术后患者需要进行定期的检查和随访，以监测病情，预防复发。同时，通过科学的康复训练，可以减少并发症的发生，保持身体健康。患者在家中应严格遵循医生的指导，按时进行自我检查和记录，如观察口腔及邻近区域的变化，定期测量体重和体温，注意身体的异常反应。患者还应积极参与定期的医疗检查，及时发现和处理潜在问题，确保康复过程的顺利进行。

（1）定期随访　根据医护人员制订的随访计划进行定期随访和复查，以早期发现可能的复发迹象。通过持续监测和及时干预，降低复发的风险。

（2）健康教育　根据医护人员提供的健康教育及科普视频，增强他们对口腔癌的认识，提高自我管理能力，了解疾病的特征和可能的复发风险。

（二）短期目标（short-term goal）

1. 恢复基础功能

口腔功能的恢复需要逐步进行。每天进行简单的张口、咬合、唇舌运动训练，有助于恢复口腔的灵活性和力量。这些基础练习是后续复杂功能恢复的基础。患者可以在家中设置固定的康复时间，按照专业医师的指导，逐步增加练习的强度和时间，注意避免过度疲劳和受伤。在恢复基础功能的过程中，患者还应注意日常饮食的选择，避免过硬、过热、过冷的食物，以减少对口腔的刺激和伤害。

2. 语言康复训练

针对语言功能受损的患者，语言康复训练至关重要。在专业语言治疗师的指导下，进行构音器官运动训练和语言训练，必要时使用辅助工具帮助恢复语言功能，逐步提高交流能力。患者在家中可以利用语言训练软件和发声器等辅助工具，每天进行一定时间的练习，逐步提高发音的准确性和清晰度。同时，患者可以与家人朋友多交流，进行口语表达练习，增强语言能力，提升自信心和交流能力。

3. 疼痛管理

术后疼痛是患者最直接的感受，通过药物和非药物的方法有效控制疼痛，可以提高患者的舒适度，减少术后不适感。患者应在家中定期进行疼痛评估，记录疼痛的部位、程度和持续时间，根据疼痛程度及时报告医生、调整治疗方案。在医生的指导下，患者可以按时使用镇痛药物控制术后疼痛。此外，患者还可以采取一些非药物方法如冷敷、热敷、按摩等缓解疼痛，同时注意避免过度疲劳和剧烈运动，以减少疼痛的发生和加重。

4. 促进伤口愈合

正确的伤口护理对于术后康复至关重要。每日检查伤口，保持清洁干燥，避免感染，遵循医嘱定期更换敷料，促进伤口快速愈合。患者在家中应严格遵守医生的护理指导，避免使用刺激性化学品或不洁物品接触伤口。患者还应注意饮食和生活习惯的调整，避免食用辛辣、刺激性食物，保持充足的休息和睡眠，增强身体的免疫力和自愈能力，促进伤口的顺利愈合。

通过科学合理的康复计划和持续的努力，口腔癌术后患者可以逐步恢复功能，提升生活质量，实现康复目标。在康复过程中，患者应积极配合医疗团队，保持耐心和信心，从而恢复基本功能和提升生活质量。

第二节　功能康复原则

口腔癌的治疗方式是以手术为主的综合疗法。口腔癌手术可能涉及面部组织的大范围切除，治疗后护理的主要目标是恢复、维持功能和防止功能减退，增强身体舒适度并监测复发。部分患者术后存在吞咽、言语、肢体功能障碍等问题，需要长时间恢复和训练。居家康复是患者在家庭环境中进行的康复治疗和训练方式，我们可以通过加强专业指导、家庭支持、社区资源利用，改进存在的问题和措施，为患者制订个性化居家康复计划，提供更好的居家康复护理，帮助他们更好地恢复健康和生活质量。

世界卫生组织（World Health Organization，WHO）指出，患者有效的自我管理是提高疾病治疗与康复效果的最好途径。有效的自我管理能够监测自己的状况，并维持令人满意的功能所需的认知、行为和情感反应。患者出院后通过有效的自我管理，开展居家康复，可以更好地掌握自己的病情和康复进展，及时调整功能康复训练计划，从而达到更好的康复效果。

一、口腔癌术后居家功能康复训练的基本原则

（一）居家功能康复的基本原则

功能康复是口腔癌术后护理的重要组成部分，旨在恢复患者的基本功能，提高生活质量。口腔癌患者术后居家功能康复的基本原则包括：

1. 全面性

功能康复训练应涵盖口腔功能（咀嚼、吞咽、张口、语言等）、身体功能、心理状态、社交能力等方面，采用物理疗法、作业疗法、语言疗法、心理疗法等多种康复方法和技术，综合多种方式促进患者的康复，确保患者在日常生活中能够顺利进行各种口腔活动。

2. 个性化

康复训练前应对每一位患者进行全面的身体、心理和社会功能评估，以了解其特定需求和限制。针对患者的具体问题和目标，设计具有针对性的训练内容和方法，如手术范围、身体状况、心理状态等。制订个性化的康复方案，确保每个患者的特殊需求都得到满足。

3. 循序渐进

设定阶段性目标，帮助患者逐步达到康复目标。康复训练应从简单到复杂、从轻到重，逐步增加训练强度和难度。合理安排训练时间，避免过度训练导致的二次伤害。

4. 持续性

康复是一个长期过程，需要患者、照顾者和医护人员持续地投入和努力。照顾者的理解、鼓励和支持对于患者的康复至关重要，鼓励患者积极参与康复训练，树立自我康复的意识。医护人员应定期评估患者的康复进展，及时调整训练计划，并提供必要的指导和支持，确保康复训练的持续性和有效性。

5. 科学性

康复训练应基于科学依据，采用经过验证的康复方法和技术，确保康复训练过程安全、有效、系统且个性化。

（二）自我管理的重要性

口腔癌术后患者面临着多种挑战，包括对疾病变化的敏感度、不健康生活方

式的纠正以及各个治疗阶段康复锻炼的调整，这些都需要患者进行细致的自我监测。然而，受传统医学观念的影响，许多患者在出院后仍然过度依赖医务人员，而忽视了自我管理的重要性。通过自我管理，患者可以更加主动地掌握自己的健康状况，及时发现并处理潜在的问题，从而减少并发症的发生，加速康复进程。因此，鼓励患者积极参与自我管理，对于改善患者健康结局、提高生活质量、降低医疗成本具有重要意义。

1. 改善患者健康结局

患者通过加强自我管理意识、定期监测病情、定期完成化疗周期、参与康复训练、按时按量服用药物、遵循健康生活方式和避免危险因素等，可确保治疗方案的完整性和有效性，降低复发的风险，提高治疗效果，改善长期健康结局。

2. 提高生活质量

有效的自我管理可以帮助患者更好地控制疾病症状，掌握自己的健康状况，积极地参与日常生活和社会活动，减轻患者的身心负担，增强自信心和独立性，提高生活质量。

3. 降低医疗成本

患者按照医疗建议进行有效的自我管理时，能够及时发现并处理部分问题，避免病情恶化导致的非计划性住院，医疗资源的利用效率得到提高，有助于降低医疗资源的消耗和医疗成本。

为了实现这一目标，医疗机构、医护人员、患者及其照顾者需要共同努力，提供必要的支持和指导，制订个性化的管理计划，确保患者能够积极参与并有效管理自己的健康。

（三）居家康复的重要性

口腔癌居家康复对于患者的伤口愈合、心理状态改善、生活质量提高以及复发风险降低等方面都具有重要作用。因此，患者和照顾者应高度重视居家康复训练，积极配合医生的治疗和康复指导，以促进患者的全面恢复。

1. 促进伤口愈合与功能恢复

居家康复期间合理补充营养，促进伤口的愈合，以及组织修复和再生。有针对性的康复训练有利于恢复咀嚼、吞咽、张口和语言等功能。

2. 改善心理状态

口腔癌治疗对患者的心理造成较大影响，居家康复期间，患者在熟悉、舒适的环境中，可以通过深化与家人、朋友的情感交流，以及参与一些轻松的活动来放松心情，增强战胜疾病的信心，减轻焦虑情绪，促进心理健康。

3. 提高生活质量

居家康复期间，通过康复训练和指导，患者的言语、吞咽等功能逐步改善，基本恢复正常的生活作息和饮食习惯，提高患者的生活质量，使其更好地融入社会。

4. 减少并发症的发生

居家康复能有效地预防肌肉萎缩、关节僵硬、瘢痕挛缩等术后并发症，保持口腔和颈部的正常功能。适当的康复训练可改善血液循环、促进呼吸道分泌物的排出，预防深静脉血栓、肺栓塞、肺部感染等严重并发症的发生。

（四）多学科合作的康复模式

在口腔癌手术后的恢复过程中，多学科合作康复模式（multidisciplinary cooperative rehabilitation model）也起到了不可或缺的作用。这种模式以患者为中心，依托多学科平台，整合多个学科的力量，为患者提供全方位、多角度的康复服务。多学科合作的康复模式包括：

1. 组建多学科诊疗（multidisciplinary treatment，MDT）团队

根据患者的具体情况和康复需求，组建由口腔颌面外科、肿瘤科、康复医学科、营养科、心理科等多个学科专家组成的 MDT 团队。

2. 制订康复方案

MDT 团队成员共同讨论患者的病情和康复需求，制订个性化的康复方案。方案应涵盖患者的身体、心理、社会等多个方面。

3. 实施康复计划

在 MDT 团队的指导下，患者按照康复方案进行康复训练和治疗。团队成员之间保持密切沟通，及时调整康复计划以应对可能出现的问题。

4. 评估康复效果

定期对患者的康复效果进行评估，包括身体功能恢复、心理状态改善等方面。根据评估结果，调整康复方案以进一步提高康复疗效。

（五）个性化康复计划的制订

制订个性化康复计划是保障康复成效的核心环节，旨在依据每位患者的特定状况量身打造专属方案。个性化康复计划是个复杂而细致的过程，它要求医疗团队综合考虑患者的多方面因素，以科学、系统的方式促进患者的全面康复。

1. 全面评估

对患者进行全面评估，包括治疗方式、术后恢复情况、功能障碍类型、生活环境、健康习惯、心理状态等，了解其具体需求和康复目标。

2. 制订目标

根据评估结果，制订阶段性康复目标，如术后前期的基础功能恢复、中期的功能强化训练、后期的全面功能恢复等。

3. 选择方法

根据康复目标和具体情况，选择合适的康复方法和技术，如咀嚼训练、吞咽

训练、语言训练、物理治疗、心理辅导等。

4. 实施计划

制订详细的康复训练计划，明确训练内容、频次、强度和持续时间，确保康复训练的系统性、连贯性和科学性。

5. 动态调整

在康复过程中，定期评估患者的康复疗效，及时调整康复方案，确保康复过程进展顺利，达到预期效果。

二、康复计划制订

（一）康复计划制订的必要性

口腔癌术后功能康复计划的制订对于口腔癌术后患者的全面恢复具有不可估量的价值。功能康复计划制订对于促进患者的身体、心理和社会功能的全面恢复至关重要。它不仅能够提高治疗效果和患者的生活质量，还能有效降低医疗成本和社会压力，为患者带来更加全面、深入的康复体验。其重要性体现在以下几个方面：

1. 提高治疗效果

（1）针对性强　功能康复计划根据患者的具体情况制订，能够针对术后出现的功能障碍进行有针对性的训练和治疗，从而提高治疗效果。

（2）促进伤口愈合　合理的康复训练可以促进血液循环，加速伤口愈合，减少术后并发症的发生。

2. 提升生活质量

（1）恢复日常功能　通过功能康复，患者可以逐步恢复咀嚼、吞咽、张口、语言等日常功能，提高生活自理能力。

（2）增强自信心　随着身体功能的恢复，患者的自信心也会逐渐增强，有助于他们更好地融入社会和生活。

3. 降低医疗成本

（1）缩短住院时间　有效的功能康复可以加速患者的恢复进程，从而减少住院时间和医疗资源的消耗。

（2）减少再入院率　通过持续的康复训练和随访，可以及时发现并解决潜在问题，降低患者因并发症而再次入院的风险。

4. 减轻社会负担

（1）提高就业能力　身体功能的恢复有助于患者重返工作岗位，减轻家庭和社会的经济负担。

（2）促进社会融入　心理康复和社会支持计划的实施可以帮助患者更好地融入社会，减少因疾病带来的社会隔离感。

（二）康复计划制订方法

有多种方法帮助口腔癌术后患者全面、系统、科学地制订个性化康复计划，主要方法有康复护理路径、循证方法实践和智能康复管理系统等。通过以上方法制订康复计划，使康复训练变得可量化和可操作，确保康复措施的有效性和安全性，有助于患者逐步实现短期和长期康复目标。

1. 康复护理路径的制订

康复护理路径的制订是一个全面、系统、个性化的过程，结合现有的口腔癌术后康复护理文献，包括国内外的相关指南、研究论文和专家共识，总结和分析出康复护理路径。

（1）多学科团队合作　组建包括口腔外科、肿瘤科、康复医学、营养学、心理学、护理学等专业的多学科团队。团队成员共同讨论和制订康复护理路径，确保路径的科学性和全面性。

（2）患者评估与个性化康复护理计划　对患者进行全面评估，包括病情、术后恢复情况、生活环境、社会支持系统等。根据评估结果，制订个性化的康复护理计划，确保每个患者的特殊需求都能得到满足。

（3）制订详细的康复护理路径　确定康复护理的阶段性目标，例如术后早期、中期、晚期的康复目标。在每个阶段，详细列出护理措施和康复训练内容，包括口腔护理、饮食指导、功能训练、心理支持等。

（4）康复护理路径的实施与监控　通过护理服务、电话随访、远程监控等方式，跟踪患者的康复进展。定期对患者进行评估，及时调整康复护理路径和措施，确保康复效果。

（5）患者及家庭教育　向患者及其家庭成员提供康复护理知识培训，帮助他们掌握基本的康复护理技能。提供相关的教育材料，如康复手册、视频教程等，方便患者及其照顾者参考。

（6）数据收集与效果评估　在康复护理路径实施过程中，收集患者的康复数据，包括身体指标、功能恢复情况、生活质量等。对康复护理路径的效果进行评估，总结经验并不断优化康复护理路径。

（7）反馈与持续改进　收集患者和家庭成员的反馈，了解康复护理路径的实施效果和存在的问题。根据反馈意见，持续改进康复护理路径，提升康复护理质量和患者满意度。

2. 循证实践，协助制订康复计划

循证实践（evidence-based practice）是一种基于最新科学研究证据来指导实践活动的方法论。基于循证实践制订康复计划是一个系统、科学的过程，循证实践强调依据最新的循证医学研究、指南和临床实践经验，制订科学、有效的康复

计划，最大限度地促进口腔癌患者的康复效果和安全性。以下是循证实践协助制订康复计划的方法：

（1）文献检索　医生或康复师应该进行文献检索，查找与家庭康复相关的最新研究和证据。

（2）评估证据质量　对找到的证据进行质量评估，确定其是否具有足够的科学性和可靠性。

（3）个体化康复计划　根据患者的具体情况和需求，制订个体化的康复计划。

（4）实施和监测　在实施康复计划时，应该定期监测患者的进展和反应，以确保康复计划的有效性和安全性。

（5）评估和调整　根据患者的恢复情况和反应，定期评估康复计划的效果，并根据需要进行调整。

（6）持续教育和培训　医生和康复师应该接受持续的教育和培训，了解最新的研究和证据，以便更好地指导康复计划。

（7）患者和照顾者的参与　患者和照顾者应该参与康复计划的制订和实施，他们的意见和反馈是非常重要的。

（8）记录和报告　应该详细记录康复计划的制订、实施和调整过程，以及患者的反应和进展，以便进行后续的评估和研究。

3. 智能康复管理系统制订康复计划

智能康复管理系统（intelligent rehabilitation management system）是以智能远程设备为主导、医务人员灵活参与的新型康复模式。根据口腔癌患者的康复功能训练，通过网络评估、推送康复计划和指导建议、督导康复过程、记录康复数据，搭建患者、照顾者、医务人员三者之间的沟通、反馈和随访平台。它通过整合大数据分析、人工智能算法、机器学习等先进技术，为患者提供科学、精准且个性化的康复方案。以下是关于智能康复管理系统如何制订康复计划的方法：

（1）数据采集与整合　首先，收集并整合大量患者的生理指标、病史资料、影像学检查结果、生活习惯等数据。这些数据可能来自患者或家属自述、电子病历信息、可穿戴设备、远程监测系统数据等。通过全面收集患者的信息，系统能够建立起一个完整的健康档案，为后续的分析和评估提供基础。

（2）精准评估与分析　在数据采集完成后，运用数据挖掘和机器学习算法对数据进行深度分析。从而识别出患者康复过程中的关键因素，如疾病类型、病情严重程度、体质状况、心理状态等。基于这些分析结果，系统可以对患者的康复需求和预期目标进行精准评估。

（3）个性化康复计划制订　在精准评估的基础上，通过智能康复管理系统，根据患者的具体情况生成个性化的康复计划，包括咀嚼、吞咽、张口、语言等康复训练项目，以及项目的强度、频率、持续时间等方面的综合康复计划。

（4）实时监测与动态调整　智能康复管理系统通常配备传感器和监控模块，能够在患者进行康复训练的过程中实时收集其生理反应、动作执行质量等数据。通过这些数据，系统可以实时监测患者的康复进展和效果，并根据实际情况对康复计划进行动态调整，从而使得康复过程更加科学、灵活和高效。

（5）智能化辅助工具与设备　智能康复管理系统还可以与各种智能化辅助工具和设备相结合，如智能康复训练器、可穿戴监测设备等。这些设备能够提供更精准的数据支持，帮助系统更好地评估患者的康复状况和进展。还极大地丰富了康复训练的形式，为患者带来了更加便捷、高效且个性化的康复体验。

4. 康复计划制订的注意事项

康复计划的制订是一个复杂而细致的过程，需要医疗专业人员、康复治疗师、患者及其照顾者的共同努力和协作。通过明确康复目标、全面评估患者状况、制订详细的康复计划、实施与调整康复计划，可以确保康复计划的有效性和安全性，为患者提供最佳的康复计划还应遵循以下原则：

（1）知情同意原则　向患者提供充分的信息，包括诊断结论、治疗方案、病情预后以及治疗费用等，使患者或其照顾者能够自主选择治疗方案。

（2）尊重自主原则　尊重患者的自我决定权，避免将自己的价值观强加给患者。同时，也要意识到患者的意愿有时可能损害其最佳利益。

（3）医疗最优化原则　在康复方案的选择和实施中追求以最小的代价获取最大效果的决策，包括疗效最佳、损伤最小、痛苦最轻和耗费最少等方面的考虑。

参考文献

[1] 顾芬，王悦平，杨文玉，等 . 口腔颌面头颈肿瘤术后康复护理专家共识 [J]. 上海交通大学学报（医学版），2023, 43(10): 1289-1296.

[2] 李秀云，孟玲 . 吞咽障碍康复护理专家共识 [J]. 护理学杂志，2021, 36(15): 1-4.

[3] 叶海春，高先连，任阳，等 . 早期系统化康复训练在口腔癌术后游离皮瓣修复患者中应用效果的 meta 分析 [J]. 中国口腔颌面外科杂志，2020, 18(02): 171-176.

[4] 黄晓琳，燕铁斌 . 康复医学 [M].6 版 . 北京：人民卫生出版社，2018.

[5] Loewen I, Jeffery C C, Rieger J, et al. Prehabilitation in head and neck cancer patients: a literature review[J]. J Otolaryngol Head Neck Surg, 2021, 50(1): 2.

[6] Felix B D, Quan X S. Effectiveness of Intelligent Control Strategies in Robot-Assisted Rehabilitation-A Systematic Review[J]. IEEE Trans Neural Syst Rehabil Eng, 2024, 32: 1828-1840.

[7] Yang W, Du Y, Chen M, et al. Effectiveness of Home-Based Telerehabilitation Interventions for Dysphagia in Patients With Head and Neck Cancer: Systematic Review[J]. J Med Internet Res, 2023, 25: e47324.

[8] Manne S, Hudson S, Frederick S, et al. e-Health self-management intervention for oral and oropharyngeal cancer survivors: design and single-arm pilot study of empowered survivor[J]. Head Neck, 2020, 42(11): 3375-3388.

[9] Li J, Liu Y, Jiang J, et al. Effect of telehealth interventions on quality of life in cancer survivors: A systematic review and metaanalysis of randomized controlled trials[J]. Int J Nurs Stud, 2021, 122: 103970.

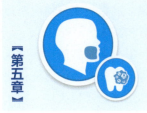

【第五章】

吞咽训练

吞咽障碍（dysphagia，swallowing disorder）是由于下颌、双唇、舌、软腭、咽喉、食管等器官结构和（或）功能受损，不能安全有效地把食物由口送到胃内的一种临床表现。患者可表现为吞咽费力、费时，并可能伴有疼痛不适、呛咳以及言语异常等症状，严重时甚至完全不能咽下任何东西。相关研究显示，口腔癌患者吞咽障碍总患病率达 50% ～ 70%，其术后因口腔及口咽部生理解剖结构的受损，发生率高达 41.3% ～ 88.0%，是口腔癌术后最常见的并发症之一。同时，辅助放疗可加重吞咽障碍，口腔癌患者在放疗结束后 12 个月吞咽障碍严重程度达到最高峰。

吞咽障碍患者因不能正常进食，不仅能导致误吸、吸入性肺炎、脱水、营养不良等，还可导致患者社交能力降低、存在感缺失，严重影响身心健康，使其生活质量明显低于正常人群。因此，吞咽康复训练对于术后或因病导致吞咽功能受损的患者来说，是至关重要的康复手段。

目前的证据表明，吞咽康复训练包括间接训练、摄食训练、感觉刺激、气道保护手法、呼吸训练等，几种方式可以联合使用。本章节将重点阐述吞咽康复训练，旨在通过系统性的、渐进式的练习，帮助患者重新建立或优化吞咽机制，确保食物和液体能够安全、有效地通过口腔、咽部进入食管，减少误吸、呛咳等风险，进而提升患者的生活质量和安全性。

第一节　吞咽训练的基本原则

吞咽训练的基本原则可以归纳为以下几点，以确保训练的有效性和安全性。

（一）循序渐进

训练应从简单到复杂，逐步增加难度，从容易吞咽的食物开始，逐渐过渡到较难吞咽的食物。例如，先从流质食物开始，然后逐渐增加到半流质、软食和普食。逐步延长时间，训练初期，每次训练的时间不宜过长，可以根据自身耐受程度逐渐增加训练时间。

（二）个体化原则

根据自身具体情况（如吞咽障碍的严重程度、原发病因等）制订个性化的训练计划。结合自己的饮食习惯和喜好，选择容易接受的食物进行训练。

（三）FITT 原则

1. 频率 (frequency)

频率指的是每周进行训练的次数。有效的训练需要保证一定的频率，以维持身体的适应性和训练效果。具体的训练频率应根据个人的身体状况、训练目标以及时间安排来确定。对于术后早期的人群，可以从较低的频率开始，逐渐增加至适宜的训练次数。

2. 强度 (intensity)

强度是指训练时身体所承受的负荷程度。有效的训练需要达到一定的强度，以刺激身体产生适应性的生理变化，以适度疲劳为宜。

3. 时间 (time)

时间指的是每次训练的持续时间。为了达到良好的训练效果，每次训练都应持续一定的时间。一般来说，每次训练至少持续 30min。训练时间可以根据个人的身体状况和训练目标进行调整。需要注意的是，训练时间并不是越长越好，过长的训练时间可能会导致过度疲劳和受伤。

4. 类型 (type)

类型指的是训练的具体方式和内容。不同类型的训练对吞咽的影响和效果是不同的。因此，在选择训练类型时，应根据个人具体情况（手术部位方式、薄弱点）、训练目标来确定。

为了达到全面的训练效果，建议将不同类型的训练结合起来进行。在制订个人训练计划时，应充分考虑 FITT 原则的各个方面，确保训练计划的科学性和有效性。同时，还应注意训练的渐进性和持续性，避免过度训练和突然增加训练强度导致的损伤。在训练过程中，应定期评估自己的身体状况和训练效果，并根据评估结果对训练计划进行调整和优化。

（四）整体性和多样性原则

整体化与多样化的训练有助于加强整体吞咽功能的协调性。进行训练时，要以不同的训练活动来训练同一个目标动作。因为多方面的动作训练可诱发来自较多个主动肌、拮抗肌、稳定肌的动作单位一起参与运动，因此要针对整个吞咽系统来设计训练方案。

第二节　吞咽训练前筛查

顾名思义，筛查就是为了评估患者的吞咽功能是否出现了异常。如果筛查结果为阴性，表明吞咽功能目前可能处于正常状态；反之，阳性结果则提示可能存在一定程度的吞咽功能障碍。

一、筛查时间节点

口腔癌术后患者的吞咽筛查时间节点应根据手术后的恢复情况和医生的建议来确定。在术后早期阶段、伤口初步愈合期以及术后随访阶段，患者都需要进行吞咽筛查以评估吞咽功能的恢复情况。

1. 术后早期阶段

在口腔癌手术后的早期阶段，由于伤口尚未愈合，患者可能会面临吞咽困难或吞咽疼痛等问题。此时，医生通常会建议患者进行初步的吞咽功能评估，以确定是否存在吞咽障碍。评估内容可能包括患者的意识状态、吞咽时的安全性、有效性以及是否存在口咽性吞咽障碍等。这一阶段的评估主要是为了及时发现并处理可能的吞咽问题，以确保患者的营养摄入和生命安全。

2. 伤口初步愈合期

随着伤口的初步愈合，患者可以开始尝试进食，但此时仍需谨慎。医生可能会建议进行更详细的吞咽筛查，以评估患者的吞咽功能是否恢复正常。这一阶段的筛查可能包括容积-黏度测试（volume-viscosity swallow test，V-VST）、直接摄食评估以及功能性口服摄入量表（FOIS）等评估方法。这些评估方法可以帮助医生了解患者的吞咽功能恢复情况，以及是否需要进一步的康复治疗。

3. 术后随访阶段

在口腔癌手术后的随访阶段，吞咽筛查是常规的检查项目之一。随访的时间节点通常根据医生的建议来确定，但一般来说，在治疗后2年内，每3个月随访一次；治疗后第3年至第5年，每6个月随访一次；之后每年随访一次，直到第10年。在随访过程中，医生会进行详细的体格检查和口咽部的详细检查，必要时还会进行影像学检查（如颈部CT或MRI）和实验室检查（如血常规、肝功能、肾功能等）。吞咽筛查作为其中的一部分，旨在及时发现并处理可能的复发或并发症。

二、筛查工具及方法

为满足临床需求，学者们已研发出多种高效、简便且具有良好效果的筛查工具。这些工具广泛应用于常规吞咽功能筛查中，适用于大多数人群。以下是几种常用的筛查方法。

（一）EAT-10 吞咽筛查量表

进食评估问卷调查工具-10（eating assessment tool-10，EAT-10）是由 Belafsky 等人于 2008 年编制的非特异性自评量表，用于吞咽障碍的初步筛查。量表包含 10 个条目，每个条目为 0～4 分，总分≥3 分为异常，分数越高表明吞咽障碍的自我感觉越明显。该量表能简便、快速筛查出是否存在吞咽困难，患者一般能在 2min 内完成自评。Belafsky 应用 EAT-10 对头颈部肿瘤患者等进行测评，结果表明该量表具有良好的信效度。详见表 5-1。

表 5-1　EAT-10 吞咽筛查量表

说明：将每一题的数字选项记录下来，回答您所经历的下列问题处于什么程度？

0 没有　　　1 轻度　　　2 中度　　　3 重度　　　4 严重

1. 我的吞咽问题已经使我的体重减轻	0	1	2	3	4
2. 我的吞咽问题影响到我在外就餐	0	1	2	3	4
3. 吞咽唾液费力	0	1	2	3	4
4. 吞咽固体食物费力	0	1	2	3	4
5. 吞咽药片（丸）费力	0	1	2	3	4
6. 吞咽时有疼痛	0	1	2	3	4
7. 我的吞咽问题影响到我享用食物时的快感	0	1	2	3	4
8. 我吞咽时有食物卡在喉咙里的感觉	0	1	2	3	4
9. 我吃东西时会咳嗽	0	1	2	3	4
10. 我吞咽时感到紧张	0	1	2	3	4

得分：将各题的分数相加，结果记录下来。总分最高 40 分。

结果和建议：将各题分数相加，最高分 40 分，如果分数≥3 分，提示您在吞咽的效率和安全方面存在问题，需做下一步的吞咽检查和（或）治疗。

（二）反复唾液吞咽试验

反复唾液吞咽测试（repetitive saliva swallowing test）是由才滕荣一在 1996 年提出，是一种用来评定患者吞咽功能的简易评价方法。该方法具有一定的普遍性，且操作简单易行。具体操作步骤如下：

取坐位和半卧位。面对镜子，将食指和中指分别置于被检查者的舌骨与喉结处，在 30s 内自主尽可能多次地吞口水，每次吞咽检查者可触喉结从中指向上越至食指，然后复位，达到这种幅度为一个完整吞咽（图 5-1）。观察 30s 内吞咽次数和喉上抬的幅度，判断标准详见表 5-2。如难以启动吞咽，可在舌面上注入约 1mL 水后吞咽。

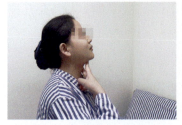

图 5-1 反复唾液吞咽测试

表 5-2　反复唾液吞咽试验结果判断

结果判断	＞60岁	＜60岁	喉上抬幅度
正常	≥3次	≥5次	＞2cm
异常	＜3次	＜5次	＜2cm

（三）改良洼田饮水实验

洼田饮水试验（water swallow test）是由日本学者洼田俊夫提出的评定吞咽障碍的方法，在头颈肿瘤患者中，其灵敏度可达96.2%，特异性可达82.1%，是一个能够筛查有无吞咽障碍及其程度的经典测试。后经临床改良细化，能够减少因试验发生的呛咳误吸，安全系数明显增加，操作可行性增加，更适用于临床实践（表5-3）。

表 5-3　改良洼田饮水试验结果判断

诊断标准	分级	内容
正常	Ⅰ级	5s内顺利地一次将水喝下
可疑	Ⅰ级	5s以上一次喝完，无呛咳
	Ⅱ级	分两次以上喝完，无呛咳
异常	Ⅲ级	能一次喝完，但有呛咳
	Ⅳ级	分两次以上喝完，且有呛咳
	Ⅴ级	常常被呛住，难以全部喝完

1. 操作步骤

受试者取坐位，分别试饮1mL、3mL、5mL温开水，若无问题，再一次性饮30mL温开水，观察和记录饮水状态、时间、呛咳情况。

2. 注意事项

要求受试者意识清楚并能按照指令完成试验，试验开始前准备好抢救物品如吸引装置、抢救车等。如果试验期间发生呛咳，应立即停止继续饮水，避免进一步加重症状或引发其他并发症；仔细观察受试者的呼吸状况、面色及呛咳程度，如受试者症状较轻，可暂时观察其恢复情况；如症状较重，应立即采取急救措施。

第三节　口颜面体操

口颜面体操是通过加强口唇、舌、面颊等的肌肉运动控制，提高吞咽肌肉力量、速度和肌肉的协调能力，从而增加吞咽的安全性和有效性。患者应从术后尽早开始康复锻炼，根据自身恢复情况，联合其他康复训练项目制订个性化、阶段化康复训练方案（表5-4）。

表5-4　口颜面部体操

		口颜面体操	
主动运动	口唇主动训练	闭唇训练	保持5s，重复9～20次
		展唇训练	保持4～10s，重复9～20次
		缩唇训练	保持4～10s，重复9～20次
		抿唇训练	保持4～10s，重复9～20次
	面颊主动训练	双颊内缩运动	保持4～10s，重复9～20次
		闭唇鼓腮运动	保持4～10s，重复9～20次
	舌主动训练	舌前伸及后缩运动	保持4～10s，重复9～20次
		舌向左及向右运动	保持4～10s，重复9～20次
		舌上抬运动	保持4～10s，重复9～20次
		咂舌运动	重复9～20次
		舌口内主动转运练习	重复9～20次
		舌环转运动	重复9～20次
	Mssako训练	舌制动吞咽	重复20次
被动运动	口唇部抗阻训练	闭唇抗阻训练	保持4～10s，重复10次
		缩唇抗阻训练	保持4～10s，重复10次
		抿唇抗阻训练	保持4～10s，重复10次
	舌肌被动训练	拉舌器辅助运动	重复9～20次
		压舌板抗阻运动	重复9～20次
		Masake训练	重复20次
		舌上抬被动训练	重复20次
	面颊被动训练	咀嚼训练	每侧10～20次
	Sharker训练	头部抬升训练	保持20～30s，重复30次

一、按摩热身训练

（一）按摩面部

将食指、中指、环指并拢，使用适中的力量，用轻柔绕圈的手法按摩口面部肌肉，包括颊侧、唇周及舌骨周围肌群，激活面部肌群，促进感觉恢复，但应避开伤口部位。每次开始训练前按摩3～5min，以感到按摩部位轻微发热为宜（图5-2）。

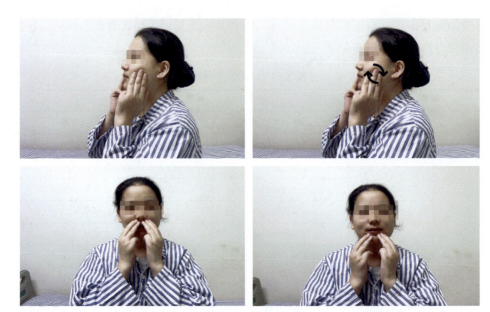

图 5-2　按摩面部

（二）颈部放松运动

1. 操作步骤

（1）端坐（不能端坐者，则调整为身体状况允许的最佳姿势），保持躯干稳定，调整呼吸。

（2）轻柔进行双肩关节"耸肩运动"及"画圆运动"，每个动作 2 ～ 5 次（图 5-3）。

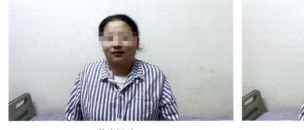
耸肩运动

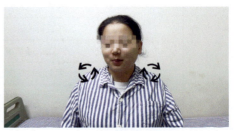
画圆运动

图 5-3　双肩关节运动

（3）轻柔进行头颈部"米字操"：双眼平视前方，尽力保持下颌与颈部垂直，以中立位为起始位，分别进行上下方向、左右方向、左上方向、右上方向、左下方向、右下方向的平缓匀速运动，写完一个"米"字为一套运动（图 5-4）。每次可进行 2 ～ 5 个完整"米"字运动。

2. 注意事项

以上放松运动以主动运动为主，主动运动无法完成时，可采用轻柔的被动按

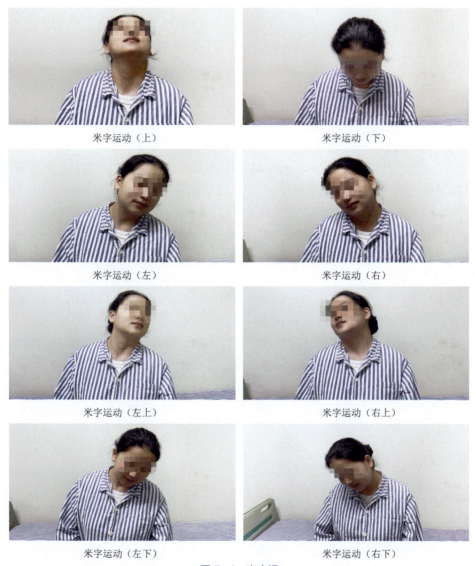

米字运动（上）   米字运动（下）

米字运动（左）   米字运动（右）

米字运动（左上）   米字运动（右上）

米字运动（左下）   米字运动（右下）

图 5-4　米字操

摩来达到训练前的放松效果。放松训练的强度需结合患者实际情况，以不引起身体不适为标准。

二、口颜面部体操（见表 5-4）

（一）主动运动

1. 口唇主动训练

（1）闭唇训练（lip closure training）　用力闭合双唇，并保持 5s，重复 9～20 次，亦可单纯快速重复张口后再用力闭口的动作 9～20 次（图 5-5）。

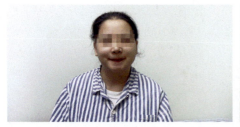
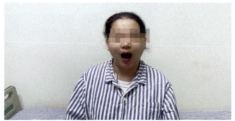

图 5-5　闭唇训练

（2）展唇训练（lip spreading training）　又称示齿运动，用力将唇向两边展开呈微笑状，尽可能露出最多的牙齿，可发"i"（衣）音，并将动作保持4～10s，重复9～20次。亦可单纯快速重复从中位再用力展唇的动作，9～20次（图5-6）。

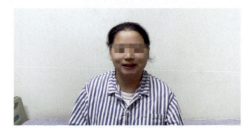

图 5-6　展唇训练

（3）缩唇训练（lip reduction training）　又称噘嘴运动，双唇闭合收拢并向前突出，可发"u"（呜）音，并保持4～10s，重复9～20次。此动作亦可配合示齿运动，重复示齿与拢唇的循环动作9～20次（图5-7）。

（4）抿唇训练（pursed lip training）　轻展唇角，上下唇闭合，并一起往内抿紧，尽量隐藏起双唇唇部并用力压紧，保持4～10s，重复9～20次（图5-8）。

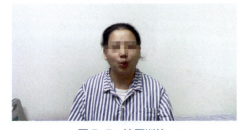

图 5-7　缩唇训练

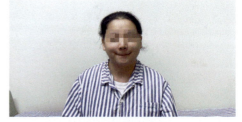

图 5-8　抿唇训练

2. 面颊主动训练

（1）双颊内缩运动（cheek retraction exercise）　双唇闭合，微微向前缩起，再将两颊从唇角向内吸至凹陷，如"狐狸嘴"状，并保持4～10s，重复9～20次（图5-9）。

（2）闭唇鼓腮运动（lip closure and chin puffing exercise）　双唇闭合，鼓腮直至双颊凸起。每个动作保持4～10s，避免漏气，重复9～20次（图5-10）。

3. 舌主动训练

（1）舌前伸及后缩运动　舌先用力前伸再用力后缩，可在每个动作末端维持4～10s，亦可连续完成交替动作9～20次（图5-11）。

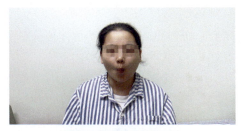

图 5-9　双颊内缩运动

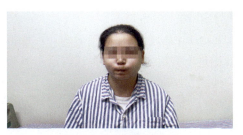

图 5-10　闭唇鼓腮运动

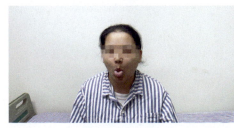

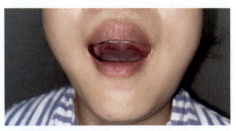

图 5-11　舌前伸及后缩运动

（2）舌向左及向右运动　舌用力向左运动再用力向右运动，可在每个动作末期维持 4 ～ 10s，亦可连续完成交替动作 9 ～ 20 次（图 5-12）。

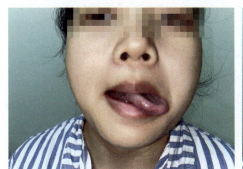

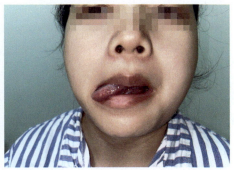

图 5-12　舌向左及向右运动

（3）舌上抬运动

① 口腔外上抬：舌尖伸出唇外，并尽力上抬，触及上唇，也可同时搭配左右运动，使舌尖从左向右扫过上唇，再沿原路返回（图 5-13）。

② 口腔内上抬：张大口腔，舌尖尽力上抬触及硬腭，或使舌尖从上齿龈向后扫过硬腭直到最后方。可在每次上抬后保持 4 ～ 10s，亦可只完成交替动作 9 ～ 20 次。进行舌上抬运动时，尽量使舌面脱离下颌，保持舌体和下颌的分离运动（图 5-14）。

（4）咂舌运动（lip smacking）　唇微张，舌前叶贴近上腭，然后在舌面和上腭间施加一个向内的吸力，使舌面快速脱离上腭，并发出"de"弹响声，重复

9 ～ 20 次（图 5-15）。

（5）舌口腔内主动转运练习　保持唇闭合，在口腔内尽力移动舌体，从左至右扫过所有齿面，然后再从右至左返回，重复 9 ～ 20 次（图 5-16）。

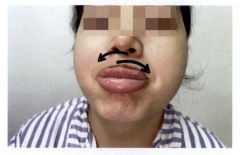

图 5-13　口腔外上抬

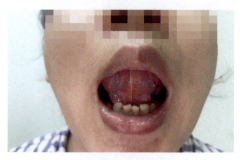

图 5-14　口腔内上抬

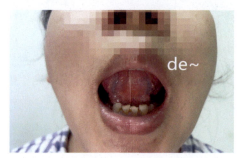

图 5-15　咂舌运动

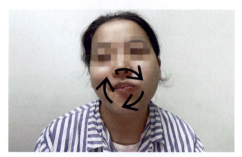

图 5-16　舌口腔内主动转运练习

（6）舌环转运动（tongue-twister motion）　类似口腔内主动转运练习。将舌伸出唇外，从左至右，从上至下，依次环转扫过上下唇面。重复 9 ～ 20 次（图 5-17）。

4. Mssako 训练

用牙齿咬住舌尖的情况下，用力做吞咽的动作。主要是将舌体固定在靠前的位置，加大患者吞咽的难度，从而使咽后壁向前收缩的力量增强，舌根力量也会有所加强（图 5-18）。

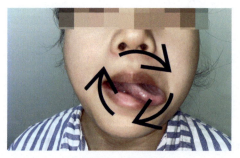

图 5-17　舌环转运动

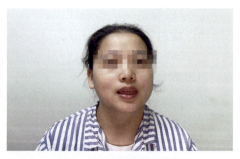

图 5-18　Mssako 训练

（二）被动运动

1. 口唇部抗阻训练

（1）闭唇抗阻训练（closed lip resistance training）　嘱患者唇用力夹住压舌板，照顾者用力向外拉压舌板，阻力依据患者情况而定，维持 4 ～ 10s，重复 10 次（图 5-19）。

（2）缩唇抗阻训练（lip contraction resistance training）　嘱患者用力拢唇，做发音 "u" 的准备动作。照顾者用压舌板轻压拢起的唇部，嘱患者用力维持，避免被外力压下。坚持 4 ～ 10s，重复 10 次（图 5-20）。

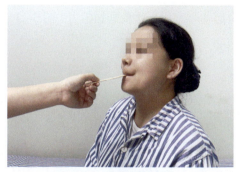

图 5-19　闭唇抗阻训练

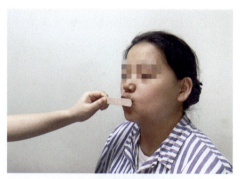

图 5-20　缩唇抗阻训练

（3）抿唇抗阻训练（pursed lip resistance training）　将上唇往内抿紧，模仿摄食时上唇将汤匙内食物抿下的动作。照顾者用压舌板给予反向向外的阻力，嘱患者坚持 4 ～ 10s，重复 10 次。下唇抗阻方法同上（图 5-21）。

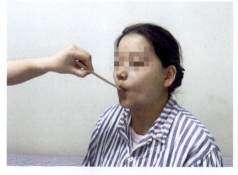

抿唇抗阻（上）

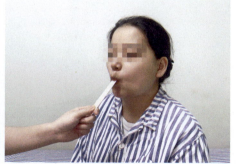

抿唇抗阻（下）

图 5-21　抿唇抗阻训练

2. 舌肌被动训练

（1）拉舌器辅助运动　用拉舌器吸住患者舌头，左右来回活动，然后向前牵拉，嘱患者后缩舌头并做吞咽动作，可以锻炼患者舌头的力量和灵活性（图 5-22）。

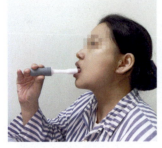
拉舌（前）

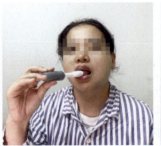
拉舌（右）

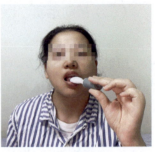
拉舌（左）

图 5-22　拉舌器辅助运动

（2）压舌板抗阻运动　舌头向上下左右运动时，用压舌板施加阻力（图 5-23）。

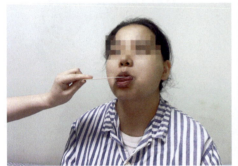
压舌抗阻（上）

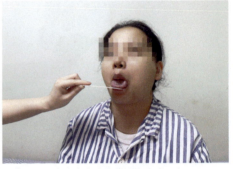
压舌抗阻（下）

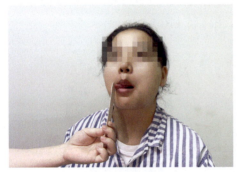
压舌抗阻（右）

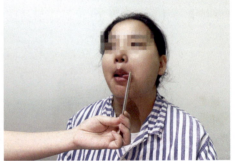
压舌抗阻（左）

图 5-23　压舌板抗阻运动

（3）Masake 训练（舌制动吞咽法）　用纱布包住舌尖，舌头后缩抵抗纱布拉力做吞咽动作。如果患者感觉疼痛，可将纱布沾水后再牵拉（图 5-24）。

（4）舌上抬被动训练　将吸管一端对折，舌尖用力顶到上腭，另一端置于患者口中，嘱患者用力吸气并吸扁吸管（图 5-25）。

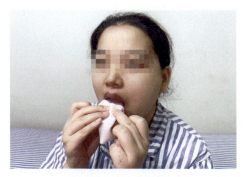

图 5-24　Masake 训练

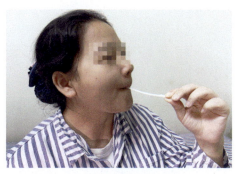

图 5-25　舌上抬被动训练

3. 面颊被动训练（咀嚼训练）

把咬棒放在倒数第二颗磨牙处，嘱患者做反复咀嚼的动作，每侧 10～20 次，交替进行，用咬棒来锻炼咀嚼功能，可以增加面颊咬肌力量（图 5-26）。

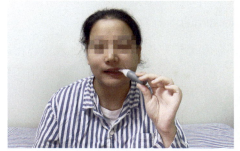

咀嚼训练（左）

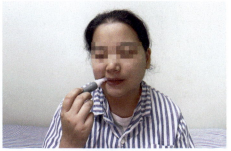

咀嚼训练（右）

图 5-26　面颊被动训练

4. Sharker 训练（头部抬升训练）

去枕仰卧在床上，尽量抬高头部，照顾者按压肩膀，不能离开床面，患者尽力用眼睛看自己的脚趾，保持 1min，头部放松回原位，再保持 1min，重复动作 30 次以上，可以锻炼食管上吞咽肌群的力量（图 5-27）。

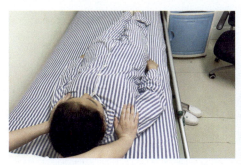

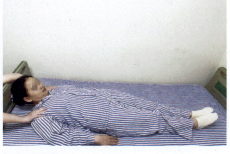

图 5-27　Sharker 训练

第四节　感觉刺激训练

感觉刺激训练技术（sensory stimulation training techniques）是在特定皮肤区域利用轻微的机械刺激或表皮温度刺激，影响该区的皮肤感受器，调节感觉通路上的兴奋性，通过加强与中枢神经系统的联系，达到神经运动功能的重组。该技术适用于口腔感知觉低落、对食物辨识不佳、口腔准备期不佳、口腔推送期时间延长、吞咽启动时间延长的患者。

一、温度觉刺激技术（thermal stimulation）

主要用来提升口腔的感知觉。

（一）温度触觉刺激（thermo-tactile stimulation）

准备一杯碎冰块和水的混合物，将棉签（或不锈钢筷子）放于冰水内，用冰过的棉签或不锈钢筷子接触口内腭弓，来回 3 ～ 5 次（图 5-28）。治疗时间在餐前 20min 或餐后 2h。如出现呕吐反应则应中止治疗，以免呛咳、误咽。

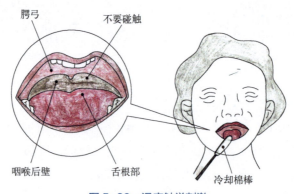

图 5-28　温度触觉刺激

（二）冷刺激

（1）准备一杯碎冰块和水的混合物，将棉签（或不锈钢筷子）、不锈钢勺子放于冰水内（图 5-29）。

（2）用冰过的勺子刺激面颊、口唇周围，每次接触皮肤时间 2 ～ 5s，小勺再置于冰水内，或准备 2 把勺子交替使用（图 5-30）。

（3）用冰过的棉签刺激口腔内双颊和舌面，以圆弧形移动，棉签在同一部位规律地进行 2 ～ 5 次移动（图 5-31）。

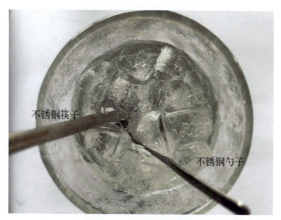

图 5-29　冰水混合物

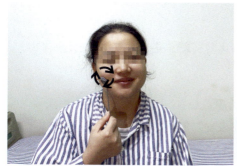
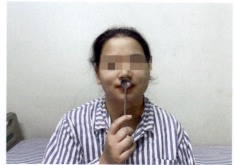

图 5-30　面部冷刺激

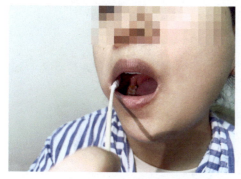
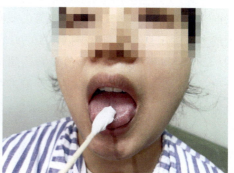

冷刺激（口腔内、双颊）　　　　　　　冷刺激（舌面）

图 5-31　口腔冷刺激

（三）冷温觉交替刺激

在刺激的基础上准备一杯温水，冰勺子和温勺子交替使用。通常口腔外部冰刺激进行一个循环（双颊、口周）后持续进行温刺激，两者交替进行。也可通过交替进食冷、温热食物来达到效果。

二、嗅觉刺激技术

嗅觉是对空气中化学成分的气味刺激的感受能力。鼻孔闻到的气味由鼻前嗅觉感受区感受到，称为鼻前嗅觉；咀嚼食物时从口中传入的气味则由鼻后嗅觉感受区感受到，称为鼻后嗅觉。嗅觉和味觉交叉传导，常常互相作用。使用不同气味刺激可使嗅觉神经活化。

准备精油、有气味的食物（刚煮好的麻油面条）、辛辣香料（黑胡椒）、薄荷糖等。

（一）闻

让患者经鼻吸入不同气味，闻到气味后可先在大脑想象该气味的图像，练习分辨不同的气味。

（二）尝

结合鼻后嗅觉和味觉刺激，让患者口含薄荷糖、进食气味较浓郁的食物。

（三）观

先提供散发气味的食物或相关的图片给患者观看，让患者在大脑中想象该气味，然后再让患者闻到具体的气味，最后尝尝该食物的味道。

三、味觉刺激技术

味觉通过味蕾获得，而味蕾集中在舌的上表面。除此，味觉感受细胞在软腭、咽喉和会厌的上皮组织也有分布。根据传统的味蕾分布图，舌两侧能感受到酸味，前端则是甜味，苦味落在舌后方，咸味则在舌尖和舌前方两侧的位置（图5-32）。味觉刺激技术可用不同质地、形状、温度和味道的刺激物或食物进行。

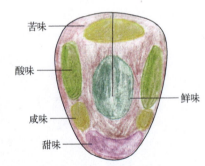

图 5-32　味蕾分布图

（一）分区味觉刺激技术

准备咸、酸、苦、甜等不同味道的液体，如盐水、柠檬水、苦瓜水、糖水。将冰块放置在不同味道的杯子内，降至冰冷温度。将棉签放置在不同味道的杯内2～5s，制成不同味道的冰棉签进行刺激。根据上述味蕾分布图采用不同味道刺激舌面不同敏感区域。

（二）整合型味觉刺激技术

准备用物同（一），再准备不同味道的食物，如酸梅汤、蜂蜜水等。用不同味道的棉签对舌表面、软腭、咽进行刺激后再进食。进食前先闻食物的味道，然后将食物含在口中 2 ～ 5s，进行咀嚼动作后咽下。

四、触觉刺激技术

触觉是指分布于全身皮肤上的神经细胞感受器，包括对温度、湿度、疼痛、压力、振动等方面的触觉感受器，分布遍及全身。

（一）口腔刷擦刺激技术

1. 用物准备

准备软毛牙刷。若要降低患者肌张力、降低敏感度，可使用软毛牙刷；若要增加患者肌张力、提升敏感度，可使用较硬一点的牙刷。

2. 操作步骤

（1）口唇刷擦刺激　以口唇为中心，用软刷沿口唇边缘以顺时针方向轻刷，在上下唇边来回刷擦（图5-33）。每个动作做 2 ～ 6 次。其间若有唾液，应将之用力吞咽。

（2）牙龈刷擦刺激　患者张口，使用软刷，在上方外侧牙龈先开始，从外侧上方中间牙龈到侧方，再由侧方下方牙龈回到中间牙龈，然后以反方向回至上方中间牙龈，来回刷擦 3 次（图5-34）。

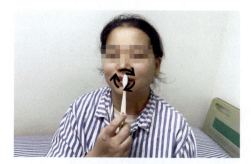

图 5-33　口唇刷擦刺激

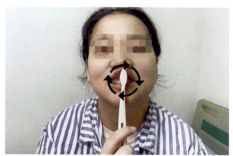

图 5-34　牙龈刷擦刺激

（3）舌刷擦刺激　患者张口，用软刷以稳定力道按压舌中间和上腭，进行 2 ～ 6 次；再在舌面中间由前往后刷，以同样的方向刷擦舌两侧和上腭，每个部位进行 2 ～ 6 次（图5-35）。注意不要刷得太往后，以免引起呕吐。

（二）口腔振动觉刺激技术

1. 原理

运用振动感刺激口、面颊部位。适用于口、面颊知觉减弱或麻痹的患者。

2. 操作步骤

（1）准备振动棒。

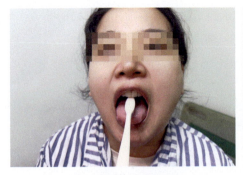
舌按压

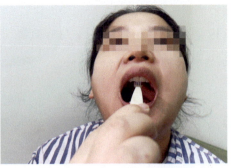
上腭压

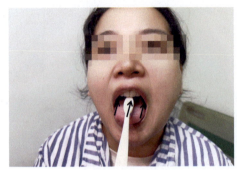
舌及两侧刷擦（由前往后）

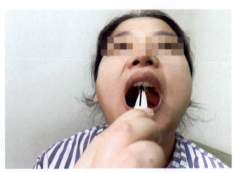
上腭刷擦（由前往后）

图 5-35　舌、上腭刷擦刺激

（2）先在健康部位进行测试，调节好强度、频率。

（3）将振动棒移至需要刺激部位，如面颊、唇、舌、软腭等（图 5-36）。

（4）适度在刺激部位滑动振动棒。

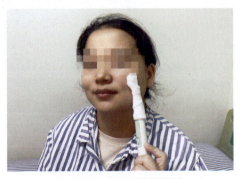
图 5-36　振动觉刺激技术

五、口腔反射刺激技术

1. 原理

K 点刺激（K-point stimulation，KPS）：K 点位于腭舌弓和翼突下颌的中央位置，相当于磨牙后三角的高度，由三叉神经的分支所支配。主要用于咬合反射较强的患者，可促进张口和吞咽功能。

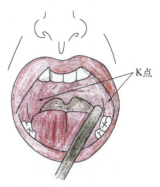

2. 操作步骤

准备不锈钢筷子，直接刺激 K 点处（图 5-37）。用稳定力道按压，切勿过分用力。

六、深层咽肌神经刺激（deep pharyngeal nerve stimulation）

图 5-37　K 点刺激

1. 原理

通过刺激口腔某些区域，增强口腔肌肉功能和咽喉反射，为一种非侵入性的治疗方法。主要刺激部位为舌根部、软腭、上咽与中咽缩肌。

2. 操作步骤

（1）准备冰酸柠檬棉棒、手套、纱布。

（2）操作者戴上手套，用沾湿的纱布包住患者舌前 1/3，将舌缓慢拉出，使舌体稳定（图 5-38）。

（3）分别用冰酸柠檬棉棒刺激口腔不同部位。

（4）双边软腭平滑刺激　用冰酸柠檬棉棒从弱侧软腭平滑到强侧。

（5）三边软腭平滑刺激　在软腭上，沿鼻棘方向由前往后做刺激。先刺激弱侧再强侧，最后在悬雍垂部做刺激。

（6）平刷舌部刺激　在舌根部由弱侧向强侧平滑刺激。

（7）侧舌部做刺激　在舌部两侧由前往后做刺激。

（8）舌中隔刺激　顺舌中隔由后往前平滑刺激。

（9）双侧后咽缩肌刺激　在后咽部两侧向下刷，由弱侧刺激到强侧。

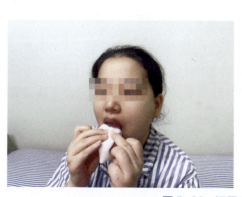

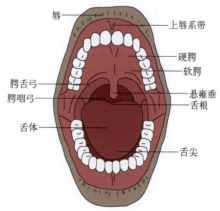

图 5-38　深层咽肌神经刺激

（10）舌根后缩反射速度刺激　由上向下刺激悬雍垂，观察后续的舌根后缩反应。

（11）悬雍垂刺激　顺咽门弓外侧向内侧刷至悬雍垂，并顺悬雍垂向下刷。

七、注意事项

感觉刺激训练技术宜采用短而密集的训练方式，每次 9～20min。若出现身体不适或情绪不稳时，不要勉强施行，最好在足够休息后再进行，可在早上或午睡后，也可在饭前 30min 进行，以提升吞咽功能。操作时，可先从患者易接受的强度和部位开始，不宜过于激进。

第五节　吞咽手法

吞咽手法（swallowing technique）是指通过自主控制特定神经肌肉的时间与力量，改变咽部功能、减少误吸及帮助食物顺利进入食管的技巧。它融合了代偿策略与康复训练的理念，既能在日常进食中作为辅助手段，结合代偿技巧使用，也是针对神经生理功能进行调整的康复技术。在患者的康复过程中，吞咽手法通常被视为一种过渡性的治疗手段，随着患者吞咽生理功能的逐渐恢复，这些手法将被逐步减少使用。吞咽手法涵盖了多种技术，如声门上吞咽法、超声门上吞咽法、用力吞咽法以及门德尔松吞咽法等，每种方法都专注于改善咽部某一特定的功能。为了评估这些手法的有效性，临床上常采用床边检查或专业的吞咽功能检测设备（如吞咽造影或鼻咽内镜检查）来观察，以确定它们是否成功减少了咽部残留物或误吸现象，从而调整和优化康复方案，确保患者获得最佳的康复效果和治疗体验。

一、声门上吞咽法（supraglottic swallow）

1. 原理

声门上吞咽法也被称为"屏气吞咽"或"自主的呼吸道闭合技术"，主要原理是在吞咽前及吞咽时通过关闭呼吸道（特别是声门），防止食物及液体误吸入气管。

2. 操作步骤

（1）由鼻腔深吸一口气。

（2）维持屏气状态。

（3）吞咽（吞咽时仍需维持屏气）。

（4）吞咽完后立即咳嗽（以清除咽部残留物）。

3. 注意事项

（1）声门上吞咽法应在专业医疗人员（如言语治疗师、吞咽治疗师或康复医生）的指导下进行。

（2）若在操作过程中出现误吸、呛咳等症状且持续不能缓解，应及时就医。

二、超声门上吞咽法（super-supraglottic swallow）

1. 原理

超声门上吞咽法是在吞咽前或吞咽时，将勺状软骨向前倾至会厌软骨底部，并让假声带紧密闭合，使呼吸道入口主动关闭的一种方法（图5-39）。

2. 操作步骤

（1）深吸气。

（2）紧紧地闭气（犹如用力下压桌子般）。

（3）吞咽并维持用力闭气。

（4）吞咽完后立即咳嗽。

3. 注意事项

（1）用力闭气可能引发血压升高，血压控制不良的高血压患者需小心使用。

（2）呼吸疾病如COPD或肺气肿患者，需小心监控及评估其适用性。

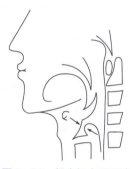

图5-39　超声门上吞咽法

三、用力吞咽法

1. 原理

在咽期吞咽时，加强舌根向后的动作以增加食团的压力，进而减少会厌谷的残留（图5-40）。

2. 操作步骤

（1）紧闭口唇。

（2）吞咽时用力挤压舌头及咽部。

3. 注意事项

（1）用力过程中可能出现头晕等不适，应根据患者生理情况进行调整。

（2）用力吞咽法与表面肌电生物反馈结合更有效。

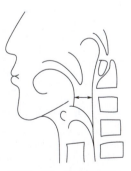

图5-40　用力吞咽法

四、门德尔松吞咽法（Mendelssohn swallowing method）

1. 原理

门德尔松吞咽法又称为"门德尔松手法"或"喉部按摩法"，为吞咽治疗中常用的方法，吞咽时自主将喉部上抬至顶端并停留数秒，以增加喉部上抬及舌骨前移，延长上食管括约肌的开启时间，让食团更容易通过咽部（图5-41）。

2. 操作步骤

（1）将拇指和食指放在甲状软骨处。

（2）吞唾液数次，感受喉结上下移动的感觉。

（3）再次吞咽，并用手尝试让喉结维持在最高处。

（4）维持数秒钟，不要让喉结下垂。

（5）放轻松，并重复数次。

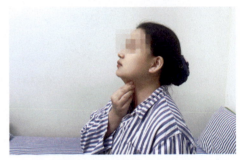

图 5-41　门德尔松吞咽法

3. 注意事项

（1）用力闭气可能引发血压升高，血压控制不良的高血压患者需小心使用。

（2）呼吸疾病如COPD或肺气肿患者，需小心监控及评估其适用性。

（3）门德尔松吞咽法难度系数较大，需要多加练习，或使用生物反馈帮助患者了解如何维持喉部上抬的动作。

五、各种吞咽方法的比较

在吞咽障碍患者的治疗中，面对不同原因导致的吞咽障碍问题时，应该选用有针对性的方法进行治疗（表5-5）。

表5-5　吞咽方法、适用的吞咽异常类别及其原理

吞咽方法	适用的吞咽异常类别	原理
声门上吞咽法	声带闭合不足或延迟	借由主动闭气，使声带在吞咽前或吞咽时闭合
	咽期吞咽延迟	延迟前或延迟时关闭声带
超声门上吞咽法	呼吸道入口闭合不足	用力闭气可使勺状软骨向前倾，于吞咽前或吞咽时关闭呼吸道入口
用力吞咽法	舌根部后送不足	增加舌根部向后的移动
门德尔松吞咽法	喉部移动不足	移动喉部以开启上食管括约肌，延长喉部上抬时间以增加上食管括约肌开启的时长
	吞咽不协调	使咽部期吞咽的时间控制正常化

第六节 呼吸训练操

呼吸训练是一种通过特定的呼吸方式和技巧来改善肺功能和呼吸效率的训练方法。它旨在重建正常的呼吸模式，增强呼吸肌功能，优化肺通气，从而减轻呼吸困难并提升整体肺功能（表5-6）。

表5-6　呼吸训练操

呼吸控制技术	深呼吸	1组10次，4组/日
	缩唇呼吸	15min/次，3次/日
	膈肌呼吸训练	5min/次，3次/日
呼吸肌训练	放松辅助呼吸肌与躯干部肌群	每次锻炼之前
	呼气负荷训练	5min/次，3次/日
	膈肌抗阻训练	5min/次，3次/日

一、呼吸控制训练

呼吸控制训练通过把握最适宜的呼吸模式，从而预防或促进萎缩肺泡的再扩张和分泌物的排出，以及改善胸廓的可动性。

（一）深呼吸

1. 原理

深呼吸是胸腹式呼吸联合进行的呼吸方式。在吸气时，膈肌会向下移动，增加胸腔的容积，同时肋间肌等辅助呼吸肌也会收缩，帮助胸廓扩张，使得更多的空气能够进入肺部。呼气时，膈肌和肋间肌则会放松，胸腔容积减小，从而将肺内的气体排出体外（图5-42）。

2. 操作步骤

（1）保持身体放松，姿势平稳，不可耸肩。

（2）采用鼻吸嘴呼的方式，每个呼吸周期（吸、呼）保持在10～15s。

3. 注意事项

（1）如果患者自己掌握不好深呼吸的技术，可请协助者在患者呼气的同时

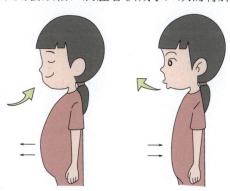

图5-42　深呼吸示意

随着肋骨下陷的方向用手施加压力，利用胸廓本身的可动性增加呼气量，进而帮助患者增大吸气量。

（2）也可借助呼吸训练器进行训练。

（二）缩唇呼吸

1. 原理

缩唇呼吸也称噘嘴呼气或吹哨呼气。此法简单易行，不仅可以增加呼吸时支气管内的抵抗力，提高支气管内压，而且还可以防止呼气时的小气道过早闭塞及肺泡萎缩，并有利于肺泡内气体的排出。

2. 操作步骤

以鼻吸气后，缩拢唇呼气（图 5-43）。一般吸气 2s，呼气 4 ~ 6s，呼吸频率 < 20 次 /min，吸气和呼气的比例为 1：2，逐渐达到吸呼比为 1：4。

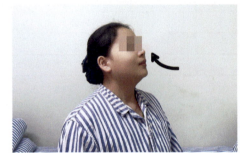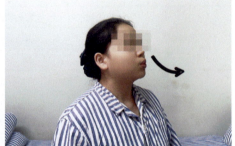

图 5-43　缩唇呼吸

3. 注意事项

（1）在进行缩唇呼吸训练时，应始终保持身体放松，避免过度用力或紧张。

（2）若在练习过程中出现不适症状，如头晕、胸闷等，应立即停止练习并寻求医生的建议。

（三）膈肌呼吸训练

1. 原理

膈肌是主要的呼吸肌，吸气时膈肌下降以增加胸腔容积，从而牵拉肺部扩张形成负压，使空气吸入肺部；呼气时则放松，使胸腔容积减小，气体排出体外。通过膈肌呼吸训练，可以刺激和增强膈肌的功能，提高呼吸效率，改善呼吸功能。

2. 操作步骤

（1）取半坐卧位或仰卧位，训练时两膝屈曲以消除骨盆和腹壁的紧张（图 5-44）。

（2）用操作者的手或直接将患者的手置于其下腹部或肋弓下部。

（3）呼气时，用手掌轻压腹部，增加呼气阻力、强化膈肌耐力。

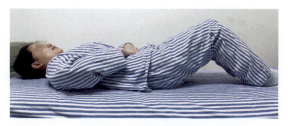

图 5-44 膈肌呼吸训练

3. 注意事项

（1）在进行呼吸训练前，应注意全身放松，消除紧张情绪。紧张情绪可能会影响呼吸的顺畅和膈肌的正常活动。

（2）避免摄入过冷、过热和产气食物，以防腹胀影响膈肌运动和呼吸训练效果。

二、呼吸肌训练

吞咽困难患者常因呼吸肌无力和缺乏协调，导致吞咽液体或食物时发生误吸。呼吸肌训练可以增强呼吸肌群的力量和耐力，提高呼吸控制能力和协调性，减少吞咽时的误吸风险，改善呼吸功能和吞咽功能。

（一）放松辅助呼吸肌与躯干部肌群

1. 原理

吞咽障碍的患者存在过度呼吸的情况，导致患者辅助呼吸肌和躯干部肌群紧张度高。放松上述肌群可以帮助患者减轻疲劳，促进吞咽状态的改善。

2. 操作步骤

可采用按摩、温水浸泡、冥想或听音乐等方式放松辅助呼吸肌群和躯干部肌群，缓解疲劳、提高呼吸效率和身心健康水平。

3. 注意事项

（1）按摩力度不可过大，以舒适为宜。

（2）水温不可过高，避免烫伤。

（二）呼气负荷训练（expiratory load training）

1. 原理

呼气负荷训练通过增加呼气时的阻力，使呼气肌（如腹肌、肋间内肌等）在克服阻力的过程中得到锻炼，促进呼气肌的适应性反应，提高呼气效率，减少呼气肌疲劳，进而改善整体呼吸功能。

2. 操作步骤

利用呼气连续数秒吹动纸巾（纸巾距离患者5cm，距离随训练次数拉长），

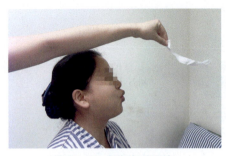

图 5-45 呼气负荷训练

并不让其落下（图 5-45）。也可采用其他简便的方法，如吹气球或向水杯中吹气泡等。

3. 注意事项

（1）开始时应选择较轻的阻力（如与纸巾距离较近），随着训练进展逐渐增加难度（如拉远与纸巾的距离、更换为吹气球或向更深的水杯中吹气泡）。避免一开始就进行高强度的训练，以免造成呼吸肌的过度疲劳或损伤。

（2）在吹气时，应保持呼吸平稳、均匀，避免突然用力或屏气。

（3）在训练过程中，应密切注意自身的反应，如有无头晕、胸闷、气促等不适症状。如有异常，应立即停止训练并寻求医疗帮助。

（三）膈肌抗阻训练（diaphragm resistance training）

1. 原理

膈肌抗阻训练通过在呼吸过程中施加外部阻力，增加膈肌在吸气时需要克服的力量，从而刺激和增强膈肌的收缩能力和耐力。

2. 操作步骤

（1）患者取仰卧位，头稍抬高。

（2）患者将双手分别放在胸部和腹部，之后开始吸气，并有意识地抑制上胸部的活动。

（3）患者上腹部隆起后，在腹部放置 0.5 ～ 4kg 的沙袋，嘱患者深呼吸时尽量保持上胸部静止（图 5-46）。

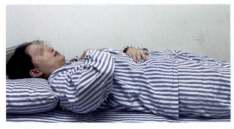
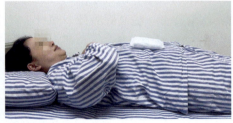

图 5-46 膈肌抗阻训练

3. 注意事项

（1）沙袋的重量以不妨碍膈肌的活动（腹部勉强鼓起的程度）为宜。

（2）当患者通过训练形成足够抗阻沙袋重量的膈肌呼吸模式后，可以酌情增加沙袋的重量。

（3）锻炼时间以每次 10min，以不感到呼吸肌和全身疲劳为宜。

第七节 摄食训练

摄食训练（feeding training）是经口摄取少部分或大部分食物，采取相应安全措施，包括进食环境选择、食物选择及调配、餐具选择、一口量及食团入口位置、进食体位及姿势等一系列过程的促进患者摄食的训练方式。旨在增加进食的有效性，提高进食的安全性，改善营养状态，提高生活质量和进食的愉悦感。口腔癌因其手术部位特殊，摄食训练应是长期和可持续进行的。除医务人员外，需要患者、照顾者和膳食准备者的共同努力。在出院准备期间，医务人员会进行摄食评估及训练。患者在家中可练习训练过程中成功吞咽的食物等级，同时记录进食的食物内容，加强不同强度口腔综合训练，增加耐力，持之以恒。最重要的是恢复过去的饮食习惯和饮食行为。

一、摄食评估

进行摄食评估能更好帮助了解自己进食能力及食物的选择，保证安全进食及进食的有效性（表5-7～表5-10、图5-47）。

（一）功能性经口进食量表（functional oral intake scale，FOIS）

表5-7 功能性经口进食量表

1	完全无法由口进食
2	需依赖管饲进食，但偶尔能由口进食少量食物/液体
3	需依赖管饲进食，但可由口持续练习吃一些食物/液体
4	完全由口进食单一质地食物
5	完全由口进食多种质地食物，但需特别准备及处理
6	完全由口进食多种质地食物，不需特别准备及处理，但需避免特定食物及液体
7	完全由口进食，无任何限制

（二）食物种类等级

表5-8 食物种类等级

1	碎冰块（5mL）
2	浓稠液体——果汁类浓度（5mL）
3	浓稠液体——果汁类浓度（10mL）

4	稀释液体——水（5mL）
5	稀释液体——水（10mL）
6	浓稠液体——酸奶稠度的食物（5mL）
7	浓稠液体——酸奶稠度的食物（10mL）
8	需咀嚼的较软食物（需以舌头来咀嚼的食物）
9	需咀嚼的较硬食物（需以牙齿来咀嚼的食物）
10	依患者偏好，患者应恢复以往进食数量，进食速度，以及一般进食数量
11	强调任何患者需要避免进食的食物，或者教导患者在进食有困难的食物时该如何调整进食方法。

（三）视觉模拟评分法（visual analogue scale，VAS）

VAS 评分具有准确、简便易行、灵敏度高等特点，其数值是连续变化的，可以客观地反映出患者吞咽变化曲线。患者可在纸上或尺上画出 10cm 长的直线，按 mm 画格，0 代表完全无法由口进食，100 代表完全无吞咽困难，再根据自身吞咽程度在直线上某一点直观表达出来（图 5-47）。

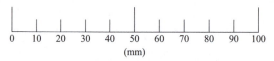

图 5-47 视觉模拟评分法

（四）呛入 / 误吸量表

表 5-9 呛入 / 误吸量表

1	食物没有进入器官
2	食物误吸在声带上方，可以咳出。
3	食物误吸在声带上方，不可以咳出。
4	食物在声带上，可以咳出。
5	食物在声带上，不可以咳出。
6	食物进入声带下，可以咳出。
7	食物进入声带下，尝试咳嗽但咳不出来（患者感觉到食物在声带下）。
8	食物进入声带下，没有尝试咳嗽（没有感觉到食物在声带下，肺炎危险性很大）。

（五）吞咽严重程度评估表

表 5-10 吞咽严重程度评估表

7	所有吞咽的情况正常。
6	偶有一些不适。

5	轻度吞咽困难，要远距离地监督，可能要限制一种食物。
4	轻度吞咽困难，要间断性地监督，要限制一种或两种食物。
3	中度吞咽困难，要完全性地监督，要利用吞咽技巧或要限制两种或多种食物。
2	中度吞咽困难，要完全性地监督，要完全利用吞咽技巧，偶尔可经口进食。
1	重度吞咽困难，完全不可以经口进食。

二、安全摄食八步法

预防误吸、窒息是吞咽障碍患者进食中需要考虑的重要因素，因此需要安全地指导进食，可按下述八步法施行。

（一）对吞咽障碍患者及其照顾者的健康教育和指导

照顾者需了解患者需帮助的程度，所需食物的质地和性状，以及食物放在口中的位置；评估患者进食的体位及姿势，进食的速度以及每口量；评估患者体力及耐受力；照顾者应熟悉患者的吞咽治疗项目及指导内容；掌握一定的急救措施，为患者提供安全保障。

（二）进食环境

吞咽困难患者需要安静的进食环境，避免分心，这是很重要的；进餐时禁止讲话，避免影响吞咽。

（三）进食体位与姿势

居家患者多取坐位或半卧位，可有效防止误吸的发生。坐位：身体坐直，颈部稍前屈，屈髋屈膝90°，前方放置合适的桌子。半坐卧位：躯干至少呈30°，颈部前屈，偏瘫侧肩部用枕垫起，喂食者站在健侧（图5-48）。

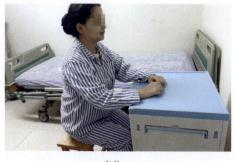
坐位

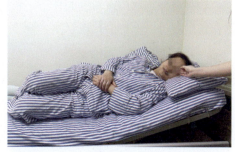
半坐卧位

图5-48 进食体位

（四）食物调配及选择

根据患者手术部位及康复时间段不同所选择的食物有所不同，主要从患者容易吞咽，而不引起误吸的因素考虑（图5-49）。食物选择除了对质地有要求外还要兼顾食物的色、香、味及温度等。调配时应注意：①首选的食物是糊状食物；②根据手术部位因地制宜选择适当的食物并进行合理配制；③食物不能放置过久，容易变稀，导致呛咳。

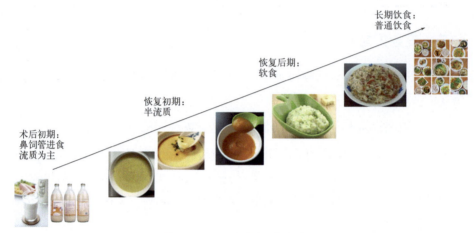

图 5-49　不同时间段食物选择

（五）进食速度及餐具的选择

为减少误吸的危险，应调整合适的进食速度，前一口吞咽完成后再进食下一口，避免两次食物重叠入口。

1. 餐具

应选择边缘钝厚、勺柄较长、容量 5 ～ 10mL 的勺子为宜，便于准确放置食物及控制每勺食物量（图5-50）。

2. 杯具

选择带一定缺口或斜度的杯子，若是正常杯，杯内液体应少于一半（图5-51）。旨在使患者可以特定的角度饮水，减少呛咳的风险，提高饮水的安全性和便利性。

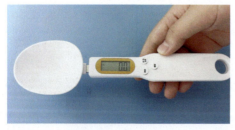

图 5-50　电子量勺

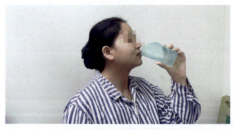

图 5-51　斜口杯

（六）一口量

即最适合于吞咽的每次摄入的一口量。正常人每口量为流质 3 ～ 20mL，果冻 5 ～ 7mL，糊状食物 3 ～ 5mL，肉团平均为 5mL。患者进行摄食训练时，如果一口量过多，食物将从口中漏出或引起咽部残留量导致误吸；一口量过少，则会因刺激强度不够，难以诱发吞咽反射。

（七）吞咽方式

包括交互吞咽、空吞咽等。当咽部已有食物残留时，如继续进食，则残留物增加，容易导致误吸。因此，在每次进食吞咽后，应反复做几次空吞咽，使食物尽数咽下。也可在每次进食吞咽后饮少量水（1 ～ 2mL），这样既有利于刺激诱发吞咽反射，又能达到清除咽部残留物的目的，因此称为交互吞咽。

（八）进食完毕，清洁口腔并记录

在进食后，应做好口腔的清洁护理，以减少残留物的滞留和感染。记录进食相关情况，若进食的分量少于平时的一半，应记录所进食的食物或液体的分量及原因，见表 5-11。同时注意观察患者是否有发热、咳嗽、咳痰等，如有发热、咳黄痰、咳嗽频率增多，应警惕发生吸入性肺炎，及时就医。

表 5-11　进食记录表

日期	时间	食物成分	食物性状	入量 /mL	所需时间 /min	进食反应	24h 进食总量
9.2	7:00	小米粥	微稠	100	10	呛咳一次	
		胡萝卜	泥状	50	5	无	

三、膳食推荐

针对口腔癌术后患者的康复期，随着时间推移，患者的身体状况和饮食需求会逐渐改变。以下是术后不同阶段的膳食推荐：

（一）术后一个月（急性恢复期）

此时患者的伤口仍在愈合，进食时可能会有疼痛或不适感。饮食应以易消化、温和、软质的食物为主，避免刺激或损伤手术部位。

1. 膳食特点

① 以软质、液态食物为主，帮助减少吞咽困难。

② 高营养密度的食物，帮助患者补充蛋白质、维生素和矿物质。

③ 少量多餐，避免一次性进食过多。

2. 推荐食物

① 流质：清汤、米粥、奶昔、蛋白质饮料、奶制品（如酸奶、牛奶）。

② 软质食物：香蕉、苹果泥、蒸熟的南瓜、土豆泥、煮软的面条或米饭。

③ 蛋白质来源：豆腐、鸡蛋羹、鸡肉泥、鱼肉泥、豆浆。

3. 避免食物

避免辛辣、酸性、高糖、高脂食物；避免坚硬、粗糙的食物。

（二）术后三个月（过渡恢复期）

经过三个月的康复，创口愈合较好，但仍需谨慎，逐渐引入更多种类的食物，饮食结构趋于丰富，但仍需避免过硬或刺激性食物。

1. 膳食特点

① 继续以软质食物为主，但可以引入半固态食物。

② 保证蛋白质、纤维素和微量元素的摄入。

2. 推荐食物

① 半固态食物：如煮软的蔬菜、鸡蛋羹、豆腐、软质肉类等。

② 水果和蔬菜：蒸熟的蔬菜泥、水果泥（如木瓜、熟苹果）。

③ 蛋白质来源：瘦肉（剁碎）、鱼肉（蒸软）、鸡肉、豆制品。

3. 避免食物

刺激性调料如辣椒、酒精；尽量避免油炸、辛辣、过硬的食物。

（三）术后六个月（稳定恢复期）

术后六个月，患者通常可以尝试多种类型的食物，饮食逐渐恢复正常。但仍需选择易咀嚼和易消化的食物，避免过度刺激手术区域。

1. 膳食特点

① 可以恢复接近正常饮食，但保持饮食温和。

② 多样化饮食，保证营养均衡。尤其是富含抗氧化剂的食物，帮助增强免疫力和加速恢复。

2. 推荐食物

① 固态食物：切碎的肉类、蒸软的蔬菜、软质水果（如香蕉、熟梨等）。

② 主食：软米饭、煮软的面条、全麦面包。

③ 富含纤维的食物：燕麦片、藜麦、绿叶蔬菜（蒸软）。

3. 避免食物

避免辛辣、过冷、过热的食物；仍需避免过硬或难以咀嚼的食物。

（四）术后一年（长期康复期）

术后一周年，患者的饮食习惯可以恢复到接近正常，但应注重营养的持续均衡，避免提高手术部位的复发风险。

1. 膳食特点

① 强调营养均衡，适量摄入蛋白质、健康脂肪和碳水化合物。

② 加入抗炎和富含抗氧化剂的食物，帮助预防复发。

2. 推荐食物

① 富含抗氧化剂的食物：如浆果类、番茄、绿茶、橄榄油、坚果类（适量）。

② 优质蛋白质：瘦肉、鱼肉、鸡肉、豆制品、鸡蛋。

③ 全谷物：全麦面包、糙米、藜麦、燕麦。

④ 蔬菜水果：多样化的绿叶蔬菜、橙黄色蔬菜、深色水果（如蓝莓、葡萄）。

3. 避免食物

少吃高盐、高糖、高脂的食物，减少加工食品和油炸食品的摄入；保持饮食清淡，避免刺激性调味料。

（五）总结

随着术后康复的推进，患者的饮食逐渐从液态、软质食物过渡到固态、正常饮食。在每个阶段，保持饮食温和、富含营养是关键。尤其是蛋白质和维生素的摄入，对促进创口愈合、增强免疫力非常重要。长期饮食上，应保持健康的生活方式，预防复发。

第八节　吞咽康复训练的并发症及处理

在吞咽康复训练过程中，由于手术部位结构的变化、训练不当，会导致各种并发症，早期发现并处理显得尤为重要。

（一）疼痛

1. 原因

在功能训练过程中，由于关节、肌肉等组织的牵拉和摩擦，患者可能会感到疼痛。

2. 处理

在训练过程中，患者应保持动作轻柔，避免过度牵拉和摩擦。对于疼痛明显的患者，可在医生指导下使用镇痛药物进行缓解。保持口腔清洁和湿润也可减轻疼痛。

（二）呛咳、误吸

1. 原因

术后口腔结构发生改变，肌肉控制功能减弱或感觉减退导致。

2. 处理

在训练过程中应密切关注患者的吞咽动作和呼吸情况，一旦发现误吸迹象，应立即停止训练并采取急救措施。

（三）窒息

1. 原因

吞咽较大的食物，堵塞在食管部位的狭窄处；食用某些黏性大和易黏附的食物，如高黏度的饭粥、胶囊药物，容易被粘在气道壁上；进食时速度过快或咀嚼不充分；进食时说话或分心，导致注意力不集中，吞咽动作不协调等均可引发窒息。

2. 处理——海姆利希急救法

救护者站在患者身后，从背后抱住其腹部，双臂围环其腰腹部，一手握拳，拳心向内按压于患者的肚脐和肋骨之间的部位；另一手掌捂按在拳头之上，双手急速用力向内向上挤压，反复有力，有节奏地实施，直至阻塞物吐出为止（图5-52）。如果在紧急情况下，周围无一人在场，则可采用自救法；患者可用自己的手或椅背、桌边顶住上腹部，快速而猛烈地挤压，挤压后随即放松（图5-53）。

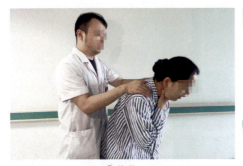

① 姿势

受伤者保持立位，上身前倾
施救者两腿一前一后，前腿抵住患者

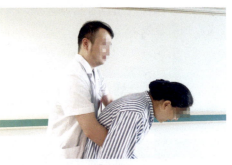

② 定位

脐上两横指

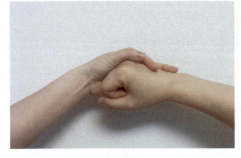

③ 手法

右手空心拳，拳眼对腹部
左手抱右拳，环抱住患者

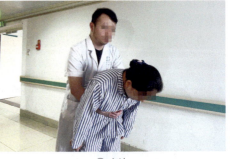

④ 方法

向内向上
快速冲击5次

图5-52　成人海姆利希急救法

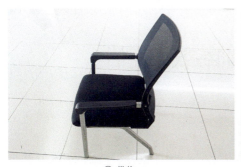

① 借物
椅背、桌边、床栏

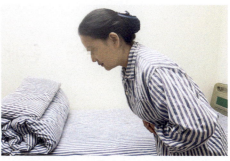

② 定位
脐上两横指

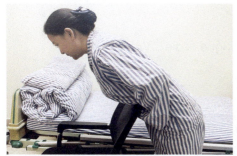

③ 姿势
立位，身体前倾，张口

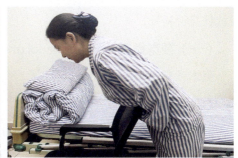

④ 方法
向内向上，快速冲击

图 5-53 成人海姆利希自救法

（四）伤口感染

1. 原因

受疾病的影响，饮食结构发生改变，导致营养不良，进而影响伤口愈合和抗感染能力；因进食困难、口腔疼痛等原因减少口腔清洁，导致口腔伤口长期受唾液浸染，自洁作用降低，细菌容易在伤口处滋生；细菌通过病灶牙或牙周组织进入机体时引起切开感染。

2. 处理

保持口腔清洁，餐后及时去除口腔内的食物残渣和细菌；避免使用过于刺激性的口腔清洁用品；避免食用过硬、过热或过冷、辛辣的食物，戒烟限酒，减少对伤口的刺激；多吃富含维生素的食物，促进伤口愈合和提高身体免疫力；含漱氯己定、康复新等，合理运用抗生素；如果口腔伤口出现红肿、疼痛、流脓等感染症状，应及时就医检查。

第九节 吞咽训练效果评估

一、自我评估

以下简易评定表患者可根据自己的训练情况进行阶段性评价，记录好数据，对比前一次训练结果，我们可以清晰了解到患者的吞咽效果。若患者仍处在治疗期间（放化疗），建议每治疗一个周期评估一次，并保存数据交予医务人员以便后续针对性治疗。

（一）视觉模拟评分法（visual analogue scale，VAS）

见本章第七节摄食训练。

（二）改良洼田饮水试验

操患者端坐，先分别试饮 1mL、3mL、5mL 温开水，若无问题，再一次性饮 30mL 温开水，观察和记录饮水状态、时间、呛咳情况。判断结果见本章第二节，表 5-3。疗效判断标准如下。

治愈：吞咽障碍消失，饮水试验评定为 1 级。

有效：吞咽障碍明显改善，饮水试验评定为 2 级。

无效：吞咽障碍改善不显著，饮水试验评定为 3 级以上。

（三）功能性由口进食量表（functional oral intake scale，FOIS）

FOIS 量表是 2005 年由美国佛罗里达大学吞咽研究实验室的语言病理学教授 Crary 等提出，是一种通过观察和询问，随时评估和记录患者当前经口摄食功能的评估工具，朱亚芳等汉化和修订了中文版 FOIS，FOIS 量表在临床应用中得到了广泛的认可，患者可以更加准确地了解自己的进食能力和吞咽功能，从而制订更加合理的治疗方案和康复计划（表 5-12）。

表 5-12　功能性由口进食量表

1	完全无法由口进食
2	需依赖管饲进食，但偶尔能由口进食少量食物 / 液体
3	需依赖管饲进食，但可由口持续练习吃一些食物 / 液体
4	完全由口进食单一质地食物
5	完全由口进食多种质地食物，但需特别准备及处理
6	完全由口进食多种质地食物，不需特别准备及处理，但需避免特定食物及液体
7	完全由口进食，无任何限制

（四）吞咽肌肌力评定

以肌力减弱的程度分为4级，1级为正常肌力（表5-13～表5-15）。

表5-13 舌肌肌力评定标准

分级	内容
1级	可紧抵上腭及左右牙龈
2级	可紧抵上腭，但不能抵左右牙龈
3级	可上抬，但不能达上腭
4级	不能上抬

表5-14 咀嚼肌及颊肌力评定标准

分级	内容
1级	可左右充分偏口角，鼓气叩颊不漏气，上下牙齿咬合有力
2级	鼓气叩颊漏气，上下牙齿咬合一侧有力，一侧力弱
3级	鼓气叩不紧，有咬合动作，但力弱
4级	鼓气完全不能，咬合动作不能

表5-15 咽喉肌肌力评定标准

分级	内容
1级	双软腭上举有力
2级	一侧软腭上举有力
3级	软腭上举无力
4级	软腭不能上举

疗效评价标准：

① 完全恢复：吞咽功能达到1级。

② 基本恢复：由3级或4级提高到2级。

③ 有效：由4级提高到3级。

（五）体重

1. 体重

体重是营养评定中最简单、直接而又有效的观察指标。患者着轻便衣服，脱掉鞋袜后测量体重。理想体重=[身高（cm）-70]×0.6。

评定标准：

① 体重为理想体重的80%～90%，为轻度营养不良。

② 体重为理想体重的70%～79%，为中度营养不良。

③ 体重为理想体重的 0% ～ 69%，为重度营养不良。

2. 体重指数（BMI）

体重指数（BMI）＝体重（kg）/ 身高（m）^{2}，是反映蛋白质能量、营养不良的可靠指标（图 5-54）。

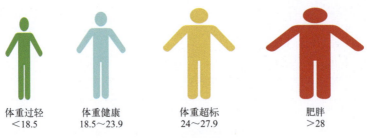

体重过轻	体重健康	体重超标	肥胖
＜18.5	18.5～23.9	24～27.9	＞28

图 5-54　体重指数分级

评定标准：18.5 ～ 23.9 为正常；18 ～ 20 为潜在营养不良；＜ 18 为营养不良。但此种方法不适用于水肿患者。

3. 体重下降百分比

体重下降百分比＝［干预前体重（kg）－当前体重（kg）］/ 干预前体重（kg）× 100%（表 5-16）。

表 5-16　体重下降百分比

高危险性	过去一周，体重下降＞ 1% ～ 2%
	过去一个月，体重下降＞ 5%
	过去 3 个月，体重下降＞ 7.5%
	过去 6 个月，体重下降＞ 10%
中危险性	过去 1 ～ 6 个月，体重下降 5% ～ 10%
低危险性	过去 6 个月以来，体重下降 5% ～ 10%

二、专业评估

为确保评估结果的准确性和可靠性，我们需选择合适及标准化的评估方法和工具，结合患者自我评估结果给出更专业个性化建议。患者门诊复查：术后第 1 年，每 1 ～ 3 个月 1 次；术后第 2 年，每 2 ～ 6 个月 1 次，术后第 3 ～ 5 年，每 4 ～ 8 个月 1 次；术后 5 年以上，每 12 个月 1 次；放化疗患者一个治疗期间评估一次（其间若出现任何病情变化，也须随时入院复查）。

（一）生化指标

门诊复查血液监测患者的营养摄入指标，包括前白蛋白（pre-albumin，PA）、白蛋白（albumin，ALB）、血红蛋白（haemoglobin，Hb）、电解质等的水平。

（二）吞咽造影检查（video fluoroscopic swallowing study，VFSS）

VFSS 亦称为改良吞钡实验。是一种在 X 线透视下，针对患者吞咽解剖结构如口腔、咽喉、食管等的吞咽运动正侧位像的特殊造影，同时还可以全程录制患者整个的吞咽过程方便后期对其进行分析。VFSS 已经被作为"金标准"来检查患者是否存在吞咽功能障碍，可较为清晰地观察患者吞咽生理解剖结构是否存在异常，也是唯一能直接确定是否发生误吸的检查，尤其是判断为隐性误吸的。当 VFSS 应用于口腔癌患者中，可观察到患者在吞咽过程中舌体运动的表现、软腭上抬的能力、食团或流质是否有滞留于口腔、舌骨动度、喉上抬的高度以及口腔期、口咽期所用时间，同时还可以根据影像结果来判断是否有食物反流至鼻腔或者气道，从而确定吞咽功能障碍发生的机制。

（三）软管喉内镜吞咽功能检查

利用软管鼻咽喉镜进入患者口咽部和下咽部，观察会厌、会厌谷、舌根、咽壁、喉梨状隐窝等结构以及这些结构在呼吸、发音、咳嗽、屏气和吞咽食物时的运动，该方法通过咽期吞咽前后咽喉部运动功能及食物滞留情况，来评估吞咽过程中的食团运送，可作为随访的检测工具。

（四）标准吞咽功能评价量表（standardized swallowing assessment，SSA）

标准吞咽功能评价量表（SSA）由 Ellul 等于 1996 年报道，经科学设计专门用于评定患者的吞咽功能，评定内容由易到难，可避免引起部分重度吞咽障碍患者的强烈反应。同时，该评定不需要专门的设备，使用方便，可定量反映患者的吞咽功能，在国外应用广泛，具有良好的信度和效度。

该量表共分为 3 个阶段。第一个阶段为临床检查，共包括 8 个条目，即患者有无自主咳嗽能力，有无声音嘶哑或者构音障碍，有无流涎等，评分在 8～23 分。如果临床检查无异常者可进行第二个阶段评估，即吞咽试验。取 5mL 水，嘱患者取直立坐位进行吞咽，共 5 个观察条目，包括吞咽时水有无漏出口外、重复吞咽、缺乏吞咽动作等，评分在 5～11 分，共进行 3 次水吞咽试验，如果顺利完成至少 2 次可进行第三个阶段评估。第三个阶段为 60mL 饮水试验，共 5 个观察条目，包括能否全部饮完、吞咽时有无咳嗽、有无喘息等，评分在 5～12 分。标准吞咽功能评价量表总分在 18～46 分，得分越高表示吞咽功能越差。

（五）患者主观整体评估（PG-SGA）

患者主观整体评估（patient generated subjective global assessment，PG-SGA）是在主观整体评估（subjective global assessment，SGA）的基础上发展起来的。最先由美国 Ottery、FD 于 1994 年提出，是一种有效的肿瘤患者特异性营养状况评估工具，旨在全面收集主观资料（或信息），对肿瘤患者营养状况进行评估。

PG-SGA 由患者自我评估部分及医务人员评估部分两部分组成，具体内容包括体重、摄食情况、症状、活动和身体功能、疾病与营养需求的关系、代谢方面的需求、体格检查等 7 个方面。前 4 个方面由患者自己评估，后 3 个方面由医务人员评估，总体评估结果包括定性评估及定量评估两种。

参考文献

[1] 李珍，谢常宁，岳丽青，等.基于吞咽喉镜的吞咽摄食训练在下咽癌术后患者中的应用 [J]. 解放军护理杂志，2020, 37(09): 77-79.

[2] 李珍，岳丽青，谢常宁，等.居家吞咽训练联合摄食指导在下咽癌术后患者中的应用 [J]. 护理学杂志，2020, 35(14): 6-9.

[3] 林山峰.远程监督指导模式对口腔癌及口咽癌患者术后吞咽功能及生活质量的影响研究 [D]. 沈阳：中国医科大学，2020.

[4] 许佳琪，张静，朱永康，等.口腔癌术后患者吞咽障碍管理的证据总结 [J]. 中国护理管理，2023, 23(12): 1854-1859.

[5] Wu H Y, Shan X F, Cai Z G, et al. Early swallowing training after free flap surgery in oral cancer: A randomized controlled trial[J]. Oral Dis, 2024, 30(4): 1970-1980.

[6] Zhang J, Wu H Y, Shan X F, et al. Effects of personalized oral exercises on swallowing function among patients with oral cancer after free flap transplantation: a cluster randomized controlled trial[J]. Int J Oral Maxillofac Surg, 2024, 53(5): 355-363.

[7] Xu J, Zhu Y, WuU H, et al. Early swallowing intervention after free flap reconstruction for oral cancer: A systematic review and meta-analysis[J]. Head Neck, 2023, 45(6): 1430-1444.

[8] Kao S S, Peters M D, Krishnan S G, et al. Swallowing outcomes following primary surgical resection and primary free flap reconstruction for oral and oropharyngeal squamous cell carcinomas: A systematic review[J]. Laryngoscope, 2016, 126(7): 1572-1580.

[9] Banda K J, Chu H, Kao C C, et al. Swallowing exercises for head and neck cancer patients: A systematic review and meta-analysis of randomized control trials[J]. Int J Nurs Stud,2021,114: 103827.

[10] Kuhn M A, Gillespie M B, Ishman S L, et al. Expert Consensus Statement: Management of Dysphagia in Head and Neck Cancer Patients[J]. Otolaryngol Head Neck Surg, 2023, 168(4): 571-592.

[11] 窦祖林，万桂芳.吞咽障碍康复技术 [M]. 北京：电子工业出版社，2019.

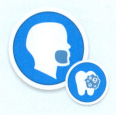

张口训练

【第六章】

由于肿瘤浸润方式和淋巴转移途径等原因，对于头颈部恶性肿瘤的治疗往往是以手术为主的综合治疗。肿瘤的累及、手术瘢痕、放疗的纤维化均可导致颞下颌关节硬化以及咀嚼肌群纤维化，最终导致患者出现张口困难及吞咽功能障碍，影响患者的日常生活。张口受限（limitation of mouth opening）是口腔癌术后或放射治疗（放疗）后的常见并发症之一，但也可能发生在治疗前。张口受限又称张口困难，成人最大切牙间距离（maximal interincisal opening，MIO）≤ 35mm，即可诊断张口受限。张口受限可能是自限性的，但在部分患者中，张口受限也可能表现为进行性发展，甚至造成患者永久性伤害。中度至重度张口受限会降低言语清晰度，并损害进食或咀嚼功能（甚至出现吞咽困难），严重影响患者的健康和生活质量。因此，预防张口受限对于口腔癌患者至关重要。

第一节　张口训练的基本原则

口腔癌术后张口训练不仅能促进张口功能的恢复，还能确保患者自如地进行口腔清洁、维持良好的口腔卫生状态、恢复正常的进食功能，进而全面提升其术后生活质量与康复成效。

（一）早期介入
术后张口训练应尽早开始，以减少术后局部粘连和瘢痕挛缩，防止张口受限。

（二）循序渐进
锻炼应从简单动作开始，逐渐增加难度和强度，避免过度激烈。

（三）个体化方案
根据患者的具体情况和恢复进度，制订个性化的康复计划。每位患者的恢复情况不同，因此锻炼计划需要根据个人情况进行调整。

（四）专业指导

建议在专业医护人员的指导下进行，以确保安全和效果。专业指导可以帮助患者正确执行锻炼，避免不当操作导致的伤害。

（五）持续监督

定期复查和评估张口功能，根据评估结果调整康复计划。持续监督有助于及时发现问题并进行调整，确保康复效果。

（六）配合物理治疗

在功能锻炼期间可以配合热敷和面部按摩，以增加血液循环和缓解肌肉紧张。

（七）营养支持和心理支持

保持良好的营养状态和积极的心态，以支持康复过程。

以上原则可以帮助口腔癌术后患者更好地进行张口训练，促进康复。

第二节　张口训练前评估

张口受限的评估方法主要包括两种量化方式：数值量化法和手指量化法。以下是具体的评估方法和分级标准：

一、数值量化法

张口受限的数值量化法是通过测量上下切牙之间的距离来评估张口受限的程度（表6-1、图6-1）。

表6-1　张口受限的数值量化法

张口度分级	上下切牙之间的距离
张口度正常	张开嘴时 > 35mm
轻度张口受限	张开嘴时 20 ～ 35mm
中度张口受限	张开嘴时 10 ～ 20mm
重度张口受限	张开嘴时 < 10mm
完全张口受限	指嘴巴完全张不开，又称牙关紧闭

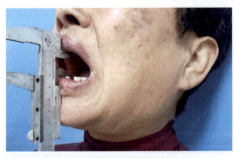

图6-1　游标卡尺测量张口度

二、手指量化法

手指量化法是通过将手指放入口腔中，评估张口受限的程度，具体分级标准见表 6-2。

表 6-2　张口受限的手指量化法

张口度分级	判定标准	上下切牙之间的距离
张口度正常	示指、中指、环指 3 个手指垂直并排，能够放进嘴里	> 35mm
轻度张口受限	只能放进 2 个手指，即仅可垂直置入 2 横指	20～35mm
中度张口受限	只能放进 1 个小指，即仅可垂直置入 1 横指	10～20mm
重度张口受限	1 个手指的距离也无法放入，即间距不足 1 横指	< 10mm
完全张口受限	嘴巴完全张不开	又称牙关紧闭

三、注意事项

1. 评估时机
张口受限的评估应在患者病情稳定后进行，以确保评估结果的准确性。

2. 病因诊断
张口受限可能由多种疾病引起，如间隙感染、关节区的炎症、肿瘤、颞下颌关节功能紊乱等。因此，在评估张口受限程度的同时，还应结合患者的病史、症状和体征进行病因诊断。

3. 治疗建议
根据张口受限的程度和病因，制订相应的治疗方案。轻度张口受限可能通过药物治疗、物理治疗等方式缓解；中度至重度张口受限可能需要物理治疗、手术干预或其他治疗方法。

综上所述，张口受限的评估方法包括数字量化法和手指量化法，通过这两种方法可以准确评估患者的张口受限程度，并为后续治疗提供重要参考。

第三节　张口训练的方法和器具

物理治疗是张口受限的主要治疗方法，如颞下颌关节区及颈部肌肉的按摩、热敷和骨牵引等。但口腔癌引起的张口受限仅靠物理治疗很难取得较好效果。有研究表明，物理治疗与下颌康复运动拉伸器联合治疗对口腔癌患者张口受限具有较好的效果，可使用运动康复系统装置进行张口训练。但关于张口训练开始的时间，文献中的建议未达成一致。也有研究者认为在放疗完成后立即开始，有的认为在放疗期间即可开始。目前，普遍接受的观点是临床上患者一旦确诊为张口受限，应尽快开始张口锻炼；由于张口受限可能不断加重并出现不可逆的结果，尽早开展治疗尤为关键。

一、训练方法

（一）主动张口训练

一般于术后第 3 周开始训练。对轻度张口受限者采用主动张口训练：指导患者张口至颞部肌肉稍有胀感，保持此姿势约 5 ～ 10min，休息 1min，重复此动作，练习 3 ～ 4 个循环，每天练习 3 次；中重度张口受限者推荐使用开口器进行训练，先嘱患者尽力张口，从一侧磨牙处塞入开口器，顺时针旋转开口器至患者颞部肌肉稍有胀感，保持 10 ～ 15min，用同样的方法训练另一侧，每日训练 3 次。

（二）口部开合操

第 1 节：打开牙关，挺软腭（如半打哈欠），上下唇稍放松，舌自然放平。1、2 张开，3、4 闭合，持续两个 8 拍。

第 2 节：松下巴，手握拳，用指背顶住下巴，打开牙关，如空咬东西，不要太用力，张口左右摇摆下巴。1 向右，2 向左，持续两个 8 拍。

（三）唇部操

第 1 节：噘，打开牙关，挺软腭，然后双唇噘起做 "O" 状，双唇紧靠牙齿由外向里滑动。1 噘，2 滑，持续两个 8 拍。

第 2 节：喷，也称作双唇后打响，双唇紧闭，堵住气流，唇齿相依，不裹唇，突然放开发出 "pō" 音，注意不要满唇用力，把力量集中在唇中央的 1/3 处，持续两个 8 拍。

第 3 节：绕，双唇紧闭，噘起，先顺时针旋转两圈，再逆时针旋转两圈。顺时针 1 个 8 拍，逆时针 1 个 8 拍。

第 4 节：咧，先把双唇噘起来，然后，向嘴角用力，向两边伸展。1 噘，2 咧，持续两个 8 拍。

（四）咀嚼操

张口咀嚼，舌自然平放（如嚼口香糖），持续两个 8 拍。

二、开口器具

目前，临床使用的开口器具种类繁多。患者可以根据自身的张口度、口腔状况和个人习惯选择合适的开口器具。以下是几种在临床上较为常见的开口器具（图 6-2 ～图 6-4）。

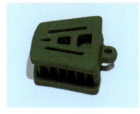
图 6-2 硅胶开口器

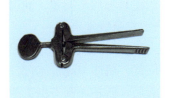
图 6-3 不锈钢鸭嘴开口器

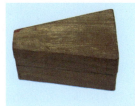
图 6-4 个性化木质开口器

开口器的使用方法：

手持开口器，尽力张大嘴巴，从右侧嘴角，由前往后塞入磨牙区，将上下颌撑开 10～15min；同此方法，再将开口器移至左侧（图6-5）。每轮练习 20～30min，每天 3 次，坚持训练 3～6 个月。

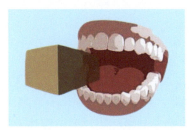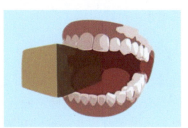

图 6-5 开口器使用方法

第四节　放疗后的张口训练操和口腔按摩

放疗可能导致口腔癌患者黏膜、软组织、颞下颌关节、咽缩肌、后组颅神经等不同程度的损伤，进一步导致组织纤维化、僵硬，最终引起患者出现吞咽困难、张口受限。吞咽困难和张口受限可能会引起吸入性肺炎、言语障碍、营养不良等不良事件，从而严重影响患者的生活质量。系统的康复治疗不但可以减少放疗引起的并发症，而且还能提高患者的生活质量，因此张口训练操和口腔按摩在口腔癌患者接受放射治疗以及后期的随访中都具有越来越重要的作用。

一、张口训练操

张口训练操通过反复深呼吸、旋转、点头、叩齿、张口、咽津等动作，引导患者主动放松、牵拉，能够有效提高颞下颌关节周围软组织柔韧性，增强肌肉弹性及咀嚼肌咬合力量，对预防咀嚼肌萎缩、纤维化有益。

引导式张口训练操（guided mouth opening exercise）：

（1）深呼吸　分开双脚，使其与肩部同宽，利用鼻缓慢深深吸气，后张口呼气，循环 10 次，保持身体获得充足氧气供给。

（2）旋转　保持头部处于充分放松状态，自然向右、向后、向左旋转至左侧，后沿反方向旋转至初始位置，循环 10 次，防止颈部肌肉僵直。

（3）点头　分别向前、向后、向左、向右点头两下，计为 1 次，循环 10 次，以锻炼颈部肌肉，加快血液循环。

（4）叩齿　轻轻叩击上下齿或咬牙，15 下 / 次，3 次 / 天，后用舌舔舐牙周 5 圈，以加固牙齿，训练咬合肌。

（5）张口运动　将嘴巴张至最大程度，左右缓慢活动下颌关节，循环 10 次，防止出现张口受限。

（6）咽津　反复做吞咽动作 10 次，防止口干，以锻炼舌头、腮部肌肉，预防吞咽功能退化。持续训练 3 个月。

二、口腔按摩

口腔按摩（oral massage）包括口周按摩、口腔内部按摩。口腔内部按摩通过特定穴位刺激，能够增加对唾液腺体刺激，联合口周脸颊、上下颌、唇部等被动按摩，可使小涎腺纤维化降低，利于改善局部微环境，促进腺体及黏膜修复，进而在一定程度上减轻口干、咽痛等症状，有利于张口训练的顺利开展。同时口腔按摩能够刺激患者的颞颌关节及咀嚼肌，有利于加速血液循环，促进炎性产物代谢，从而有效减轻放疗后肌肉萎缩、关节硬化等不适症状，改善张口困难情况，提升口腔舒适度及张口训练依从性。口腔按摩以医用指套牙刷为媒介，有效清除口腔分泌物及局部细菌，帮助患者养成良好口腔自我护理意识，进一步减少不良因素所诱发的咽部疼痛。

口腔按摩遵循由外至内原则，自不敏感区向敏感区按摩，以患者耐受为前提，逐渐增加按摩力度。口周、口腔内部按摩均为 3 次 / 天，于餐后进行，持续按摩 3 个月。

1. 口周按摩

（1）脸颊　用食指以画圈的方式轻柔按摩患者耳垂至嘴角部位。

（2）上颌部　用食指以画圈的方式轻柔按摩患者颞下颌骨关节至上嘴唇中央部位。

（3）下颌部　用食指以画圈的方式轻柔按摩患者颞下颌骨关节至下嘴唇中间部位。

（4）唇部　用食指、中指捏住患者上、下嘴唇中线，左右移动，重复 15 次，各部位按摩时间均为 2min。

2. 口腔内部按摩

采用医用指套牙刷（穿戴于食指及中指）。

（1）舌部　以指套牙刷轻柔按摩患者舌尖至舌根部位，防止出现呕吐情况。

（2）腭部　采用指套牙刷以触点式按摩患者硬腭至软腭部位。

（3）牙龈　采用指套牙刷以来回画圈式按摩患者上下门牙牙龈间至磨牙牙龈部位。

（4）颊部　以指套牙刷来回画圈式按摩患者双颊至嘴角部位，各部位按摩时间均为 2min。

第五节　张口训练的并发症及处理

一、颌面部肌肉疼痛与痉挛

1. 原因

张口训练过程中，由于肌肉长时间未活动或活动强度突然增加，可能导致颌面部肌肉疼痛；康复训练不当或过度训练可能导致颌面部肌肉痉挛，表现为肌肉僵硬、疼痛等症状。

2. 处理

适当减少训练强度，增加休息时间；使用热敷、按摩等物理治疗方法缓解疼痛与痉挛；必要时，在医生指导下使用镇痛药或肌肉松弛剂。

二、伤口裂开或感染

1. 原因

康复训练时如果动作幅度过大或力度不当，可能导致手术伤口裂开；同时，如果不注意卫生，还可能引发感染。

2. 处理

伤口裂开时，应立即就医进行伤口处理，必要时进行缝合；感染时，应在医生指导下使用抗生素进行治疗，并注意保持伤口清洁干燥。

三、皮瓣坏死

1. 原因

康复训练过程中，如果皮瓣受到过度压迫或摩擦，可能导致皮瓣坏死，表现为皮瓣颜色发黑、坏死等症状。

2. 处理

一旦发现皮瓣坏死，应立即就医，进行皮瓣修复或切除坏死组织；同时，加强换药和营养支持，促进伤口愈合。

四、康复建议

（1）遵循医嘱　严格按照医生的指导和建议进行康复训练，避免因过度训练或不当训练导致并发症加重。

（2）科学训练　在张口训练过程中，要注意选择适合的开口器具，大小适中，时间适度，避免造成不必要的损伤。

（3）定期复查　定期进行复查，以便及时发现并处理并发症。

（4）保持营养　注意保持营养均衡，提高身体免疫力，促进术后恢复。

（5）心理支持　积极面对术后康复过程，保持乐观心态，必要时可寻求心理支持。

综上所述，口腔癌术后张口训练时可能会产生一些并发症，但只要牢记遵循医嘱、科学训练、定期复查、保持营养和心理支持等原则，就可以有效预防和处理这些并发症，促进患者早日康复。

第六节　张口训练的效果评估

口腔癌术后，由于生理性解剖结构的改变，患者常会出现张口受限的问题。张口训练作为术后康复的一部分，对于改善这一状况具有重要作用。关于口腔癌术后张口训练的效果评估，可以从以下几个方面进行。

一、张口范围改善情况

（一）康复训练的效果评估

1. 评估方法及指标

（1）临床检查　由专业口腔医生对患者进行详细的临床检查，测量并评估张口范围。测量并记录患者训练前后的最大张口度，评估张口范围的改善情况。

（2）功能测试　进行咀嚼功能测试、言语清晰度测试等，以客观数据支持评估结果。

① 咀嚼功能：观察患者进食时的咀嚼情况，评估咀嚼效率是否提高，食物是否易于吞咽。

② 言语清晰度：评估患者言语时的清晰度，是否因张口受限而影响发音。

（3）问卷调查　设计问卷了解患者的主观感受，包括进食是否便利、言语是否清晰、口腔是否有不适感等。

2. 评估结果

分析张口范围改善与口腔功能恢复之间的相关性，探讨张口范围改善对咀嚼、言语等功能的促进作用。

（二）康复计划调整

1. 调整依据

（1）根据康复功能效果评估结果，分析患者张口范围改善及口腔功能恢复的具体情况。

（2）综合考虑患者的个体差异，如年龄、性别、手术范围、术后恢复时间等。

2. 调整策略

（1）训练强度与频率　根据张口范围改善情况，适时调整训练强度与频率，避免过度训练导致的不适。

（2）训练内容　针对患者口腔功能恢复的具体需求，调整训练内容，如增加咀嚼练习、言语清晰度练习等。

（3）辅助工具　引入或调整辅助工具，如开口器、咀嚼器等，以优化训练效果。

（4）心理支持　加强患者教育，提供心理支持，增强患者训练积极性和信心。

3. 调整后的康复计划

（1）制订调整后的康复计划，明确训练目标、训练内容、训练强度与频率等。

（2）与患者进行充分沟通，解释调整后的康复计划，确保患者理解并积极配合。

二、张口受限程度减轻情况

（一）康复训练效果评估

1. 评估方法及指标

（1）临床检查　由专业口腔医生进行，通过直接观察、测量患者的最大张口度，评估张口受限的改善情况。记录训练前后患者的最大张口度变化，以毫米（mm）为单位进行量化评估。

（2）功能评估　采用评估方法或分级标准，评估患者进食、言语、口腔卫生等功能的恢复情况，以及张口受限对这些功能的影响是否减轻。

（3）问卷调查或访谈　收集患者对张口受限改善效果的满意度反馈，了解患者对张口受限改善的主观感受，包括疼痛减轻、舒适度提高等。

2. 评估结果

分析张口受限程度减轻与功能恢复之间的相关性，探讨张口受限改善对口腔功能恢复的促进作用。

（二）基于评估结果的康复计划调整

1. 调整原则

（1）个体化原则　根据患者的具体情况，如年龄、性别、手术范围、术后恢复时间等，制订个性化的康复计划。

（2）动态调整原则　根据评估结果，适时调整康复计划的强度、频率和内容，以优化训练效果。

2. 调整策略

（1）训练强度与频率　根据张口受限程度减轻的情况，适时调整训练强度与频率，避免过度训练导致的不适或损伤。

（2）训练内容　针对患者口腔功能恢复的具体需求，调整训练内容，如增加咀嚼练习、言语清晰度练习等，以促进功能的全面恢复。

（3）辅助工具　引入或调整辅助工具，如开口器、咀嚼器等，以辅助训练，提高训练效果。

（4）心理支持　加强患者教育，提供心理支持，增强患者训练积极性和信心，促进康复进程。

3. 调整后的康复计划

（1）制订调整后的康复计划，明确训练目标、训练内容、训练强度与频率等，确保康复计划的针对性和有效性。

（2）与患者进行充分沟通，解释调整后的康复计划，确保患者理解并积极配合。

三、颞下颌关节活动度提升

（一）康复训练效果评估

1. 评估方法及指标

（1）临床检查　由专业口腔医生进行，通过触诊、听诊、视诊等方式，评估颞下颌关节的活动度、稳定性及是否存在疼痛或异响。记录训练前后患者颞下颌关节的最大活动范围，包括张口度、侧向运动及前后运动等。

（2）功能评估　采用评估方法和分级标准，评估患者张口、咀嚼、言语等功能的恢复情况，以及颞下颌关节活动度提升对这些功能的影响。

（3）疼痛与舒适度　通过问卷调查或访谈，了解患者在训练过程中的疼痛感受及舒适度变化。

（4）影像学检查　必要时，通过 X 线、CT 或 MRI 等影像学检查，观察颞下颌关节的形态、结构及活动情况。

2. 评估结果

分析颞下颌关节活动度提升与功能恢复之间的相关性，探讨活动度提升对口腔功能恢复的促进作用。

（二）基于评估结果的康复计划调整

1. 调整原则

（1）个体化原则　根据患者的具体情况，如年龄、性别、手术范围、术后恢复时间等，制订个性化的康复计划。

（2）循序渐进原则　根据评估结果，逐步增加训练强度与难度，避免过度训练导致的不适或损伤。

（3）综合康复原则　结合物理治疗、药物治疗、心理治疗等多种手段，促进颞下颌关节的全面康复。

2. 调整策略

（1）训练内容与强度　根据颞下颌关节活动度提升的情况，适时调整训练内容与强度，如增加关节活动范围的练习、加强咀嚼肌的力量训练等。

（2）疼痛管理　针对训练过程中可能出现的疼痛，制订疼痛管理计划，如使用冷敷、热敷、药物治疗等，以减轻疼痛，提高患者训练的舒适度。

（3）心理支持与教育　加强患者健康教育，提供心理支持，增强患者训练积极性和信心，促进康复进程。

3. 调整后的康复计划

（1）制订调整后的康复计划，明确训练目标、训练内容、训练强度与频率等，确保康复计划的针对性和有效性。

（2）与患者进行充分沟通，解释调整后的康复计划，确保患者理解并积极配合。

四、患者主观感受

（一）患者主观感受的康复功能效果评估

1. 评估方法及指标

（1）问卷调查　设计包含疼痛程度、张口度、言语清晰度、进食满意度、口腔舒适度等多个维度的问卷，让患者根据自身情况进行打分或选择。

① 疼痛程度：采用视觉模拟评分法（VAS）或数字评分法（numerical rating scale，NRS）评估患者的疼痛程度。

② 张口度：让患者评估张口程度，采用张口受限的数字量化法和张口受限的手指量化法（见表6-1、表6-2）。

③ 言语清晰度：患者自评言语时的清晰度，可采用等级评分或具体描述。

④ 进食满意度：评估患者对进食的满意度，包括食物种类、咀嚼效率、吞咽难度等。

⑤ 口腔舒适度：患者自评口腔的整体舒适度，包括干燥感、紧绷感等。

（2）访谈　通过面对面的访谈，深入了解患者的具体感受，包括训练过程中的舒适度、疼痛变化、心理状态等。

（3）日记记录　鼓励患者记录每日训练后的主观感受，包括疼痛、疲劳、舒适度等，以便长期跟踪和评估。

2. 评估结果

分析患者主观感受的变化趋势，探讨张口训练对患者生活质量的具体影响。

（二）基于评估结果的康复计划调整

1. 调整原则

（1）以患者为中心　充分考虑患者的主观感受和需求，制订和调整康复计划。

（2）动态调整　根据患者的反馈，适时调整训练强度、频率和内容，确保康复计划的针对性和有效性。

（3）综合康复　结合物理治疗、心理治疗、营养支持等多种手段，全面提升患者的康复效果。

2. 调整策略

（1）训练强度与频率　根据患者的疼痛程度和张口困难度，适当调整训练强度与频率，避免过度训练导致的不适。

（2）训练内容　针对患者的主观感受和需求，增加或减少特定的训练内容，如加强言语清晰度练习、调整咀嚼练习的难度等。

（3）心理支持　加强患者教育，提供心理支持，帮助患者建立积极的心态，增强康复信心。

（4）营养支持　根据患者的进食满意度和口腔舒适度，调整饮食计划；提供易于咀嚼和吞咽的食物，确保患者的营养摄入。

3. 调整后的康复计划

（1）制订调整后的康复计划，明确训练目标、训练内容、训练强度与频率等，确保康复计划的针对性和有效性。

（2）与患者进行充分沟通，解释调整后的康复计划，确保患者理解并积极配合。

五、训练持续性和依从性

（一）患者的持续性和依从性训练的功能效果评估

1. 评估方法及指标

（1）训练日志　要求患者记录每日的训练情况，包括训练时间、训练内容、训练感受等，以便评估患者的持续性和依从性。

① 持续性：记录患者连续训练的天数、每周训练的频率等，评估患者训练的持续性。

② 依从性：比较患者实际训练与康复计划的差异，评估患者是否按照计划进行训练。

（2）定期回访　通过电话、视频或面对面回访，了解患者的训练进展，包括是否坚持训练、是否按照计划进行等。

（3）功能测试　通过定期的张口度测量、言语清晰度评估、咀嚼效率测试等功能测试，评估患者训练的实际效果。

2. 评估结果

分析患者的持续性和依从性与功能改善之间的相关性，探讨持续性和依从性对康复效果的影响。

（二）基于评估结果的康复计划调整

1. 调整原则

（1）强化持续性和依从性　根据评估结果，对持续性和依从性较差的患者，采取额外措施强化其训练动力和依从性。

（2）个性化调整　根据患者的具体情况，如年龄、身体状况、心理状态等，制订个性化的康复计划，以提高患者的持续性和依从性。

（3）动态优化　根据患者的训练进展和反馈，动态调整康复计划的强度、频率和内容，确保康复计划的针对性和有效性。

2. 调整策略

（1）增强动力　通过设定短期和长期目标，给予患者正向反馈和奖励，增强患者训练的积极性和持续性。

（2）个性化训练　根据患者的喜好和身体状况，调整训练内容，使其更加符合患者的需求和兴趣，提高患者的依从性。

（3）心理支持　提供心理支持，帮助患者克服训练过程中的困难和挫折，增强患者的信心和毅力。

（4）家庭支持　鼓励家庭成员参与患者的训练过程，提供必要的支持和监督，提高患者的持续性和依从性。

3. 调整后的康复计划

（1）制订调整后的康复计划，明确训练目标、训练内容、训练强度与频率等，确保康复计划的针对性和有效性。

（2）与患者进行充分沟通，解释调整后的康复计划，确保患者理解并积极配合。

（3）设定定期评估机制，对患者的持续性和依从性进行持续监测和评估，以便及时调整康复计划。

六、并发症的预防

（一）并发症预防的效果评估

1. 评估方法及指标

（1）临床检查　通过定期的临床检查，观察患者口腔内的恢复情况，包括伤口愈合、关节活动度、黏膜状态等，以评估并发症的预防效果。

① 并发症发生率：记录并统计患者出现并发症的情况，如关节粘连、张口受限、感染等，以评估预防效果。

② 恢复质量：通过评估患者的张口度、言语清晰度、咀嚼效率等功能的恢复情况，间接反映并发症的预防效果。

（2）患者满意度　询问患者对康复过程及结果的满意度，包括对并发症预防的满意度，以评估患者对预防效果的主观感受。

（3）影像学检查　必要时，通过 X 线、CT 或 MRI 等影像学检查，观察关节结构、软组织恢复情况等，以评估并发症的预防效果。

2. 评估结果

分析并发症预防的效果，探讨张口训练对减少并发症的具体作用。

（二）基于评估结果的康复计划调整

1. 调整原则

（1）预防为主　在康复计划中，始终将预防并发症放在首位，确保训练的安全性和有效性。

（2）个性化调整　根据患者的具体情况，如手术范围、身体状况、并发症风险等，制订个性化的康复计划，以更好地预防并发症。

（3）动态优化　根据患者的训练进展和反馈，以及并发症预防的评估结果，动态调整康复计划的强度、频率和内容，确保康复计划的针对性和有效性。

2. 调整策略

（1）强化预防措施　对于并发症风险较高的患者，增加预防措施，如加强口腔清洁、使用抗炎药物、进行关节松动术（joint release）等。

（2）调整训练强度　根据患者的恢复情况和并发症预防的评估结果，适当调整训练强度，避免过度训练导致的不适或并发症。

（3）增加康复手段　结合物理治疗、心理治疗、营养支持等多种手段，全面提升患者的康复效果，预防并发症的发生。

（4）定期评估与调整　建立定期评估机制，对患者的并发症预防效果进行持续监测和评估，以便及时调整康复计划。

3. 调整后的康复计划

（1）制订调整后的康复计划，明确训练目标、训练内容、训练强度与频率等，确保康复计划的针对性和有效性。

（2）强调并发症预防的重要性，将预防措施融入康复计划的每一个环节。

（3）与患者进行充分沟通，解释调整后的康复计划，确保患者理解并积极配合。

综上所述，口腔癌术后张口训练的效果评估应综合考虑多个方面，包括张口范围、张口受限程度、颞下颌关节活动度、患者主观感受、训练持续性和依从性、并发症的预防以及其他功能的改善情况等。通过全面评估，可以更加准确地了解张口训练的效果，并为后续的治疗和康复提供有力支持。同时，需要注意的是，张口训练应在医护人员的指导下进行，确保训练的安全性和有效性。

参考文献

[1] 顾芬，王悦平，杨文玉，等.口腔颌面头颈肿瘤术后康复护理专家共识 [J].上海交通大学学报（医学版），2023, 43(10): 1289-1296.

[2] 陈海薇.远程监督指导对口腔肿瘤患者术后咀嚼功能康复训练影响的研究 [D].中国医科大学，2020.

[3] 叶海春，高先连，任阳，等.早期系统化康复训练在口腔癌术后游离皮瓣修复患者中应用效果的 meta 分析 [J].中国口腔颌面外科杂志，2020, 18(02): 171-176.

[4] 卿雁冰，马丽芳，岳树锦，等.舌癌患者游离皮瓣修复术后护理的研究进展 [J].中国实用护理杂志，2020, 36(10).

[5] 杨玲，侯黎莉，赵燕，等.口腔癌患者张口受限患病率的 meta 分析 [J].上海交通大学学报（医学版），2023, 43(01): 61-69.

[6] 王太萍，石兴莲，龚玲，等.口腔癌患者术后生存质量的研究进展 [J].护士进修杂志，2022, 37(09): 813-818.

[7] 中华口腔医学会.口腔黏膜下纤维性变诊断与临床管理指南 [S].T/CHSA 011-2022.

[8] Lee L Y, Chen S C, Chen W C, et al. Postradiation trismus and its impact on quality of life in patients with head and neck cancer[J]. Oral Surg Oral Med Oral Pathol Oral Radiol, 2015, 119(2): 187-195.

[9] Han Z X, Chen M J, Yang C, et al. Recurrent synovial chondromatosis of the temporomandibular joint: report of two cases[J]. Br J Oral Maxillofac Surg, 2017, 55(9): 965-967.

[10] Chee S, Byrnes Y M, Chorath K T, et al. Interventions for Trismus in Head and Neck Cancer Patients: A Systematic Review of Randomized Controlled Trials[J]. Integr Cancer Ther, 2021, 20: 1543321610.

[11] Chen Y H, Lin C R, Liang W A, et al. Motor control integrated into muscle strengthening exercises has more effects on scapular muscle activities and joint range of motion before initiation of radiotherapy in oral cancer survivors with neck dissection: A randomized controlled trial[J]. PLoS One, 2020, 15(8): e237133.

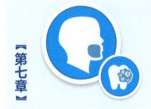

第七章

肩颈功能训练

在全球范围内，口腔癌是头颈部多发的恶性肿瘤，每年全球大约会检测出 30 万例新发的口腔癌患者，尤其是发展中国家占新发患者比例的 90% 左右。相关统计数据显示，口腔癌每年在我国的发病率在（3.7 ~ 8.1）/10 万人，对我国人民的生命安全和生活质量产生了严重威胁。随着临床诊疗技术的发展，口腔癌的治疗技术也有很大提升，但患者的预后恢复效果依然普遍较差。目前，临床治疗口腔癌主要以手术方式为主，同时术后配合放化疗以巩固治疗效果。鉴于大部分口腔癌易出现颈部淋巴结转移，癌细胞会随之转移到颈部，因此，治疗口腔癌的过程中除了要将局部病灶彻底清除，还有必要清扫颈部淋巴结以预防癌细胞转移。

颈淋巴结清扫术（neck dissection，ND）是头颈部肿瘤手术治疗的重要组成部分，能够提高肿瘤患者治愈率和预后。但术后患者常出现肩部一系列不适症状，如肩下垂、肩关节外展、耸肩活动受限以及肩部疼痛等，被称为肩综合征（shoulder syndrome），给患者带来许多不便，降低了患者日常生活能力及生存质量。肩颈功能障碍主要源于手术过程中可能受到的神经损伤，尤其是副神经的损伤。副神经负责支配胸锁乳突肌（sternocleidomastoid muscle）和斜方肌（trapezius muscle），这两块肌肉对于肩颈部的正常运动至关重要。因此，一旦受损，可能会导致肩部无力、肩颈疼痛、活动受限等一系列症状。这些症状不仅影响患者的日常生活质量，还可能对其心理状态造成负面影响。大量研究表明，早期进行康复训练能够有效改善患者疼痛、残疾和活动受限等症状。

第一节　肩颈功能训练的基本原则

口腔癌术后肩颈功能训练是帮助患者恢复肩颈活动能力、减少术后并发症的重要措施。

（一）早期干预

术后肩颈功能训练应尽早开始，以减少术后局部粘连和瘢痕挛缩，防止肩臂功能运动障碍。

（二）循序渐进

训练应从简单动作开始，逐渐增加难度和强度，避免过度运动。

（三）个体化方案

根据患者的具体情况和恢复进度，制订个性化的康复计划。

（四）多模式疼痛管理

在进行功能训练的同时，应使用多模式疼痛管理策略，包括药物治疗、物理治疗和心理支持，以减轻患者的疼痛。

（五）专业指导

建议在专业医护人员的指导下进行，以确保安全和效果。专业指导可以帮助患者正确训练，避免不当操作导致的伤害。

（六）定期复查和评估

定期复查和评估肩颈功能，根据评估结果调整康复计划。持续监督有助于及时发现问题并进行调整，确保康复效果。

（七）增加肌肉力量和柔韧性

训练应包括增强肌肉力量和提高柔韧性的活动，如耸肩、颈部屈伸和旋转等。出院后该阶段患者切口已愈合，可做患侧或双侧肩关节绕关节盂耸肩动作，依次进行关节后位、前位、外侧位活动，左右交替进行。

（八）配合物理治疗

在功能训练期间可以配合热敷和颈部按摩，以增加血液循环和缓解肌肉紧张。

（九）营养支持和心理支持

保持良好的营养状态和积极的心态，以促进康复过程。以上原则可以帮助口腔癌术后患者更好地进行肩颈功能训练，促进康复。营养支持和心理支持对于患者的整体康复至关重要。

第二节　肩颈功能训练前评估

在进行口腔癌术后肩颈功能训练前，评估是至关重要的步骤。

一、肩颈相关部位局部检查

肩颈相关局部检查的主要目的是评估口腔癌术后患者的肩颈功能恢复情况，及时发现并处理可能存在的肩颈功能障碍，为患者提供个性化的康复指导和治疗方案。检查内容包括：

1. 伤口愈合情况

检查手术切口、放疗区域等部位的愈合情况，观察是否有感染、瘘管或伤口愈合不良等。

2. 肩颈外观与形态

① 观察肩颈部位是否有畸形，如肩下垂、翼状肩等。

② 检查双肩是否对称，是否在同一水平，两侧肩胛骨内侧缘与中线的距离是否相等。

3. 肌肉与神经功能

① 通过观察和触摸左右胸锁乳突肌和斜方肌的形状及大小进行评定。

② 检查耸肩试验、肩外展和颈部旋转试验，评估肌力及神经功能恢复情况。

4. 关节活动度（joint mobility）

① 检查肩关节前屈、后伸、内外旋等主动运动，评估关节活动度。

② 注意颈部前屈、后伸、左右侧屈、旋转等动作的完成情况。

5. 疼痛与麻木情况

① 询问患者肩颈部位是否有疼痛或麻木感，评估疼痛的程度和性质。

② 进行必要的触诊和叩诊，以确定疼痛或麻木的具体位置。

二、肩关节功能评估

（一）评估流程

1. 初步评估

询问患者的基本情况，包括手术史、康复进展等。

2. 使用评估工具

采用肩关节功能评价量表，从患者疼痛、日常生活活动、关节活动度、肌力四个维度进行评估，见表 7-1。其中疼痛与日常生活活动为主观评价，关节活动度与肌力则由医务工作者基于关节活动度评估及徒手肌力评定分级等体格检查完成评定。量表总分越高，表示肩关节功能越好。

3. 记录评估结果

详细记录患者的各项评分和评估过程中的观察结果。

4. 综合分析

结合患者的病史、临床表现和评估结果，进行综合分析，得出评估结论。

5. 制订康复计划

根据评估结果，为患者制订个性化的康复计划，包括训练方法、康复时间和注意事项等。

（二）注意事项

1. 评估前准备

确保评估环境安静、舒适，准备好所需的评估工具和材料。

2. 评估过程中

保持耐心和细致，确保患者充分理解评估要求，并积极配合评估。

3. 评估后处理

及时整理评估结果，为患者制订康复计划，并向患者及其家属详细解释评估结果和康复计划。

4. 定期随访

在康复过程中，定期随访患者，评估康复进展，并根据需要调整康复计划。

通过全面、系统的肩关节功能评估，可以及时发现患者肩关节功能存在的问题，为制订个性化的康复计划提供依据，促进患者早日康复。

三、疼痛评估

在口腔癌术后肩关节功能评估中，疼痛评估是至关重要的环节。疼痛不仅影响患者的日常生活质量，还可能对术后康复进程产生显著影响。

（一）疼痛评估的重要性

1. 评估疼痛程度

了解疼痛的具体程度，有助于医生制订个性化的治疗方案，确保患者得到恰当的治疗。

2. 监测疼痛变化

疼痛可能会随着疾病的发展或治疗效果而变化，定期评估可以及时调整治疗方案。

3. 患者参与疼痛管理

通过疼痛评估，患者可以更好地了解自己的疼痛状况，提高治疗满意度和参与度。

（二）疼痛评估的具体方法

1. 标准化评估工具

采用标准化的疼痛评估工具进行量化评估，提高评估的准确性。

2. 定期评估

在术后不同时期进行定期评估，如术后即刻、术后 24h、术后 1 周等，以全面了解疼痛的变化。

3. 综合评估

结合患者自述、客观指标（如生理指标、行为表现）和医生的专业判断进行综合评估。

通过疼痛评估，可以全面了解患者的疼痛情况，为制订个体化的护理计划提供依据。在护理过程中，需要根据患者的疼痛特点和需求，选择合适的治疗和护理措施，提供全面和综合的护理服务，以促进患者的康复和生活质量的提高。同时，还需要进行护理记录和评估，与其他专业人员进行合作，以提供最佳的疼痛管理和护理效果。

四、日常生活活动评估

日常生活活动评估（activity of daily living）旨在了解口腔癌术后患者在肩颈功能受限的情况下完成日常基本生活活动的能力。通过评估，可以为患者提供个性化的康复建议，帮助他们恢复或提高生活质量。

（一）具体的日常生活活动评估

（1）穿衣　评估患者穿衣（包括穿上衣、系围裙等）的能力。

（2）梳头　评估患者梳头的难易程度。

（3）翻衣领　评估患者翻衣领或系领带的能力。

（4）使用手纸　评估患者使用手纸进行个人卫生清洁的能力。

（5）擦对侧腋窝　评估患者擦对侧腋窝的难易程度。

（6）系腰带　评估患者系腰带或裤子的能力。

（7）步行与上下楼　评估患者步行、上下楼及转身等动作的流畅度和稳定性。

（二）评估方法

1. 直接观察

评估者直接观察患者完成日常生活活动的全过程，记录患者的动作流畅度、协调性、疼痛反应等。

2. 问卷调查

使用标准化的问卷调查表，让患者自我评估完成日常生活活动的难易程度。

3. 辅助测量工具

使用测量工具，如量角器（goniometer）、肌力测试仪（plyometric tester）等，对患者进行客观测量，提高评估的准确性。

五、关节活动度评估

（一）评估目的

关节活动度评估的主要目的是：

（1）量化关节运动范围　通过测量肩颈关节在不同方向上的运动范围，了解其受限程度。

（2）识别功能障碍　发现肩颈关节在特定方向上的运动受限或疼痛，提示可能存在关节僵硬、肌肉挛缩或神经损伤等问题。

（3）指导康复计划　根据评估结果，为患者制订个性化的康复计划，包括运动训练、物理治疗等。

（二）评估内容

1. 肩关节

评估前屈、后伸、内收、外展、内旋和外旋等六个方向的活动度。

2. 颈部

评估左右屈颈、抬头、低头等四个方向的活动度。

3. 精确测量

使用量角器或视觉模拟尺等工具进行精确测量。

（三）评估步骤

1. 准备阶段

① 确保评估环境安静、舒适，并准备好所需的评估工具。

② 向患者解释评估目的和步骤，取得其理解和配合。

2. 评估实施

① 按照评估内容进行关节活动度评估。

② 每个方向的评估至少进行三次，取平均值作为最终结果。

③ 记录评估结果，包括关节活动度的具体数值和患者的疼痛感受。

（四）评估注意事项

1. 评估前准备

确保患者处于放松状态，避免紧张或焦虑情绪影响评估结果。

2.评估过程

评估过程中应轻柔、缓慢地进行关节运动，避免造成患者不适或损伤。

3.疼痛管理

在评估过程中，如患者出现疼痛或不适，应立即停止评估并采取相应的疼痛管理措施。

4.评估频率

根据患者的康复进展和需要，定期进行评估以监测功能恢复情况。

（五）结论与建议

根据关节活动度评估结果，得出患者肩颈关节活动度的受限程度和原因。结合患者的具体情况，提出个性化的康复建议和治疗方案，包括运动训练、物理治疗、药物治疗等。同时，强调患者参与康复计划的重要性，鼓励其积极配合治疗，以促进肩颈功能的全面恢复。

六、肌力评估

（一）评估目的

肌力评估的主要目的是：

（1）量化肌肉力量　通过特定的评估方法，测量肩颈区域主要肌肉的力量大小。

（2）识别肌力失衡　发现肩颈区域肌肉力量的不平衡，为制订针对性的康复计划提供依据。

（3）预测康复潜力　根据肌力评估结果，预测患者康复的潜力和可能遇到的挑战。

（4）监测康复进展　定期评估肌力，监测康复计划的执行效果和患者的恢复情况。

（二）评估方法

1.徒手肌力测试（manual muscle testing，MMT）

（1）分级标准　采用 0～5 级的肌力分级标准，0 级表示肌肉完全瘫痪，5 级表示肌肉力量正常。

（2）测试动作　针对肩颈区域的主要肌肉，设计特定的测试动作，如肩外展、肩内旋、颈前屈等。

（3）评估步骤　检查者给予患者一定的阻力，观察患者能否克服阻力完成测试动作，并根据动作完成情况和患者的主观感受进行肌力分级。

2.其他评估方法

（1）手持式肌力测试仪　通过测量患者对抗测试仪产生的阻力来评估肌力。

（2）功能性评估　通过观察患者在完成日常活动或特定功能任务时的肌肉表现来间接评估肌力。

（三）评估注意事项

1. 评估前准备
确保患者处于放松状态，避免紧张或焦虑情绪影响评估结果。

2. 评估过程
评估过程中应轻柔、缓慢地进行测试动作，避免造成患者不适或损伤。

3. 疼痛管理
在评估过程中，如患者出现疼痛或不适，应立即停止评估并采取相应的疼痛管理措施。

4. 评估频率
根据患者的康复进展和需要，定期进行评估以监测肌力恢复情况。

5. 评估后措施
根据肌力评估结果，得出患者肩颈区域肌力的具体状况。结合患者的具体情况，提出个性化的康复建议和治疗方案，包括肌肉力量训练、物理治疗、药物治疗等。同时，强调患者参与康复计划的重要性，鼓励其积极配合治疗，以促进肩颈肌力的全面恢复。

七、感觉评估

（一）评估目的

感觉评估的主要目的是：

（1）量化感觉功能　测量肩颈区域的感觉功能，包括触觉、痛觉、温度觉等。

（2）识别感觉障碍　发现肩颈区域的感觉异常，如减退、丧失或过敏等，为制订针对性的康复计划提供依据。

（3）评估神经恢复　监测感觉神经的恢复情况，评估治疗效果和康复进展。

（二）评估方法

1. 触觉评估
（1）测试工具　使用棉签、刷子或钝头物体轻触患者肩颈区域的皮肤。

（2）测试步骤　在不同部位轻触皮肤，询问患者是否能感知到触感，并评估触感的强度和准确性。

2. 痛觉评估
（1）测试工具　使用钝头针尖或压力计轻轻按压患者肩颈区域的皮肤。

（2）测试步骤　在不同部位施加压力，询问患者是否能感知到疼痛，并评估疼痛的强度和范围。

3. 温度觉评估

（1）测试工具　使用温水或冷水浸湿的棉签，或使用温度觉测试仪。

（2）测试步骤　在不同部位分别用冷水和温水轻触皮肤，询问患者是否能感知到温度差异，并评估感知的准确性和敏感度。

（三）评估注意事项

1. 评估前准备

确保患者处于放松状态，避免紧张或焦虑情绪影响评估结果。

2. 评估过程

评估过程中应轻柔、缓慢地进行测试动作，避免造成患者不适或损伤。

3. 疼痛管理

在评估过程中，如患者出现疼痛或不适，应立即停止评估并采取相应的疼痛管理措施。

4. 评估频率

根据患者的康复进展和需要，定期进行评估以监测感觉恢复情况。

5. 评估后措施

根据感觉功能评估结果，得出患者肩颈区域感觉功能的具体状况。结合患者的具体情况，提出个性化的康复建议和治疗方案，包括感觉刺激训练、物理治疗、药物治疗等。同时，强调患者参与康复计划的重要性，鼓励其积极配合治疗，以促进肩颈感觉功能的全面恢复。

八、淋巴水肿评估

（一）淋巴水肿评估步骤

淋巴水肿评估（lymphoedema assessment）步骤通常包括以下几个方面。

1. 病史询问

了解患者是否有明确的诱因、水肿持续的时间、水肿进展的快慢等。

2. 症状与体征

观察水肿的部位、皮肤改变、皮肤淋巴液渗漏、皮肤溃疡等。

3. 辅助检查

根据需要进行血液检查、超声、彩色多普勒超声、MRI 等辅助检查，以进一步明确诊断。

（二）淋巴水肿评估结果判定

根据评估结果，可以将淋巴水肿分为轻度、中度和重度。具体判定标准如下。

（1）轻度水肿　患侧周径与健侧周径的差值在 2～4cm。

（2）中度水肿　患侧周径与健侧周径的差值在 4～6cm。

（3）重度水肿　患侧周径与健侧周径的差值大于 6cm。

九、综合评估

综合以上评估结果，制订个性化的康复计划，以满足患者的特定需求。这些评估步骤有助于确定患者的基线功能状态，为制订个性化的康复计划提供依据，并监测康复过程中的进展。通过这些详细的评估，医护人员可以更好地理解患者的需求，并提供针对性的康复训练。肩关节功能评价量表见表 7-1。

表 7-1　肩关节功能评价量表

项目	评分标准						得分	小计
疼痛 （30分）	无（30分）							
	有时略微疼痛，活动无障碍（25分）							
	轻度疼痛，普通活动无障碍（20分）							
	中度疼痛，能够忍受（10分）							
	高度疼痛，活动严重受限（5分）							
	因疼痛而完全不能活动（0分）							
肩关节 活动范围 （25分）	分项	6分	5分	4/3①分	2分	1分	0分	
	前屈	＞150	149～120	119～90	89～60	59～30	＜30	
	外展	＞150	149～120	119～90	89～60	59～30	＜30	
	外旋		＞60	59～40	39～20	19～10	＜10	
	内旋		＞60	59～40	39～20	19～10	＜10	
	后伸			＞45	44～30	29～15	＜15	
肌力 （5分）	5级 （5分）	4级 （4分）	3级 （3分）	2级 （2分）	1级 （1分）	0级 （0分）		
日常生活 活动能力 （35分）		容易完成（5分）		勉强、疼痛、困难（3分）		无法完成（0分）		
	穿上衣							
	梳头							
	翻衣领							
	系围裙							
	使用手纸							
	擦对侧腋窝							
	系腰带							
局部形态 （5分）	无异常	轻度异常		中度异常		重度异常		
	5分	3分		2分		0分		
			总分：		分			
评定者：			评定日期：		年	月		日

①外旋、内旋、后伸为3分。

十、注意事项

在进行口腔癌术后肩颈功能训练前评估时，以下是注意事项：

1. 评估时机

确保患者手术切口已愈合，可以安全进行训练。过早或过晚开始训练都可能影响肩颈部的功能。

2. 疼痛管理

在评估过程中，注意观察患者的反应。如果训练引起疼痛、恶心、头晕、肿胀等不适，应立即停止并咨询医疗保健提供者。

3. 动作控制

缓慢平稳地进行训练，避免快速或剧烈的动作。

4. 姿势校正

对着镜子观察自己的动作，确保姿势正确。

5. 个体化评估

考虑到每位患者的具体情况，包括肿瘤部位、大小、治疗方式以及预后情况，这些都会对肩颈功能产生影响。

6. 多学科团队合作

评估过程中可能需要语言治疗师、物理治疗师、营养师和护士等专业人员的合作，以全面解决患者的问题。

7. 放射治疗的影响

对于接受放射治疗的患者，组织纤维化可能导致肩颈运动受限，因此肩颈运动必须持续练习，强化肌耐力训练。

8. 避免过度负荷

由于治疗后的组织较脆弱，应避免过度动作，以免导致皮瓣或软组织损伤。

9. 专业指导

建议在医疗保健提供者的指导下进行评估和训练，以确保安全和效果。

10. 康复护理方案

制订口腔颌面头颈肿瘤临床康复护理路径，形成个体化康复方案，及早有效地开展护理干预。

遵循以上注意事项，可以确保患者在进行肩颈功能训练前得到充分的评估，并为后续的康复训练打下坚实的基础。

第三节　肩颈功能训练方法

颈部淋巴结清扫术有可能损伤或切断副神经，术后产生肩臂功能障碍。早期肩颈功能训练能够有效减少术后局部粘连、瘢痕挛缩，防止肩臂运动功能障碍。建议在术后即开始对患者及家属进行肩颈功能训练宣教，指导其在术后 1 个月左右开始进行颈肩部功能训练。

（一）颈部训练

1. 低头和抬头
取上半身垂直体位，低头时下颌尽可能贴近胸壁，抬头时头尽量后仰（图 7-1）。

2. 转动颈部
左右转动颈部接近 90°（图 7-2）。

3. 左右屈颈
分别向左或向右将耳朵尽量贴近肩部（图 7-3）。每个动作保持 3 ～ 5s，动作幅度由小到大，每个动作 10 次为一组，休息 1min，重复所有动作，练习 3 ～ 4 个循环，每天练习 3 次，锻炼至患者感觉无颈部牵拉感为宜。

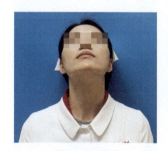　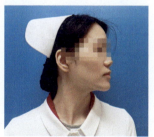　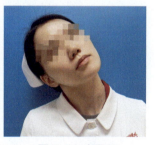

图 7-1　抬头　　　　　　图 7-2　左转 90°　　　　　　图 7-3　右屈颈

（二）手臂功能训练

1. 握拳
手掌完全伸开后握拳（图 7-4）。握腕：以患侧手掌握住健侧手腕，反复练习抓握。

2. 平举
双手或单手向前平举至与躯干呈 90°（图 7-5）。

3. 上举
双手或单手向前平举至与躯干呈 90°后继续向上至 135°（图 7-6）。

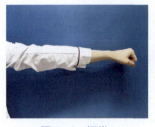

图 7-4　握拳

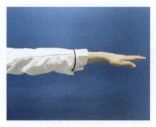

图 7-5　平举

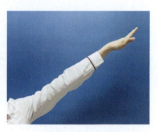

图 7-6　上举

4. 后展

双手或单手放置于躯干两侧，与躯干平行，向后逐渐后展，与躯干呈 45°（图 7-7）。

5. 前屈

双手臂向前伸，双手握拳，尽量向内旋转（图 7-8）。

6. 耸肩

取上半身垂直体位，反复上下耸肩（图 7-9）。

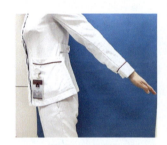

图 7-7　后展

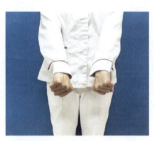

图 7-8　前屈

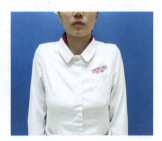

图 7-9　耸肩

7. 手臂爬墙

以手掌触摸墙面，模拟爬行动作逐渐向上抬手臂（图 7-10）。

以上每个动作保持 3～5s，动作幅度由小到大，每个动作 10 次为一组，休息 1min，重复所有动作，练习 3～4 个循环，每天练习 3 次。

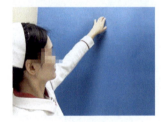

图 7-10　手臂爬墙

第四节　肩颈功能康复训练的并发症及处理

口腔癌术后肩颈功能康复训练时可能会产生一些并发症，这些并发症及其处理方法主要包括以下几点。

一、肩颈肌肉疼痛与痉挛

1. 原因

康复训练过程中，由于肌肉长时间未活动或活动强度突然增加，可能导致肩颈肌肉疼痛；康复训练不当或过度训练可能导致肩颈肌肉痉挛，表现为肌肉僵硬、疼痛等症状。

2. 处理

适当减少训练强度，增加休息时间。使用热敷、按摩等物理治疗方法缓解疼痛与痉挛。必要时，在医生指导下使用镇痛药或肌肉松弛剂。

二、神经损伤

1. 原因

在康复训练过程中，如果动作不规范或力度过大，可能损伤肩颈部位的神经，导致感觉异常或运动功能障碍。

2. 处理

立即停止康复训练，并寻求专业医生的帮助；根据神经损伤的程度和类型，采取药物治疗、物理治疗或手术治疗等方法。

三、伤口裂开或感染

1. 原因

康复训练时如果动作幅度过大或力度不当，可能导致手术伤口裂开；同时，如果不注意卫生，还可能引发感染。

2. 处理

伤口裂开时，应立即就医进行伤口处理，必要时进行缝合；感染时，应在医生指导下使用抗生素进行治疗，并注意保持伤口清洁干燥，及时换药。

四、皮瓣坏死

1. 原因

在康复训练过程中，如果皮瓣受到过度压迫或摩擦，可能导致皮瓣坏死，表现为皮瓣颜色发黑、坏死等症状。

2. 处理

一旦发现皮瓣坏死，应立即就医进行皮瓣修复或切除坏死组织；同时，加强换药和营养支持，促进伤口愈合。

五、康复建议

1. 遵循医嘱

严格按照医生的指导和建议进行康复训练，避免过度训练或不当训练导致并发症加重。

2. 科学训练

在康复训练过程中，要注意动作规范、力度适中，避免造成不必要的损伤。

3. 定期复查

定期进行复查，以便及时发现并处理并发症。

4. 保持营养均衡

注意保持营养均衡，提高身体免疫力，促进术后恢复。

5. 心理支持

积极面对术后康复过程，保持乐观心态，必要时予以心理支持。

综上所述，口腔癌术后患者肩颈功能康复训练不当时可能会导致一些并发症，但只要遵循医嘱、科学训练、定期复查、保持营养和心理支持，就可以有效预防和处理这些并发症，促进患者早日康复。

第五节 肩颈功能康复训练效果评估

口腔癌术后肩颈功能康复训练的效果评估是一个综合评估过程，旨在确定康复训练的成效以及患者肩颈功能的恢复情况。

一、肩部活动范围

（一）评估目的

（1）量化肩功能活动范围 通过标准的评估方法，精确测量肩关节在不同方向上的活动范围，包括前屈、后伸、内收、外展、内旋和外旋等。

（2）评估康复效果 对比术前、术后及康复过程中的评估结果，客观评价康复计划的有效性和患者肩功能活动范围的改善情况。

（3）识别功能障碍 发现肩关节活动范围受限的具体原因和程度，为制订针对性的康复策略提供依据。

（4）预测康复潜力 基于评估结果，预测患者肩功能活动范围进一步恢复的可能性和潜力。

（二）评估方法

1. 主动运动评估

（1）评估工具　使用量角器、电子测角仪或视觉模拟尺等工具进行精确测量。

（2）评估步骤　患者主动进行肩关节运动，检查者记录每个方向上的最大活动范围，并观察患者的动作流畅性和协调性。

2. 功能性评估

（1）通过观察患者在完成日常生活活动（如穿衣、梳头、洗脸等）时的肩关节使用情况，评估其功能恢复水平。

（2）评估患者能否顺利完成这些活动，以及完成过程中的疼痛程度、动作流畅性和动作协调性。

（三）康复功能效果评估与康复计划调整

1. 评估结果解读

（1）根据评估结果，分析患者肩功能活动范围的恢复情况。

（2）对比术前、术后及康复过程中的评估数据，评估康复计划的有效性和患者康复进展。

2. 康复计划调整

（1）根据评估结果，调整康复计划的内容和强度。

（2）对于活动范围受限的患者，增加相应的肌肉力量训练等康复措施。

（3）对于康复进展良好的患者，逐步减少康复频率和强度，鼓励其自主进行日常活动。

3. 康复效果监测

（1）定期对患者进行肩功能活动范围的评估，监测康复进展。

（2）根据评估结果，及时调整康复计划，确保康复效果。

4. 患者教育与指导

（1）向患者解释评估结果和康复计划的重要性。

（2）鼓励患者积极参与康复计划，提高康复效果。

（3）教导患者正确的运动姿势和康复技巧，减少康复过程中的不适和损伤。

二、肩部力量

（一）评估目的

（1）量化肩部力量　通过标准的评估方法，测量肩部肌肉在不同方向上的力量大小。

（2）评估康复效果　对比术前、术后及康复过程中的评估结果，客观评价康复计划的有效性和患者肩部力量的改善情况。

（3）识别力量失衡　发现肩部肌肉力量的不平衡，为制订针对性的康复策略提供依据。

（二）评估方法

1. 徒手肌力测试（MMT）

（1）评估标准　采用0～5级的肌力分级标准，评估肩部肌肉在不同方向上的力量大小。

（2）测试动作　设计特定的测试动作，如肩外展、肩内旋、肩前屈等，评估肩部肌肉的力量。

（3）评估步骤　检查者给予患者一定的阻力，观察患者能否克服阻力完成测试动作，并根据动作完成情况和患者的主观感受进行肌力分级。

2. 手持式肌力测试仪

（1）评估原理　通过手持式肌力测试仪，测量患者对抗测试仪产生的阻力时的肩部肌肉力量。

（2）测试步骤　患者手持测试仪，按照指示进行肩部肌肉的特定运动，测试仪记录力量数据。

（三）康复功能效果评估与康复计划调整

1. 评估结果解读

（1）根据评估结果，分析患者肩部力量的恢复情况。

（2）对比术前、术后及康复过程中的评估数据，评估康复计划的有效性和患者康复进展。

2. 康复计划调整

（1）根据评估结果，调整康复计划的内容和强度。

（2）对于肩部力量较弱的患者，增加相应的肌肉力量训练、功能性活动等康复措施。

（3）对于康复进展良好的患者，逐步减少康复频率和强度，鼓励其自主进行日常活动。

3. 康复效果监测

（1）定期对患者进行肩部力量的评估，监测康复进展。

（2）根据评估结果，及时调整康复计划，确保康复效果。

4. 患者教育与指导

（1）向患者解释评估结果和康复计划的重要性。

（2）鼓励患者积极参与康复计划，提高康复效果。

（3）教导患者正确的运动姿势和康复技巧，减少康复过程中的不适和损伤。

三、日常生活活动评估

（一）评估目的

（1）量化日常生活活动　通过特定的评估方法，精确测量患者完成日常生活活动的能力水平。

（2）评估康复效果　对比术前、术后及康复过程中的评估结果，客观评价康复计划的有效性和患者日常生活活动的改善情况。

（3）识别功能障碍　发现患者在完成日常活动时存在的具体困难和障碍，为制订针对性的康复策略提供依据。

（二）评估方法

1. 问卷调查

（1）评估工具　采用标准化的问卷，如肩关节功能评价量表等，评估患者的日常生活活动。

（2）评估内容　通常包括与肩颈及上肢功能相关的日常活动，如穿衣、梳头、进食、使用电脑等。

（3）评估步骤　患者根据自身情况填写问卷，评估者收集并分析数据。

2. 功能性评估

（1）评估原理　通过观察患者在完成特定日常生活活动时的表现，评估其日常生活活动能力。

（2）测试动作　设计一系列与日常生活活动相关的测试动作，如穿衣测试、梳头测试、进食测试等。

（3）评估步骤　患者按照指示完成测试动作，评估者观察并记录患者的完成情况，动作流畅性、协调性以及是否存在疼痛或不适。

（三）康复功能效果评估与康复计划调整

1. 评估结果解读

（1）根据评估结果，分析患者日常生活活动能力的恢复情况。

（2）对比术前、术后及康复过程中的评估数据，评估康复计划的有效性和患者康复进展。

2. 康复计划调整

（1）根据评估结果，调整康复计划的内容和强度。

（2）对于日常生活活动能力受限的患者，增加相应的功能性训练、日常生活活动训练等康复措施。

（3）对于康复进展良好的患者，逐步减少康复频率和强度，鼓励其自主进行日常活动。

3. 康复效果监测

（1）定期对患者进行日常生活活动能力的评估，监测康复进展。

（2）根据评估结果，及时调整康复计划，确保康复效果。

4. 患者教育与指导

（1）向患者解释评估结果和康复计划的重要性。

（2）鼓励患者积极参与康复计划，提高康复效果。

（3）教导患者正确的日常生活活动姿势和技巧，减少康复过程中的不适和损伤。

四、疼痛程度

（一）评估目的

（1）量化疼痛程度　通过特定的评估工具和方法，精确测量患者肩颈区域的疼痛程度。

（2）评估康复效果　对比术前、术后及康复过程中的疼痛程度评估结果，客观评价康复计划的有效性和疼痛缓解情况。

（3）制订康复计划　根据疼痛程度评估结果，调整康复计划的内容和强度，确保康复过程的安全性和有效性。

（二）评估方法

使用疼痛评估量表，如视觉模拟量表（VAS），评估患者肩部及颈部的疼痛程度，以了解其疼痛缓解情况。患者根据自身疼痛强度在直线上标记一点，用直尺量取起点至该点的距离，以此数字表示疼痛强度；重复两次操作并取平均值，作为最终评估值。疼痛分级详见表 7-2。

表 7-2　疼痛视觉模拟分级量表

分级	疼痛程度
1 级	无疼痛：0 ～ 4mm
2 级	轻度疼痛：5 ～ 44mm
3 级	中度疼痛：45 ～ 74mm
4 级	重度疼痛：75 ～ 100mm

（三）康复功能效果评估与康复计划调整

1. 评估结果解读

（1）根据评估结果，分析患者疼痛程度的改善情况。

（2）对比术前、术后及康复过程中的评估数据，评估康复计划的有效性和疼痛缓解情况。

2. 康复计划调整

（1）根据评估结果，调整康复计划的内容和强度。

（2）对于疼痛程度较高的患者，增加相应的疼痛管理措施，如药物治疗、物理治疗等。

（3）对于康复进展良好且疼痛程度减轻的患者，逐步减少疼痛管理措施，鼓励其自主进行康复活动。

3. 康复效果监测

（1）定期对患者进行疼痛程度的评估，监测康复进展和疼痛缓解情况。

（2）根据评估结果，及时调整康复计划和疼痛管理措施，确保康复效果。

五、外观及形态

（一）评估目的

（1）观察形态变化　通过视觉检查，观察患者肩颈区域的外形及形态是否发生变化，如皮肤完整性、肌肉萎缩、瘢痕形成等。

（2）评估功能影响　分析形态变化对患者肩颈功能的影响，如是否导致活动受限、疼痛加剧等。

（3）制定康复计划　根据形态评估结果，制订或调整康复计划，以改善外形、恢复功能并减轻症状。

（二）评估方法

1. 视觉检查

（1）评估原理　通过直接观察患者肩颈区域的外形及形态，评估其是否发生变化。

（2）评估步骤　确保评估环境光线充足，以便清晰地观察患者的肩颈区域；观察患者的皮肤是否完整，有无红肿、破溃、瘢痕等情况；检查患者的肌肉是否萎缩，肩颈线条是否流畅，有无异常突出或凹陷；观察记录形态变化，并进行拍照或录像以备后续对比。

2. 测量评估

（1）评估原理　通过测量患者的肩颈区域相关尺寸，评估其形态变化程度。

（2）评估步骤　使用软尺或游标卡尺等工具，测量患者肩颈区域的特定尺寸，如肩宽、颈围等；将测量结果与正常参考值或患者术前的测量数据进行比较，分析形态变化程度；记录测量结果，并绘制形态变化图表，以便直观展示形态变化趋势。

3. 影像学检查

（1）评估原理　通过 X 线、CT、MRI 等影像学检查手段，观察患者肩颈区域的骨骼、肌肉、血管等结构的形态变化。

（2）评估步骤　根据患者的具体情况和评估需求，选择合适的影像学检查手段；分析影像学检查结果，观察患者肩颈区域的骨骼是否完整、肌肉是否萎缩、血管是否受压等；结合影像学检查结果，评估形态变化对患者肩颈功能的影响程度。

（三）康复功能效果评估与康复计划调整

1. 评估结果解读

（1）根据评估结果，分析患者形态变化的改善情况。

（2）对比术前、术后及康复过程中的评估数据，评估康复计划的有效性和形态改善情况。

2. 康复计划调整

（1）根据评估结果，调整康复计划的内容和强度。

（2）对于形态变化较大的患者，康复师评估后增加相应的康复措施，如物理治疗、按摩、瘢痕软化等。

（3）对于康复进展良好且形态变化改善明显的患者，逐步减少康复措施，鼓励其自主进行康复活动。

3. 康复效果监测

（1）定期对患者进行形态评估，监测康复进展和形态变化趋势。

（2）根据评估结果，及时调整康复计划，确保康复效果。

六、效果评估结果的应用

（1）根据评估结果，调整康复训练方案，如增加或减少训练强度、改变训练方式等，以达到更好的康复效果。

（2）为后续的物理治疗、药物治疗或手术治疗等提供指导。

（3）评估患者的生活质量改善情况，为患者提供心理支持和建议。

综上所述，口腔癌术后肩颈功能康复训练的效果评估是一个全面、系统的过程，需要综合考虑多个方面的因素。通过科学的评估方法和时机，可以准确地了解患者的康复情况，为后续的康复治疗和护理提供有力的依据。

参考文献

[1] 顾芬，王悦平，杨文玉，等. 口腔颌面头颈肿瘤术后康复护理专家共识 [J]. 上海交通大学学报（医学版），2023，43(10): 1289-1296.

[2] 叶海春，高先连，任阳，等. 早期系统化康复训练在口腔癌术后游离皮瓣修复患者中应用效果的 meta 分析 [J]. 中国口腔颌面外科杂志，2020，18(02): 171-176.

[3] 卿雁冰，马丽芳，岳树锦，等. 舌癌患者游离皮瓣修复术后护理的研究进展 [J]. 中国实用护理杂志，2020，36(10).

[4] 刘希，魏曦 . 肩颈康复操对颈淋巴结清扫术后患者肩颈功能恢复的研究 [J]. 临床医药文献电子杂志，2018, 5(25): 116-117.

[5] 王太萍，石兴莲，龚玲，等 . 口腔癌患者术后生存质量的研究进展 [J]. 护士进修杂志，2022, 37(09): 813-818.

[6] 董雪红，乔彬 . 协同护理模式对口腔癌患者术后生活质量和心理状态的影响 [J]. 肿瘤基础与临床，2020, 33(06): 531-535.

[7] 汪鑫，徐珑 . 静态渐进性牵伸技术联合肌肉能量技术在创伤后肘关节僵硬康复治疗中的应用 [J]. 中国康复，2020, 35(08): 409-412.

[8] 王泽熙，姜贵云，刘云芳，等 . Thera-Band 渐进抗阻训练对下背痛患者的疗效观察 [J]. 按摩与康复医学，2018, 9(05): 19-20.

[9] 吴伟，黄粉燕，林彩娜，等 .《肩关节疼痛与功能障碍指数中文版》在肩痛患者中的信度与效度分析 [J]. 中国康复医学杂志，2013, 28(09): 846-848.

[10] Mcneely M L, Parliament M, Courneya K S, et al. A pilot study of a randomized controlled trial to evaluate the effects of progressive resistance exercise training on shoulder dysfunction caused by spinal accessory neurapraxia/neurectomy in head and neck cancer survivors[J]. Head Neck, 2004, 26(6): 518-530.

[11] Chen Y H, Lin C R, Liang W A, et al. Motor control integrated into muscle strengthening exercises has more effects on scapular muscle activities and joint range of motion before initiation of radiotherapy in oral cancer survivors with neck dissection: A randomized controlled trial[J]. PLoS One, 2020, 15(8): e237133.

[12] Barber B, Seikaly H, Ming C K, et al. Intraoperative Brief Electrical Stimulation of the Spinal Accessory Nerve (BEST SPIN) for prevention of shoulder dysfunction after oncologic neck dissection:a double-blinded, randomized controlled trial[J]. J Otolaryngol Head Neck Surg, 2018, 47(1): 7.

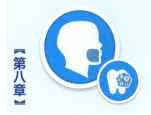

【第八章】 言语训练

　　游离皮瓣移植（free flap transplantation）是目前口腔重建最流行和最可靠的技术之一，但目前还没有一种皮瓣移植可以完全解决口腔缺损的问题。口腔形态的异常对语音有显著的影响，而口腔癌的手术治疗往往会导致口腔生理结构的缺失，从而出现言语障碍。对于口腔癌术后患者而言，言语功能的恢复不仅是提高生活质量的关键，也是他们重返社会、恢复自信的重要途径。

　　口腔癌术后的言语训练旨在为言语治疗师、医疗工作者以及患者本人提供一个全面、系统的言语康复训练指南。结合了前沿的研究成果、临床实践和患者需求，详细阐述了从评估到训练的全过程，旨在帮助患者最大限度地恢复言语功能。

第一节　言语训练的重要性、目标与原则

一、口腔癌术后言语训练的重要性

　　口腔癌术后患者常面临言语障碍，导致生活质量下降。言语障碍会直接影响患者的沟通能力，导致社交障碍，进而影响患者的情绪和心理健康。社会功能受损，限制了患者重返工作和社交活动的能力，增加了家庭和社会的负担。言语障碍需要专业的康复治疗，增加了医疗资源的消耗。

二、言语训练的目标

　　（1）恢复构音能力　通过训练，使患者能够准确发出各种音素，恢复正常的构音功能。

　　（2）改善语音质量　提高患者的语音清晰度，使其能够流畅地进行言语交流。

　　（3）增强口腔运动功能　通过训练，增强患者的口腔运动能力，促进咀嚼、吞咽等功能的恢复。

三、基本原则

（1）个性化原则　根据患者的具体情况，制订个性化的训练计划，确保训练的有效性和针对性。

（2）循序渐进原则　从简单到复杂，逐步增加训练难度，避免患者因训练过度而产生疲劳或不适。

（3）综合性原则　结合多种训练方法，如语音训练、口腔运动训练等，形成综合训练体系，提高训练效果。

第二节　言语障碍评估

一、评估内容

1. 呼吸功能评估
评估患者的呼吸模式、呼吸效率等，以确定是否存在呼吸障碍。
2. 发声功能评估
检查患者的嗓音质量、发声效率等，以判断发声系统是否存在异常。
3. 构音功能评估
检查患者的构音器官（如唇、舌、下颌等）的结构和运动功能，以判断是否存在构音障碍。

二、评估方法

（一）主观评估

通过患者自述、家属观察等方式，了解患者的言语障碍情况。

（二）客观评估

采用标准化评估工具，如言语障碍指数（SHI）、构音检查、失语症检查等，对患者的言语功能进行定量评估。

1. 言语障碍指数（speech handicap index，SHI）

SHI 由国内学者吴沛霞等汉化完成，内容效度指数为 0.90，Cronbach's α 系数为 0.91。其中包含 30 个条目，采用 Likert 评分模式，涵盖社会心理及言语功能两个维度的评估（表 8-1）。该量表广泛应用于喉咽、口腔癌术后患者，有较好的信度和效度。

表 8-1　中文版 SHI 量表

条目
言语　心理社会反应
P1 因为说话的问题,我觉得自己无能
P2 我避免打电话
P3 与别人讲话时我会紧张
P4 我会刻意避免在人多的地方说话
P5 别人听我说话时会感到难受
P6 因为言语问题,我减少与朋友、邻居或亲人说话
P7 我发现别人不能理解我说的话
P8 言语问题限制了我的个人及社交生活
P9 我感到在与人交谈时跟不上
P10 我试着改变发声
P11 言语问题使我感到苦恼
P12 因为言语问题,我变得不如以前外向
P13 因为言语问题,我觉得自己残疾了
P14 别人让我重复说过的话时,我会感到尴尬
P15 因为言语问题,我感到惭愧
言语困难
S1 他人难以听懂我说的话
S2 我说话时上气不接下气
S3 一天之中,我言语的情况会有变化
S4 人们会问我,为什么我说的话他们听不懂
S5 别人要求我重复说过的话时,我会更困难
S6 我难以表达清楚
S7 在嘈杂环境中,别人难以听明白我说的话
S8 面对面交谈时,别人会让我重复说过的话
S9 我感觉要使好大力气才能说得出话来
S10 一天之中,我的声音清晰度变化无常,难以预测
S11 我说话很费劲
S12 晚上我说话的情况会更差
S13 因为言语问题,我的收入减少
S14 因为言语问题,我觉得很难与人进行交谈
S15 当我在房子的另一头跟人讲话时,他们难以听到

2. 发音障碍指数(articulation handicap index,AHI)

　　AHI 在 SHI 基础上进行修订,包含 30 个条目,涵盖身体、功能和情绪 3 个维度(表 8-2)。这些条目是根据 AHI 问卷的目的和一般内容推测的,具体的条目可能会有所不同。

表 8-2　发音障碍指数量表（AHI）

序号	条目内容
1	发音障碍是否影响您的日常交流？
2	发音障碍是否让您在社交场合感到尴尬？
3	发音障碍是否影响您的工作或学习？
4	您是否因为发音障碍而避免参与某些社交活动？
5	发音障碍是否影响您的自信心？
6	您是否因为发音障碍而感到沮丧或焦虑？
7	发音障碍是否影响您的职业发展？
8	您是否因为发音障碍而难以表达自己的想法？
9	发音障碍是否影响您的人际关系？
10	您是否因为发音障碍而避免在公共场合发言？
11	发音障碍是否让您在家庭生活中感到困扰？
12	您是否因为发音障碍而感到被误解？
13	发音障碍是否影响您的自我形象？
14	您是否因为发音障碍而在电话交流中遇到困难？
15	发音障碍是否让您在面试或演讲中感到不自信？
16	您是否因为发音障碍而避免与陌生人交谈？
17	发音障碍是否影响您的娱乐活动？
18	您是否因为发音障碍而感到孤独？
19	发音障碍是否让您在亲密关系中感到压力？
20	您是否因为发音障碍而避免唱歌或朗读？
21	发音障碍是否影响您的宗教或文化活动参与？
22	您是否因为发音障碍而感到被排斥？
23	发音障碍是否让您在教育环境中感到挑战？
24	您是否因为发音障碍而在职业环境中遇到障碍？
25	发音障碍是否影响您的个人目标实现？
26	您是否因为发音障碍而感到沮丧？
27	发音障碍是否让您在日常生活中感到不便？
28	您是否因为发音障碍而避免使用某些技术或设备？
29	发音障碍是否影响您的整体生活质量？
30	您是否因为发音障碍而感到心理健康受到影响？

　　每个条目都要求受试者根据自身情况打分，分数范围从 0（无影响）到 4（总是有影响）。最终，通过计算所有条目的得分总和来得出 AHI 总分，从而综合评估发音障碍对个体的影响程度。AHI 的评分结果可以进一步划分为四个等级：0 ～ 13 分为无障碍；14 ～ 44 分为轻度障碍；45 ～ 76 分为中度障碍；77 ～ 120 分为重度障碍。

3. 发声障碍指数（phonation handicap index，PHI）

PHI 量表在口语交际功能的维度具有优势，适用于存在构音障碍的患者。

4. 语音清晰度工具（amrita speech intelligibility assessment tool，ASIAT）

ASIAT 从元音、辅音、单词、段落及整体可理解度 5 个方面评价语音清晰度及词语句子的可理解性。

5. 自动化语音识别技术（automatic speech recognition，ASR）

该技术通过计算机自动语音处理，以及测试共振峰等声学数据，得到语音功能的客观评估结果。

6. 其他评估方法

（1）皮肤电反应（galvanic skin response，GSR）测量仪　通过皮肤电反应结果判断语音功能。

（2）专家评估　由言语-语言病理学家（speech language pathologist，SLP）进行的专业评估，旨在确定个体的沟通问题的性质和严重程度。

（3）临床检查　通过口腔检查、影像学检查等手段，观察患者口腔结构的变化，评估其对言语功能的影响。

三、评估结果与分析

1. 描述评估结果

根据评估数据，详细描述患者的言语障碍情况，包括障碍类型、程度、影响范围等。

2. 分析障碍原因

结合患者病史、手术记录等信息，分析言语障碍的可能原因。

3. 制订康复计划

根据评估结果和障碍原因，为患者制订个性化的康复计划，包括康复目标、治疗方法、预期效果等。

四、注意事项

（1）在评估过程中，要确保患者充分理解评估目的和流程，积极配合评估工作。

（2）评估人员应具备专业知识和丰富经验，以确保评估结果的准确性和可靠性。

（3）对于存在严重言语障碍的患者，应给予更多的关注和支持，确保他们能够获得有效的康复治疗。

第三节　沟通技巧与辅助工具

一、沟通技巧

（1）耐心倾听　患者交流时，给予足够的时间和耐心。

（2）清晰表达　与患者交流时，使用简单、清晰的语言，避免使用复杂的词汇或句子。

（3）视觉辅助　使用图片、手势或文字提示来辅助沟通，帮助患者理解。

（4）鼓励反馈　鼓励患者通过点头、摇头或其他非言语方式提供反馈，以确认他们是否理解。

（5）重复和简化　如果患者没有理解，重复信息并尝试简化语言。

（6）使用开放式问题　提问时使用开放式问题，鼓励患者尽可能多地表达自己。

（7）正面鼓励　对患者的努力和进步给予正面的鼓励和支持。

二、辅助工具的使用

1. 语音治疗软件

使用专门的语音治疗软件，如计算机辅助语音训练程序，帮助患者练习发音和语言。

2. 沟通板

使用带有图片和文字的沟通板，帮助患者在言语困难时进行交流。

3. 语音合成器

对于严重言语障碍的患者，可以使用语音合成器将文字转换为语音。

4. 镜子

在练习发音时，使用镜子帮助患者观察自己的嘴型和舌位。

5. 录音设备

录制患者的发音，让他们听到自己的声音并进行自我评估。

6. 口腔操和吞咽训练工具

使用特定的口腔操和吞咽训练工具，如冰棒、吸管等，帮助患者恢复口腔肌肉功能。

7. 个性化康复计划

根据患者的具体情况，制订个性化的言语康复计划，包括语音训练、口腔操、张口训练、吞咽训练等。

8. 社交技能训练

通过角色扮演和模拟对话，帮助患者提高社交沟通技能。

言语训练辅助工具可以作为康复训练的一部分，使用各种评估工具，如量表、自动化识别技术和物联设备等，可以帮助医疗专业人员评估患者的言语功能，从而制订个性化的康复计划。帮助患者在术后进行系统的言语训练，以达到最佳的康复效果。可以为口腔癌的临床诊治和康复提供数据平台，为临床生物信息标志物的深入研究及个体化语言康复提供重要的数据支持。

第四节　康复训练方法

一、双唇训练

术后第 3 周开始，指导患者进行双唇训练，如噘嘴作“吹口哨”状发声，张嘴发声，上下嘴唇内缩发声，鼓起双颊做漱口状发声等，每个发音持续 1 ～ 2s，循环训练 10min，3 次 / 天。

二、舌训练

术后第 3 周开始，指导患者在口腔内上、下、左、右、前、后移动舌头，做伸、缩、顶、弹、舔、卷等动作，使用吸管饮水，通过说话增加舌头自然活动。

三、吞咽训练

（1）术后 1 天使用棉签蘸温水湿润口腔，引导患者做吞咽动作，术后 2 ～ 3 天用勺子少量喂温水，待患者适应经口喝水后喂温水，术后 7 ～ 10 天拔除胃管前，根据患者切口恢复情况，开展进食训练　从流质饮食逐渐过渡到半流质饮食、正常饮食。

（2）感觉刺激训练（Rood 技术）　冰棒刺激舌咽部感觉，利用黑胡椒和薄荷等进行嗅觉刺激等。

（3）舌制动吞咽（Masako 训练）　略向外伸舌，并用牙齿轻咬住舌尖后的部分舌体，同时做吞咽动作，使咽后壁向前突。

四、口腔操

术后第 3 周开始，口唇放松，上下唇微闭，舌自然放平，进行咀嚼运动，使颊肌和下颌骨活动。每次 5～10s，休息 1min，反复练习 15～20min，每天练习 3～4 次。

五、语音训练

① 术后第 3 周开始，利用舌体剩余组织、移植组织及相邻组织，提高言语清晰度。

② 发音训练包括舌背与软腭依次发音："jī、qī、xī"；舌卷音练习依次发音："zhī、chī、shī"；舌尖练习依次发音："tā、dē、lā"（图 8-1）。每个发音训练持续 1～3s，重复 10～15 次，每天重复练习 3～5 组。

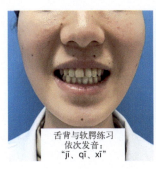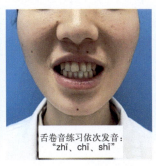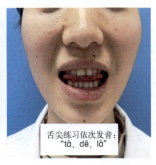

图 8-1　发音训练

六、口腔肌肉训练

1. 舌主动训练

舌主动训练［图 8-2（a）、（b）］：顺序为下唇中间→唇左右角→上唇正中→唇外侧→舔舐食物，以增加颜面肌肉和舌肌的运转能力。

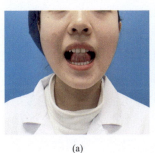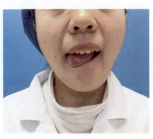

（a）　　　　　　　　　　　（b）

图 8-2　舌主动训练

2. 舌部肌肉训练

具体训练内容（图 8-3）为顶舌训练、伸缩舌训练、弹舌训练，以增加舌尖肌肉强度。训练时每个动作维持 5s，重复 10～15 次，每日 3 次，每次 20min，训练周期为 60 天左右。

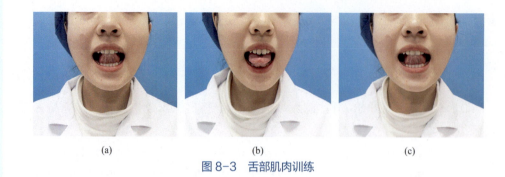

(a)   (b)   (c)

图 8-3　舌部肌肉训练

七、气息控制练习

气息控制练习是指通过特定的训练方法和技巧，有意识地调节和掌控呼吸的节奏、深度和强度，这种训练对于提高语音清晰度、增强演讲或歌唱的耐力以及改善呼吸控制都至关重要。

1. 准备阶段

（1）正确姿势　站立或坐着时，保持背部挺直但不僵硬，肩膀放松下沉，双脚分开与肩同宽，确保身体处于平衡状态。正确的姿势有助于打开胸腔，为深呼吸创造空间。

（2）放松身心　通过深呼吸和简单的伸展运动来放松身体，特别是放松颈部、肩膀和背部的肌肉。闭上眼睛，集中注意力，让思绪逐渐平静。

（3）环境准备　选择一个安静、无干扰的环境进行练习，避免任何可能分散注意力的事物。

2. 气息练习

（1）深呼吸练习　增强肺活量，提高呼吸效率。

慢慢吸气，通过鼻子将空气吸入肺部底部，感觉腹部随着吸气而自然膨胀；暂停呼吸片刻，感受空气的充盈；缓慢呼气，通过嘴巴或鼻子排出空气，同时让腹部逐渐下降；重复练习，每次呼吸尽量深入且缓慢，逐渐增加练习时间。

（2）气息控制练习（数数练习）提高呼吸控制和耐力。

深吸一口气，保持腹部膨胀；从 1 开始数到尽可能高的数字，同时保持声音平稳、清晰，不提高音量或加快语速；当感觉气息不足时，缓慢呼气，休息片刻后重复练习；随着练习的进行，逐渐增加数数的长度和次数。

（3）气息支撑发音练习　增强发音时的气息支持，提高语音清晰度。

选择一个元音（如"a"或"e"），深吸一口气；在呼气的同时，持续发出所选元音，保持声音稳定、响亮，直到气息耗尽；休息片刻后，重复练习，尝试延长发音时间；逐渐增加练习的难度，例如结合辅音进行单词发音练习。

（4）呼吸与发声协调练习（哼唱练习）　提高呼吸与发声之间的协调性。

选择一个舒适的音调，深吸一口气；在呼气的同时，轻轻哼唱所选音调，保持声音平稳、连贯；尝试在哼唱过程中保持腹部微微膨胀，以提供持续的气息支持；逐渐增加哼唱的时间和音量，直至能够轻松完成整个练习。

3. 注意事项

（1）避免过度用力　在练习过程中，不要过度用力吸气或呼气，以免损伤声带或肺部。

（2）保持放松　练习时保持身体放松，特别是颈部、肩膀和背部的肌肉。

（3）定期休息　每次练习后，给予自己充分的休息时间，以避免疲劳和不适。

（4）持续练习　气息支持练习需要时间和耐心来逐渐提高。建议每天进行练习，以保持进步。

第五节　言语功能康复训练的并发症及处理

口腔癌术后言语功能康复训练过程中，患者可能会遇到一些并发症。这些并发症的发生原因多种多样，处理措施也需根据具体情况进行。以下是对这些原因及处理方法的详细分析。

一、康复训练不当

1. 原因

① 训练强度过大或过小，缺乏针对性、系统性或科学性，都可能影响康复效果，甚至导致并发症。

② 错误的训练方法或姿势也可能加重患者的言语障碍。

2. 处理——优化康复训练

① 采用科学、系统、有针对性的训练方法，确保训练强度适中、方法正确。

② 定期对患者进行评估，根据评估结果调整训练计划。

二、术后护理不当

1. 原因

① 伤口护理不当可能导致感染、出血等并发症。

② 营养支持不足可能影响患者的体质和康复速度。

2. 处理——加强术后护理

① 保持伤口清洁、干燥，定期更换敷料，避免感染。

② 提供充足的营养支持，促进患者体质恢复。

③ 鼓励患者进行适当的活动，促进血液循环和肌肉功能恢复。

三、个体差异

1. 原因

① 患者的年龄、体质、基础疾病等因素可能影响术后恢复速度和康复效果。

② 部分患者可能对康复训练的反应不同，导致并发症的发生。

2. 处理——考虑个体差异

① 制订个体化的康复计划，根据患者的具体情况进行调整。

② 加强与患者的沟通，了解其需求和反应，以便及时调整康复方案。

总之，口腔癌术后言语功能康复训练过程中可能出现的并发症需要受到足够的重视。通过精细的手术操作、个体化的康复计划、科学的训练方法、加强的术后护理以及及时的并发症处理，可以有效降低并发症的发生率并促进患者的康复进程。

第六节　言语功能康复训练效果评估

口腔癌术后言语功能康复训练效果评估是一个细致且全面的过程，旨在确保患者经过康复训练后，其言语功能能够得到有效恢复。以下是对评估方法和标准的详细分析。

一、评估方法

1. 标准化量表评估

采用经过验证的标准化量表，如言语障碍指数（SHI）等，对患者进行言语功能评估。这些量表通常包括发音清晰度、语言流畅度、理解能力等多个维度，能够全面反映患者的言语功能恢复情况。

2. 患者自评与家属反馈

① 鼓励患者进行自我评估，描述自己在日常生活中的言语交流情况，以及康复过程中的感受和变化。

② 收集家属的反馈，了解患者在家庭环境中的言语交流表现，以及家属对患者康复进展的观察和看法。

3. 专业评估与观察

① 由专业的言语治疗师或口腔科医生对患者进行面对面的评估。通过直接观察患者的发音、口腔运动协调性、语言流畅度等方面，评估其言语功能的恢复

情况。

② 利用专业设备，如语音分析软件、口腔运动监测仪等，对患者进行更深入的评估和分析。

二、评估标准

1. 发音清晰

① 评估患者发音是否清晰、准确，能否被他人理解。

② 对比患者训练前后的发音情况，判断其发音清晰度是否有所提高。

2. 口腔运动协调性

① 观察患者口腔各部位（如唇、舌、腭等）的运动协调性是否良好。

② 评估患者是否能够自如地控制口腔运动，以发出清晰的语音。

3. 语言流畅度

① 评估患者语言表达是否流畅、连贯，是否存在语言障碍或停顿现象。

② 通过让患者朗读文章或进行对话交流，观察其语言流畅度的恢复情况。

4. 理解能力与表达能力

① 评估患者是否能够理解他人的言语，并作出恰当的回应。

② 检查患者是否能够清晰地表达自己的意思，并与他人进行有效的沟通。

三、评估周期与后续康复计划

1. 评估周期

① 评估周期应根据患者的具体情况和康复进展来确定。

② 通常在康复训练初期、中期和末期分别进行评估，以了解患者的康复情况并及时调整康复计划。

2. 后续康复计划

基于评估结果的调整策略：

① 根据评估结果，对康复训练计划进行个性化调整，包括训练内容、训练强度、训练频率等。

② 强调训练调整的及时性，确保康复计划始终符合患者的康复需求和目标。

③ 针对评估中发现的特定问题，如发音清晰度不足、语音流畅性差等，应加强相关练习。

④ 提供具体的练习建议，如使用辅助工具（如镜子、录音设备等）进行发音练习，改善呼吸模式等。

⑤ 心理调适与社交支持：强调心理调适在康复过程中的重要性，提供心理支持，帮助患者树立信心，克服焦虑和恐惧；鼓励患者积极参与社交活动，与家人和朋友交流，提高社交能力和自信心。

⑥ 多学科团队合作：强调多学科团队合作在解决复杂问题中的重要性，如口腔科、耳鼻喉科、心理科等专家共同参与，为患者提供全面的康复服务。

3. 康复进展的持续监测

① 强调康复进展的持续监测对于实现长期康复目标的重要性。

② 建议定期进行评估，及时发现问题并进行调整，确保康复计划的有效性和可持续性。

综上所述，口腔癌术后言语功能康复训练效果评估是一个综合性的过程，需要采用多种评估方法和标准来全面、客观地了解患者的康复进展。同时，根据评估结果及时调整康复计划也是确保康复训练效果的关键。

参考文献

[1] 张慧敏，刘俊杰，刘进，等. 口腔癌患者营养风险管理的循证实践 [J]. 护理学杂志，2022,37(12): 88-91.

[2] 吴沛霞，姚晴，王韦，等. 中文版言语障碍指数量表的信效度评价 [J]. 护理学杂志，2014,29(18): 28-31.

[3] 顾芬，王悦平，杨文玉，等. 口腔颌面头颈肿瘤术后康复护理专家共识 [J]. 上海交通大学学报（医学版），2023, 43(10): 1289-1296.

[4] 吴媚，梁妍景，侯黎莉. 口腔癌术后言语功能的评估工具：一项范围综述 [J]. 上海交通大学学报（医学版），2022, 42(12): 1720-1728.

[5] Woisard V, Balaguer M, Fredouille C, et al. Construction of an automatic score for the evaluation of speech disorders among patients treated for a cancer of the oral cavity or the oropharynx: The Carcinologic Speech Severity Index[J]. Head Neck, 2022, 44(1): 71-88.

[6] Dokhe Y, Thankappan K, Sood R, et al. Validation of an Intelligibility Assessment Tool in an Indian Language for Perceptual Speech Analysis in Oral Cancer Patients[J]. Indian J Surg Oncol, 2021, 12(1): 100-107.

[7] Keilmann A, Konerding U, Oberherr C, et al. The Articulation Handicap Scale with 12 items (AHS-12): a short form of the Articulation Handicap Index (AHI)[J]. Logoped Phoniatr Vocol, 2021, 46(2): 70-76.

[8] Keilmann A, Konerding U, Oberherr C, et al. Articulation handicap index: an instrument for quantifying psychosocial consequences of impaired articulation[J]. Eur Arch Otorhinolaryngol, 2016, 273(12): 4493-4500.

[9] Rinkel R N, Verdonck-de LI, van Reij E J, et al. Speech Handicap Index in patients with oral and pharyngeal cancer: better understanding of patients' complaints[J]. Head Neck, 2008, 30(7): 868-874.

[10] de Groot R J, Merkx M, Hamann M, et al. Tongue function and its influence on masticatory performance in patients treated for oral cancer: a five-year prospective study[J]. Support Care Cancer, 2020, 28(3): 1491-1501.

[11] Dijkstra P U, Huisman P M, Roodenburg J L. Criteria for trismus in head and neck oncology[J]. Int J Oral Maxillofac Surg, 2006, 35(4): 337-342.

[12] van der Geer S J, van Rijn P V, Kamstra J I, et al. Criterion for trismus in head and neck cancer patients: a verification study[J]. Support Care Cancer, 2019, 27(3): 1129-1137.

[13] Bachmann A S, Höche S, Peters B, et al. Effects of high-frequency speech therapy on speech-related quality of life and objective speech intelligibility of oral cancer patients[J]. J Craniomaxillofac Surg, 2021, 49(11): 1072-1080.

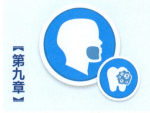

感知觉训练

感知觉训练（perceptual training）是一种针对性的康复手段，旨在助力患者重建或恢复因手术以及辅助放化疗所导致的口腔及其他受累部位的感觉与运动功能损害。口腔癌患者在接受手术以及放化疗综合治疗后，其感知觉功能遭受多维度且深远的影响，一方面，手术本身可能引发术后疼痛、口腔干燥症、味觉功能障碍、进食吞咽困难以及语言表达能力受损等一系列问题，而辅助放化疗不仅会进一步恶化口腔微环境，诱发疼痛性溃疡与口腔黏膜炎，还可能特异性地导致听力减退，以及照射区域皮肤出现红肿、干燥、湿性反应（如水泡、溃疡）等不良反应。另一方面，在实施口腔癌手术及淋巴结清扫术时，由于手术区域具有独特的解剖结构，且涉及异位游离皮瓣的获取，再加之可能存在神经粘连，以及术后瘢痕组织挛缩等情况，患者术后往往会出现一系列复杂的感知觉和运动功能障碍，表现为手术部位麻木、刺痛、肢体抬举困难、活动范围受限等。同时，放化疗对骨髓造血功能的抑制，会使患者面临感染风险增加、身体衰弱等问题。这些不良反应相互交织、叠加，进一步加剧了患者的感知觉障碍程度。

这些影响不仅严重干扰患者的日常生活质量，还可能对其心理状态产生诸多负面影响。因此，在治疗全过程中，医护人员应密切关注患者的身体与心理状况，依据个体差异制订精准的感知觉训练康复方案，以助力患者逐步恢复感知觉功能，促进整体康复进程，提高生活质量。增强感知觉能力可以帮助患者及时识别皮肤损伤或其他并发症，有效降低相关风险。在训练过程中，患者对自身身体状态的自我监控能力也将得到增强，这对改善心理适应，缓解焦虑、抑郁情绪具有积极作用。

本章节旨在为口腔癌患者及其家属提供一套科学、实用且易于操作的居家感知觉和运动功能训练方法，以期在康复过程中发挥切实有效的辅助作用。

第一节　口腔感觉刺激训练

在口腔癌的治疗与康复过程中，口腔刺激训练是一种非侵入性、高效能的康复手段。口腔作为人体的重要感觉与运动器官，其健康状态直接影响着我们的饮食、言语乃至情感表达。然而，口腔癌及其治疗过程往往会对口腔结构与功能造成不同程度的损害，导致患者面临咀嚼困难、吞咽困难、言语不清等挑战，严重影响了生活质量与社交功能。

口腔刺激训练（oral stimulation training，OST）通过一系列精心设计的练习，旨在激活并强化口腔内的感觉神经末梢，促进口腔黏膜的修复与再生，同时提升唇、舌、颊等口腔结构的运动协调性。这一训练不仅能够逐步恢复患者的口腔功能，减轻治疗带来的副作用，更重要的是，它能够帮助患者重建对口腔环境的感知与控制能力，为后续的言语康复、吞咽功能恢复打下坚实基础。

第二节　供区感知觉和运动功能训练

供区（即提供游离皮瓣材料的区域）和淋巴结清扫区域的感知觉与运动功能恢复是患者全面康复中不可或缺的一环。手术可导致短暂功能受损，术后可因瘢痕挛缩出现麻木刺痛感等感觉异常。这些损伤不仅影响供区的触觉、温度觉等感知功能，还可能限制关节活动度，导致运动功能障碍，影响患者的日常生活与心理状态。

供区感知觉和运动功能训练，基于神经可塑性原理，通过一系列科学、系统的练习活动，旨在激活并重塑受损的神经通路，促进供区感觉神经末梢的再生与功能恢复，同时增强肌肉力量与关节灵活性，提升运动协调性。这一训练不仅能够有效减轻供区的疼痛与不适感，更重要的是，它能够加速患者整体功能的恢复，提高生活质量，为患者重新融入社会、享受生活创造有利条件。

一、训练前准备

（一）评估

① 一般情况评估：评估是否进食（行康复锻炼前应进食）、饮酒（禁酒）；评估是否合并其他影响活动的慢性疾病，如心脏病、肾脏疾病、静脉血栓等；评

估有无神经肌肉疾病、外伤病史；平常是否进行规律运动。

② 症状评估：根据自身手术方式进行评估。评估患侧伤口恢复情况，观察有无红肿、发热等；评估术后患侧肩部、肢体有无疼痛，以及疼痛的性质及程度；评估患侧肩部有无下垂的表现；评估患侧上肢能否完成平举、上抬，幅度多大，是否能完成模仿穿衣、梳头、摸对侧耳等动作；评估患侧下肢步态、肌力、平衡能力等。

（二）制订个性化训练计划

该表格旨在进行系统的康复训练，可根据自身具体情况（如年龄、身体状况、手术部位、伤口恢复情况等）制订训练目标、内容、时间和频率，循序渐进地恢复供区的感知觉和运动功能，提高生活质量（表9-1）。

表9-1　感知觉和运动功能训练

感知觉训练	诱发反应训练	温度感知训练	每天3次，每次10～15min
		触觉感知训练	每天3次，每次10～15min，2～3次/s
		疼痛感知训练	每天多次，持续数分钟
		振动刺激	每天多次，持续数分钟
	抑制反应训练	关节挤压	每天多次，持续数分钟，保持10s
		肌腱附着点加压	每天多次，持续数分钟，保持10s
		轻拍与摩擦	每天多次，持续数分钟，保持10s
运动功能训练	下肢	下肢肌力训练	每天3次，每组10次，保持5～10s
		踝泵运动	每天3次，每组10次，保持3s
		牵伸训练	每天3次，每组10次，保持10～15s
		平衡训练	每天3次，每组10次，保持10～15s
	上肢	颈部牵伸训练	重复3～5次，保持15～30s
		肩部牵伸训练	重复3～5次，保持15～30s
		手臂牵伸训练	重复3～5次，保持15～30s
		爬墙训练	每天3组，保持20s
		肩关节外旋训练	每天3组，每组30次，保持20s
		手臂肌力训练	每天4组，每组10次，保持20s
	胸大肌	侧身运动	每天3组，每组5次，保持10s
		扩胸运动	每天3组，每组10次
		胸壁伸展运动	每天3组，每组10次，保持10s

二、感知觉训练内容

Rood技术治疗，是由美国康复治疗师Margaret Rood发明的一种神经肌肉促进技术，其核心在于通过特定的感觉刺激（如触觉、压力、振动等）来影响神经系统，进而改善患者的运动控制。该技术基于对正常运动发展模式的理解，通过刺激皮肤感受器，激活或抑制神经系统，以促进肌肉的正确反应。Rood 技术治疗分为两大类：诱发反应训练和抑制反应训练。

（一）诱发反应训练

1. 温度感知训练

使用不同温度的物体（如温水袋、冰袋）轻轻接触供区，让患者感受温度的变化。这种训练有助于恢复供区对温度的敏感性，减少因温度不当而导致的皮肤损伤。

2. 触觉感知训练

使用软毛牙刷、棉签或按摩球等工具，逆毛孔方向擦刷刺激，以每秒 2 ～ 3 次的速度进行，特别刺激感觉麻木、针刺的部位，以促进血液循环和触觉恢复。可以在不同部位进行刺激，从正常部位向障碍部位进行，从患侧远端向近端进行，并逐渐增加刺激的强度和频率，以提高患者的感知能力。

3. 疼痛感知训练（如有必要）

使用轻微的按压或刺激来测试疼痛反应，教会患者正确识别和区分疼痛程度，逐步增加刺激的强度，以提高患者对疼痛的耐受度。

4. 振动刺激

使用振动器或按摩仪等工具，对肢体或躯体进行振动刺激，以促进肌肉和神经的活跃性。振动刺激可以持续数分钟，每天进行多次。

（二）抑制反应训练

抑制反应训练通过持续而温和的压力减少肌肉的高张力和痉挛。可采用牵伸训练、关节挤压刺激、快速肌肉牵拉等兴奋性技术，促进神经和肌肉功能重建，预防或减轻部分患者出现的肌张力升高、肌肉萎缩或跟腱挛缩等症状，维持踝关节正常关节活动度。

1. 关节挤压

通过轻微的关节挤压来缓解肌肉痉挛。确定需要抑制的肌肉或关节，如膝关节。用手掌或手指轻轻挤压关节，保持一段时间（如 5 ～ 10s）。重复此操作数次，直到观察到肌肉放松的迹象。

2. 肌腱附着点加压

选择痉挛肌肉的肌腱附着点，用手指或其他治疗工具在附着点上施加持续的压力（避免过度用力），使肌肉放松。保持压力一段时间（10 ～ 15s），然后逐渐释放。重复此操作数次，观察肌肉的反应。

3. 轻拍与摩擦

通过轻拍和摩擦皮肤来刺激神经，进而抑制肌肉反应。使用手掌或手指轻轻地拍打或摩擦痉挛肌肉表面的皮肤。保持一定的节奏和力度，避免过度刺激。观察肌肉的反应，如果肌肉开始放松，则继续此操作。

三、运动功能训练

遵循早期运动介入、循序渐进、量力而行、持之以恒的原则逐步提高训练水平。

（一）下肢训练方案

以常见供区（下肢）为例，训练具体操作如下：

每日对供区侧下肢进行康复训练 3 次，每次训练持续 40min 以上。训练时应根据自身的具体情况制订合适的训练计划，并逐渐增加训练的强度和难度，以使供区侧步态、下肢负重、平衡功能恢复至健侧水平。

1. 下肢肌力训练

进行髋、膝关节屈伸抗阻训练，每个动作 10 组，每组 10 次，每次保持 10s。

方法一：平卧位，将弹力带一端固定于床尾，一端固定于足踝处，向心屈髋屈膝，达到最高耐受程度后，保持 5 ～ 10s，然后缓慢伸髋伸膝回归原位，并重复动作（图 9-1）。

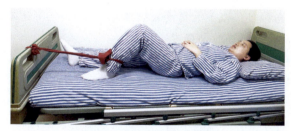

图 9-1　卧位下肢肌力训练

方法二：坐位，将弹力带打结成环，环套于脚踝部，并固定于后方固定物上，向前抬高弹力带环套侧小腿，尽量抬高，保持 5 ～ 10s 后复位，并重复动作（图 9-2）。

方法三：站立位，将弹力带一端固定在哑铃上，将哑铃放置地上，一端固定在脚踝处，向上屈髋屈膝，达到最高耐受程度后，保持 5 ～ 10s，然后缓慢伸髋伸膝回归原位，并重复动作（图 9-3）。

2. 踝泵运动

患者平卧于床上，大腿伸展，下肢放松。先进行趾屈，即脚尖向下伸；再进行背屈，即脚尖向上勾；最后做踝关节 360°环绕运动（图 9-4）。

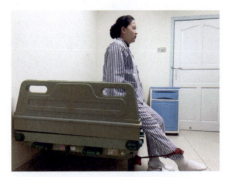
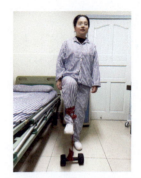

图 9-2　坐位下肢肌力训练　　　　　图 9-3　站立位下肢肌力训练

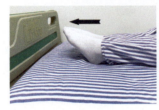
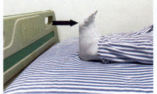
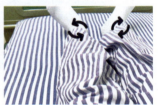

足趾屈　　　　　　　　　足背屈　　　　　　　踝关节 360°环绕

图 9-4　踝泵运动

频次与时长：建议每天实施踝泵运动 10 ～ 15 次，每次 20 ～ 30 组，每次 3 ～ 5min，趾屈与背屈维持时间 3s 为最佳。

注意事项：

① 运动角度与强度：以最大角度或趾屈 45°、背伸 30°运动时效果更佳。年老体弱者可适当减小运动角度与强度。

② 感觉反馈：以感到下肢肌肉酸胀为有效，如疼痛明显，可减小运动幅度与次数。

3. 牵伸训练

预防或减轻部分患者出现的小腿三头肌张力升高、萎缩或跟腱挛缩等症状，维持踝关节正常关节活动度。

（1）腘绳肌牵伸　患者取仰卧位，一条腿放于床上，一条腿的髋关节屈曲，用双手抱住屈髋的大腿，然后做伸直膝盖的动作（图 9-5）。

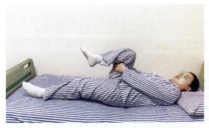
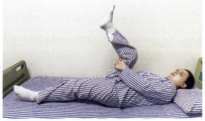

图 9-5　腘绳肌牵伸

（2）比目鱼肌牵伸　患者取仰卧位，一条腿伸直，一条腿屈膝，双手抓住毛巾的两端并套于屈膝腿的足底，用力将足背向上拉，感受到小腿深层比目鱼肌的拉伸（图9-6）。

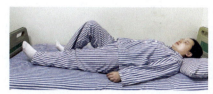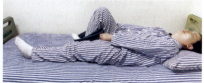

图9-6　比目鱼肌牵伸

（3）摸膝卷腹　患者取仰卧位，双腿与双手同时抬离床面，在最高点略作停顿，双手触碰膝关节（图9-7），以增强核心力量。

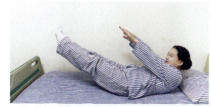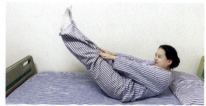

图9-7　摸膝卷腹

（4）改良式小燕飞　患者取俯卧位，脸部朝下，双臂以肩关节为支撑点，轻轻抬起，手臂向上的同时轻轻抬头，双肩向后向上收起，与此同时，双脚轻轻抬起，腰骶部肌肉收缩，尽量让肋骨和腹部支撑身体（图9-8）。

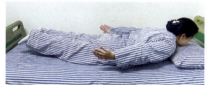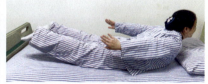

图9-8　改良式小燕飞

（5）侧卧髋外展　增强臀中肌肌力。取侧卧位，练习将上方的腿从床上抬起离开床面，保持髋膝伸直、脚尖朝前（图9-9）。

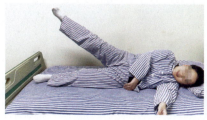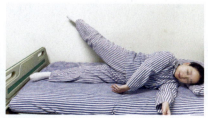

图9-9　侧卧髋外展

（6）腓肠肌牵伸　面对墙站立，一脚在前，一脚在后，脚尖均朝前。置于前侧的腿，顺着第二、三脚趾的方向向墙面屈膝。置于后侧的脚后跟紧贴地面，感受小腿浅层腓肠肌的拉伸（图9-10）。

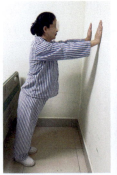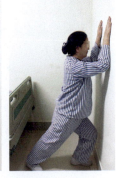

图9-10　腓肠肌牵伸

（7）仰卧位牵伸内收肌群

① 基础版：仰卧位，一侧腿屈髋屈膝，在家属的辅助下，腿向外打开。注意动作缓慢，维持有牵伸感觉状态10～15s，动作重复10～12次。

② 进阶版：仰卧位，双侧腿屈髋屈膝，在家属的辅助下，双腿向外打开牵伸内收肌群（图9-11）。

（8）靠墙静蹲　背对墙站立，双腿与肩同宽，脚尖朝向正前方，脚后跟离墙一脚掌的距离，顺着墙向下蹲（图9-12）。

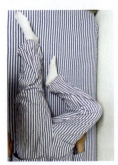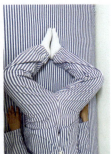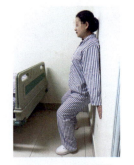

图9-11　仰卧位牵伸内收肌群　　　　　图9-12　靠墙静蹲

4. 平衡训练

（1）静态平衡训练　双足站立，脚一前一后站立，单脚站立（坚硬的地面）；双足站立，脚一前一后站立，单脚站立（泡沫表面）（图9-13）。

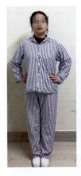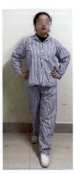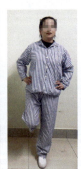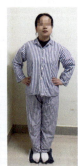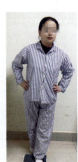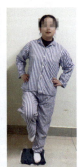

图9-13　静态平衡训练

（2）动态平衡训练　星形偏移平衡训练（图9-14）。

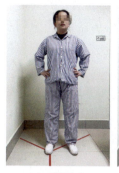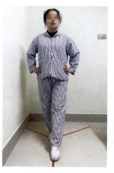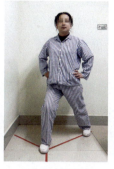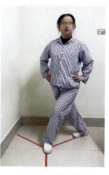

（a）开始姿势　　　　（b）前方偏移　　　　（c）后内侧偏移　　　　（d）后外侧偏移

图9-14　动态平衡训练

（二）上肢训练方案

以常见供区（上肢）为例，或因淋巴清扫肩颈部，手臂出现麻木、瘢痕挛缩、抬举困难，均可根据以下方法锻炼。

1. 颈部牵伸训练

（1）颈伸肌牵伸训练　患者取坐位或站位，两手交叉放置于后脑顶部附近，轻轻将头部垂直下拉，尽可能使下巴接触胸部（图9-15）。当感到肌肉有牵拉感的时候，保持静力性伸展15～30s，可重复3～5次，整个过程保持自然呼吸。

（2）颈前侧肌群牵伸训练　患者取坐位或站位，向上抬头，尽可能往后仰（图9-16）。当感到肌肉有牵拉感的时候，保持静力性伸展15～30s。可重复3～5次，整个过程保持自然呼吸。

（3）颈部侧屈肌群牵伸训练　患者取坐位，将右手抓住椅子，左手放置于头顶，将头向左侧拉，使下巴尽可能靠近左肩，右侧同理（图9-17）。当感到肌肉有牵拉感的时候，保持静力性伸展15～30s。可重复3～5次，整个过程保持自然呼吸。

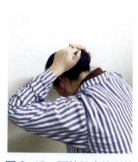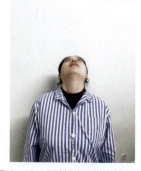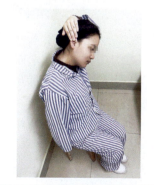

图9-15　颈伸肌牵伸训练　　图9-16　颈前侧肌群牵伸训练　　图9-17　颈部侧屈肌群牵伸训练

2. 肩、背部肌肉牵伸训练

（1）肩部肌肉牵伸训练　一侧手臂拉住对侧上肢肘部上方位置，将对侧肘部向身体拉伸。这样可以拉伸肩关节后侧及上背部的肌群（图 9-18）。当感到肌肉有牵拉感的时候，保持静力性伸展 15 ～ 30s，可重复 3 ～ 5 次，整个过程保持自然呼吸。

（2）肩背部肌肉牵伸训练　将左手抬至高于头部处，左臂紧贴左头部，右手抓住左手肘部，右手向右侧拉左手肘，牵拉肩背部肌肉，右侧同理（图 9-19）。当感到肌肉有牵拉感的时候，保持静力性伸展 15 ～ 30s，可重复 3 ～ 5 次，整个过程保持自然呼吸。

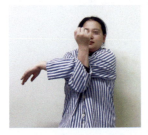 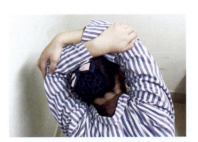

图 9-18　肩部肌肉牵伸训练　　　图 9-19　肩背部肌肉牵伸训练

3. 手臂肌肉牵伸训练

（1）指、腕屈肌牵伸训练　一侧手臂前伸，手掌朝上；另一侧手臂抓住对侧手掌，将手腕向躯干方向屈曲，对侧同理（图 9-20）。当感到肌肉有牵拉感的时候，保持静力性伸展 15 ～ 30s，可重复 3 ～ 5 次，整个过程保持自然呼吸。

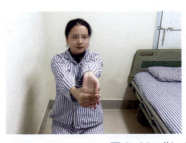 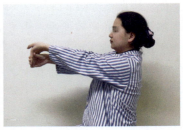

图 9-20　指、腕屈肌牵伸训练

（2）三角肌前束牵伸训练　患者取站姿，放松肌肉，上肢伸直，在身后十指交叉，向后上方发力即可（图 9-21）。当感到肌肉有牵拉感的时候，保持静力性伸展 15 ～ 30s，可重复 3 ～ 5 次，整个过程保持自然呼吸。

（3）三角肌后束牵伸训练　患者取站姿，放松肌肉，拉伸侧手臂直臂做肩水平屈，掌心向前；另一只手从下方固定拉伸侧大臂远端，缓慢用力向身体方向拉动大臂（图 9-22）。当感到肌肉有牵拉感的时候，保持静力性伸展 15 ～ 30s，可重复 3 ～ 5 次，整个过程保持自然呼吸。

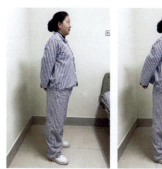

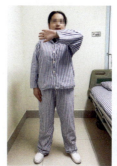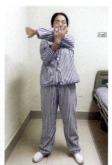

图 9-21　三角肌前束牵伸训练　　　　图 9-22　三角肌后束牵伸训练

（4）肘关节屈曲训练　患者平举手臂，双手握拳，掌心向上，弯曲肘关节（图 9-23）。感到肌肉牵扯感，停留 15 ～ 30s，每组 10 次，每天 4 组。

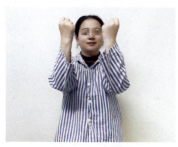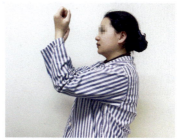

图 9-23　肘关节屈曲训练

4. 爬墙训练

患者取站姿，找一面墙壁或门框，身体与墙面平行，用手指带动手臂逐渐向上做爬墙动作，使上肢尽量高举（图 9-24）。动作要轻，要慢，当高举到一定角度，出现轻微的酸胀感即可，在此角度维持 20s 左右，将上臂缓慢放下，休息一会后再爬，每组 30 次，每天 3 ～ 4 组。

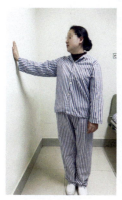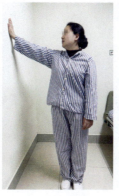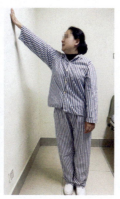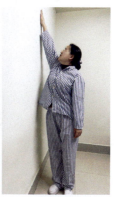

图 9-24　爬墙训练

5. 肩关节外旋训练

（1）肩关节外旋　上臂贴紧身体，肘关节屈曲90°，缓慢向外旋转前臂至可以完成的最大角度，出现疼痛即可停止（图9-25）。

（2）门框（或墙面）练习　将肩关节外旋至最大角度后，手扶住门框（或找一面墙），保持固定，通过旋转上半身（肩部），来使肩关节外旋角度进一步增大（图9-26）。训练时保持动作轻柔，循序渐进增加训练角度，出现肩部酸胀时即可维持该动作20s，后放松后再训练，每组30次，每天3～4组。

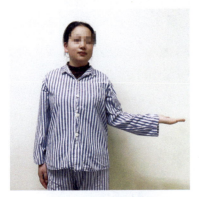 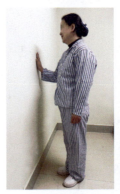 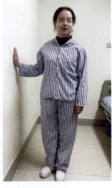

图9-25　肩关节外旋　　　　　　　图9-26　门框练习

（3）反臂拉手训练　将患侧上肢向后伸，将腕背贴于后腰部，然后使用健侧的手从背后将患侧的手拉向健侧肩胛骨。训练过程中动作应轻缓，幅度逐渐由小至大（图9-27）。训练时保持动作轻柔，出现肩部酸胀时即可维持该动作20s，后放松后再训练。每组30次，每天3～4组。

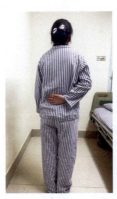 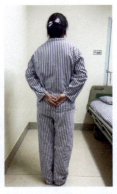 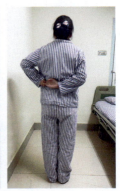

图9-27　反臂拉手训练

（4）毛巾拉手训练　该项目是反臂拉手训练的延续，辅助患侧上肢触及背部更高的目标。将患侧上肢向后伸，将腕背贴于后腰部。然后使用毛巾经过健侧肩部将患侧的手拉向健侧肩胛骨。动作应轻缓，幅度逐渐由小至大（图9-28）。

训练时保持动作轻柔，出现肩部酸胀时即可维持该动作20s，放松后再训练，每组30次，每天3～4组。

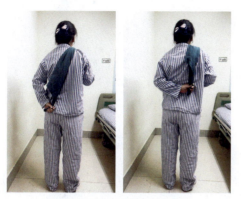

图9-28 毛巾拉手训练

6. 手臂肌力训练

准备合适的重物，提举重物并保持手臂垂直或水平，每个位置停留20～30s，每组10次，每天4组。

（三）胸大肌游离皮瓣供区训练方案

以常见供区（胸大肌游离皮瓣）为例，为防止术后粘连、胸廓组织僵化，应尽早开始康复训练，恢复胸部正常活动能力，可联合上肢训练一起训练，具体操作如下。

1. 侧身运动

改善身体胸廓外侧紧绷感、增加柔软度。对称性训练此动作，侧弯时手臂外侧及胸廓外侧会有紧绷感，以不产生疼痛为原则，先从颈后开始，再换成摸头顶，最高程度为手肘拉直离开头顶。

取站姿或坐姿（术后康复运动通常从坐姿开始，再依身体状况采用站姿训练），若采用坐姿，身体坐正，腰背部直立，勿靠椅背，面向前方。

第一阶段：术后2～3周，双脚与肩同宽，上抬角度手臂高度约与肩高约90°。双手放松置于颈后（双手勿互扣），将身体缓缓往一侧弯腰，这时侧身会感到轻微拉扯紧绷感，停留10s，并保持深呼吸。慢慢复原到正中姿势，再弯向另一侧，对称性训练此动作，停留10s，再复原，每组动作重复5～10次（图9-29）。

第二阶段：根据自身恢复程度（术后4周），双手置于头顶的角度可逐渐增加至肩关节外展120°～130°。待侧弯身体不感觉紧绷时，增加手的高度，将双手放在头顶（双手勿互扣），将身体缓缓往一侧弯腰，停留10s，并保持深呼吸。慢慢复原到开始的正中姿势。再弯向另一侧，停留10s，再复原，每组动作重复5～10次（图9-30）。

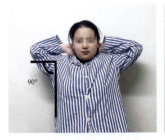 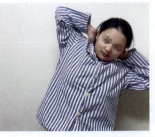 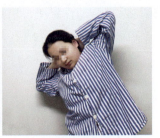

图 9-29　颈后侧身运动

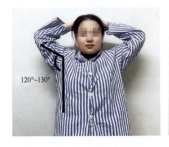 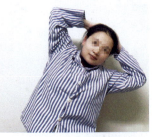 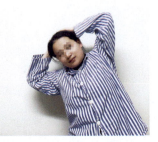

图 9-30　头顶侧身运动

第三阶段：术后 5～6 周，手臂伸直角度可逐渐增加到肩关节外展 150°～180°。待侧弯身体不感觉紧绷时，增加手的高度，将双手交叉在身体前方互扣，慢慢地把手臂举过头顶，缓缓伸直手臂。将身体缓慢向另一侧弯腰，手臂随着头顶移动，双手保持在头顶上方，停留 10s，并保持深呼吸，慢慢复原到开始的正中姿势，然后再慢慢弯向对侧，停留 10s，慢慢复原，每组动作重复 5～10 次（图 9-31）。

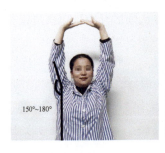 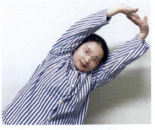 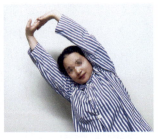

图 9-31　上举侧身运动

2. 扩胸运动

第一阶段：双手半握拳，平行举到胸前，双手肘关节向外后方向拉伸，扩胸运动，每次 10 下（图 9-32）。

第二阶段：双手半握拳，举至胸前，肘关节屈曲 90°，双手肘关节向外后方向拉伸，每次 10 下（图 9-33）。

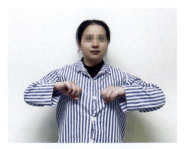 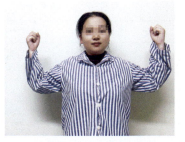

图 9-32　平举扩胸　　　　　　图 9-33　手臂屈曲扩胸

3. 胸壁伸展运动

目的：预防胸部肌肉粘连，同时增强上肢肌力，稳定躯干核心肌群。

步骤选择 L 型墙面，取站立位，双脚与肩同宽，手与墙角的距离以手放置墙面感觉舒适为原则，脚尖距离墙角约 20 ～ 25cm。双手前臂尽量贴在墙面上，手肘高度应接近肩膀，以肩膀轻松为原则，不要耸肩。身体呈一直线，往墙角的方向慢慢向下压，胸廓和肩膀应有种被拉开的感觉（图 9-34）。下压停留 10s，再缓慢将身体复原，放松肩膀，休息 10s。

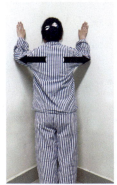 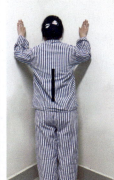 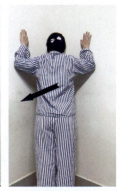

手肘紧贴墙面　　　　　　腰背部挺直　　　　　　慢慢向下压

图 9-34　胸壁伸展运动

四、训练效果评估与调整

定期评估训练效果，根据评估结果调整训练计划，优化训练效果。以下是简易量表，可供患者居家自我评价。

（一）Enneking 功能评价系统（下肢）

采用 Enneking 功能评价系统（下肢），从疼痛、肢体功能、情感接受、支撑、步行能力和步态 6 个方面对下肢手术后功能进行综合评分（表 9-2）。每项最高 5 分为正常，最低 0 分为严重障碍，满分 30 分。

表 9-2　下肢 Enneking 系统功能等级计分标准

评分项目	5分	4分	3分	2分	1分	0分
肢体疼痛	无痛	—	轻度，无须口服镇痛药	—	疼痛，需要口服镇痛药	疼痛严重，畏惧活动
自我感受	非常满意	—	满意，能再次接受	—	勉强接受	不能接受
功能活动	不受限制	—	体育活动受限	—	部分活动受限	不能工作
支具使用	不适用	—	需要支具辅助	—	需要扶单拐行走	需要扶双拐行走
行走能力	正常	—	不能走长路	—	不能进行户外活动	不能独立行走
步态	正常	—	行走姿势改变	—	明显跛行，不能跳跑	严重跛行

（二）上肢功能评定量表 (disabilities of the arm，shoulder and hand，DASH)

DASH 评定表分为两部分，共包含 30 项指标（表 9-3）。第 1 部分含 23 项指标，主要调查与日常生活相关的活动，包括生活能力和社会活动能力的受限程度；第 2 部分含 7 项指标，主要调查上肢的不适症状及对睡眠的影响、患者的自我满意程度。每项指标各对应 5 个等级的分值，即毫无困难（1 分）、有点困难（2 分）、中等困难但能做到（3 分）、非常困难（4 分）、无法做到（5 分）。DASH 值的计算方法是将 30 项指标的得分相加，然后按以下公式计算：DASH 值 =（30 项指标得分总和 − 30）/1.2，使原始得分转化为 0 ～ 100 分，根据患者的得分评定上肢功能受限程度，其中 0 分代表上肢功能正常，100 分代表上肢功能极度受限。分数越高，上肢功能越差。此外，DASH 评定表还有 1 个附加部分（含 4 项指标），主要针对音乐和体育工作者，见表 9-4。对于大部分患者，仅使用 DASH 评定表的前 30 项即可。

表 9-3　上肢功能障碍评定量表

请根据过去一周您从事如下活动的能力 / 症状的严重程度来打分，在下面合适的分数上画圈。

项目	活动能力				
	毫无困难	有点困难	中度困难	非常困难	无法完成
1. 打开一个紧的或新的罐子	1	2	3	4	5
2. 书写	1	2	3	4	5
3. 转动钥匙（开锁、发动引擎）	1	2	3	4	5
4. 准备一顿饭	1	2	3	4	5
5. 推开一扇沉重的门	1	2	3	4	5
6. 在高过您头顶的架子上放置物品	1	2	3	4	5
7. 做繁重的家务活（如刷墙、擦地板等）	1	2	3	4	5
8. 种植或整理园子	1	2	3	4	5
9. 铺床	1	2	3	4	5
10. 提购物袋或公文包	1	2	3	4	5

项目	活动能力				
	毫无困难	有点困难	中度困难	非常困难	无法完成
11. 提重物（超过 4.5kg）	1	2	3	4	5
12. 换高过头顶的灯泡	1	2	3	4	5
13. 洗或吹干头发	1	2	3	4	5
14. 洗后背	1	2	3	4	5
15. 穿套头毛衣	1	2	3	4	5
16. 用刀子切食物	1	2	3	4	5
17. 几乎不需要费力就能完成的休闲活动（如打扑克牌，织毛线等）	1	2	3	4	5
18. 需要手、手臂或肩膀使用些力量才能完成的休闲活动（如高尔夫球、使用锤子做活、网球等）	1	2	3	4	5
19. 需要灵活使用手臂才能完成的休闲活动（如玩飞盘、打羽毛球等）	1	2	3	4	5
20. 完成交通需求（从一个地方到另一个地方）	1	2	3	4	5
21. 性活动	1	2	3	4	5
项目	一点也不	轻度	中度	重度	极度
22. 在过去的一周内，您的手、手臂或肩部对您在与家人、朋友、邻居和社群的正常社交活动中产生了何种程度的影响？（在数字上画圈）	1	2	3	4	5
项目	毫不受限	轻度受限	中度受限	非常受限	不能完成
23. 在过去的一周中，您的手、手臂或肩部问题是否限制了您的工作或者日常活动？（在数字上画圈）	1	2	3	4	5
项目	无	轻度	中度	重度	极度
24. 手臂、肩部或手部疼痛	1	2	3	4	5
25. 当进行某项特定活动时手臂、肩部或手疼痛	1	2	3	4	5
26. 手臂、肩部或手的刺痛感（针刺样）	1	2	3	4	5
27. 手臂、肩部、手无力	1	2	3	4	5
28. 手臂、肩部、手僵硬	1	2	3	4	5
项目	毫无困难	有点困难	中度困难	非常困难	太困难（无法入睡）
29. 在过去的一周中，由于您手臂、肩部或手部的疼痛给您带来了何种程度的睡眠困难	1	2	3	4	5
项目	强烈不赞同	不赞同	不赞同不反对	赞同	强烈赞同
30. 由于手臂、肩部、手的问题，我觉得能力很差，很没自信，很没用	1	2	3	4	5

注：DASH 值 =（30 项指标总分−30）/1.2。

表 9-4 上肢功能障碍评定量表（补充表）

工作模块（选填）

下列问题旨在调查由于手臂、肩部、手的问题对您工作的影响（如果家务劳动是您的主要工作，也包含其中）。

请说明您的工作：

□ 我不工作（您可以跳过这个部分）。

请圈出适当的数字，以最准确地描述过去一周您的身体能力。

项目	毫无困难	有点困难	中度困难	非常困难	无法完成
1. 使用您平时的技术来工作	1	2	3	4	4
2. 因手臂、肩部、手疼痛影响您平时的工作	1	2	3	4	4
3. 随心所欲地进行您的工作	1	2	3	4	4
4. 花费您平时的时间进行工作	1	2	3	4	4

体育 / 表演艺术模块（选填）

下列问题涉及您使用乐器或从事体育运动或既使用乐器又从事体育运动时手臂、肩部、手的问题对您的影响。如果您使用超过一种乐器或者从事超过一种的体育运动（或既使用乐器又从事体育运动），请认真谨慎回答这些对于您来说很重要的问题。

请说明哪种乐器或者体育运动对您来讲是最重要的：

□ 我不做任何体育运动或使用任何乐器（您可以跳过这个部分）。

请圈出适当的数字，以最准确地描述过去一周您的身体能力。

项目	毫无困难	有点困难	中度困难	非常困难	无法完成
1. 使用您平时的技巧使用乐器或从事体育运动	1	2	3	4	5
2. 因为手臂、肩部、手疼痛使用您平时的乐器或从事您平时的体育运动	1	2	3	4	5
3. 随心所欲地使用平时的乐器或从事平时的体育运动	1	2	3	4	5
4. 花费您平时的时间量练习或使用乐器或从事体育运动	1	2	3	4	5

注：1. 选填模块分数计算法：得分 =（每题得分相加 /4−1）×25。

2. 如果有任意一题被遗漏，选填模块分数不予计算。

（三）感觉功能评价记录表

感觉功能评价记录表由浅感觉（触 / 痛觉）、深感觉（振动觉、位置觉）、感觉异常三个大项组成，将以上感觉项目继续按照上肢、下肢、躯干部位划分为 11 个小项，该记录表需要患者配合康复医师的查体进行综合测评得分。感觉功能评价记录表总分 0～31 分，每项 0 分表示没有该项损伤，每项分数越高表示感觉受损程度越重（表 9-5）。

表 9-5　感觉功能评价记录表　　　　　　　　　　　　单位：分

感觉检查	评价标准	右	左
浅感觉-触/痛（UE）	0＝正常 1＝仅有迹象：患者对缺陷不自知，但在正式的测试中有轻微的感觉减退（温度，图形书写） 2＝轻度：患者对轻触 / 痛觉缺陷能自知，但能分辨锐觉 / 钝觉 3＝中度：不能分辨锐觉 / 钝觉 4＝重度：不能分辨锐觉 / 钝觉和（或）轻触觉消失 5＝完全丧失知觉		
浅感觉-触/痛（躯干）	0＝正常 1＝仅有迹象：患者对缺陷不自知，但在正式的测试中有轻微的感觉减退（温度、图形书写） 2＝轻度：患者对轻触 / 痛觉缺陷能自知，但能分辨锐觉 / 钝觉 3＝中度：不能分辨锐觉 / 钝觉 4＝重度：不能分辨锐觉 / 钝觉和（或）轻触觉消失 5＝完全丧失知觉		
浅感觉-触/痛（LE）	0＝正常 1＝仅有迹象：患者对缺陷不自知，但在正式的测试中有轻微的感觉减退（温度、图形书写） 2＝轻度：患者对轻触 / 痛觉缺陷能自知，但能分辨锐觉 / 钝觉 3＝中度：不能分辨锐觉 / 钝觉 4＝重度：不能分辨锐觉 / 钝觉和（或）轻触觉消失 5＝完全丧失知觉		
振动觉（UE）	0＝正常 1级＝轻度异常：表现为使用音叉测试时，能感知到音叉 8 个等级中的 5～7 级；或者在检测时，能感觉到振动的时间超过 10s，但小于测试者（一般是正常人作为对照）感觉到振动的时间。 2级＝中度异常：此时音叉测试只能感知到 1～4 级；或者检测到振动的时间在 2～10s。 3级＝重度异常：完全无法感知振动，振动觉消失		
振动觉（LE）	0＝正常 1级＝轻度异常：表现为使用音叉测试时，能感知到音叉 8 个等级中的 5～7 级；或者在检测时，能感觉到振动的时间超过 10s，但小于测试者（一般是正常人作为对照）感觉到振动的时间。 2级＝中度异常：此时音叉测试只能感知到 1～4 级；或者检测到震动的时间在 2～10s。 3级＝重度异常：完全无法感知振动，振动觉消失		
位置觉 (UE)	0＝正常 1＝轻度：仅有远端关节受累，检查时出现 1～2 个错误反应 2＝中度：错过许多手指或脚趾的运动，近端关节亦受累 3＝重度：无运动知觉，不能站立		
位置觉 (LE)	0＝正常 1＝轻度：仅有远端关节受累，检查时出现 1～2 个错误反应 2＝中度：错过许多手指或脚趾的运动，近端关节亦受累 3＝重度：无运动知觉，不能站立		

感觉检查	评价标准	右	左
*Lhermitte 征	（不影响功能系统评分） 0 = 阴性 1 = 阳性		
* 感觉异常 （UE）	（不影响功能系统评分） 0 = 无 1 = 有		
* 感觉异常躯干	（不影响功能系统评分） 0 = 无 1 = 有		
* 感觉异常 （LE）	（不影响功能系统评分） 0 = 无 1 = 有		

注：* 为可选项，UE = 上肢，LE = 下肢。

（四）感觉功能系统评分表

感觉功能系统评分表是在上述功能评价的基础上，根据功能障碍的程度来评定系统分值，相对简单易行。分级从正常（0 分）到最严重缺损（5 ~ 6 分）变化，级别低的得分侧重于评价感觉功能系统的功能障碍（表 9-6）。评价中 1 分代表患者没有自己能察觉的神经功能缺陷或阳性体征，不影响患者正常的日常活动，分数越高表示功能障碍程度越重。

表 9-6　感觉功能系统评分

分数	感觉功能系统评分描述
0 分	正常
1 分	仅 1 或 2 个肢体轻度震动觉或轻触觉减退（温度、图形、书写）
2 分	a = 轻度触痛或位置觉减退和（或）1 或 2 个肢体中度震动觉减退 b = 3 或 4 个肢体中度震动觉减退，轻度震动觉或轻触觉减退
3 分	a = 中度触痛或位置觉减退和（或）1 或 2 个肢体震动觉消失 b = 3 或 4 个肢体轻度触痛觉减退和（或）各种本体感觉中度减退
4 分	a = 单独或联合的 1 或 2 个肢体，重度触痛或位置觉减退或本体感觉消失 b = 中度触痛减退和（或）2 个肢体以上的重度本体感觉减退
5 分	a = 1 或 2 个肢体感觉丧失 b = 中度触痛减退和（或）头以下身体大部分本体感觉丧失
6 分	头以下的身体感觉丧失

注：a、b 为评分分级。

五、注意事项与禁忌

（1）对于有下肢静脉血栓、严重骨质疏松、关节不稳定或其他严重健康问题的个体，在进行康复锻炼前应该咨询医生。

（2）训练的力度应该适中，避免过度用力导致肌肉或韧带损伤。理想的力度应该是能够感觉到软组织的拉伸，但不会引起疼痛或不适。

（3）应根据自身的身体状况和耐受度来制订训练计划，避免在疲劳或疼痛加重时进行训练。

（4）锻炼过程中随时评估伤口情况，保持清洁干燥，避免使用刺激性强的清洁用品或药物。如果有任何不适或疑问，请及时咨询医生或康复师。

六、常见并发症及处理

感知觉训练是针对个体感知觉能力进行的训练，旨在提升个体的感知觉敏锐度和准确性。然而，在进行感知觉训练时，可能会出现一些常见的并发症。这些并发症需要得到妥善处理以确保训练的有效性和安全性。以下是对感知觉训练常见并发症及其处理方法的详细探讨。

（一）过度刺激或不适

1. 原因

训练强度或频率过高，超过了个体的承受能力；个体对特定刺激（如触觉、听觉等）的敏感性较高，导致不适或抵触。

2. 处理

立即停止训练，让个体充分休息，以缓解不适；根据个体的承受能力，逐步调整训练的强度或频率；对于敏感性较高的个体，可采用温和、逐步适应的方式进行训练，避免突然给予高强度刺激。

（二）注意力分散

1. 原因

训练环境存在干扰因素，如噪声、光线等；个体对训练内容不感兴趣或缺乏动力。

2. 处理

创造一个安静、舒适、无干扰的训练环境，以提高个体的专注度；选择有趣、富有挑战性的训练内容，激发个体的兴趣和动力；在训练过程中，适时给予反馈和鼓励，帮助个体保持注意力。

（三）训练疲劳

1. 原因

训练时间过长或强度过大，导致个体体力消耗过大；个体未得到充分的休息和恢复。

2. 处理

合理安排训练时间和强度，避免过度训练；在训练过程中提供适当的休息和放松时间，让个体充分恢复体力；鼓励个体进行适量的身体活动，以提高身体的耐力和抗疲劳能力。

（四）感知觉混淆

1. 原因

个体无法准确区分不同的感知觉刺激，导致混淆；训练内容或刺激方式不够明确或具体。

2. 处理方法

使用明确、具体的训练内容和刺激方式，以帮助个体准确区分不同的感知觉；在训练过程中，逐步增加刺激的复杂性和多样性，以提高个体的感知觉分辨能力；给予个体足够的练习和尝试机会，以巩固和提高其感知觉准确性。

（五）情绪问题

1. 原因

个体在训练过程中遇到挫折或困难，产生焦虑、不安等情绪；训练内容或方式不符合个体的兴趣或期望。

2. 处理

提供积极的心理支持和鼓励，以增强个体的自信心和动力；根据个体的兴趣和期望，调整训练内容和方式，使其更具吸引力和挑战性；教授个体应对挫折和困难的方法，如深呼吸、放松训练等，以缓解其焦虑情绪。

参考文献

[1] 孔倩倩，周倩，张必华. 高低频重复经颅磁刺激联合 Rood 技术对脑卒中患者下肢肌力及步行功能的影响研究 [J]. 中国现代医学杂志，2024, 34(20): 25-30.

[2] 陈瑞旦，苏海婷，杨玉凤，等. Rood 技术对脑梗塞患者软瘫期上肢运动功能的影响 [J]. 反射疗法与康复医学，2024, 5(05): 85-88.

[3] 苏诚欢. 针灸结合 Rood 疗法治疗脑卒中后上肢功能障碍的疗效观察 [J]. 广州中医药大学学报，2016, 33(01): 35-38.

[4] 张立男. 张力平衡叩击法结合 Rood 技术对脑卒中患者下肢肌张力的影响 [D]. 湖南中医药大学，2020.

[5] 史亚伟，丁倩，张然，等. 早期康复训练在口腔癌患者游离腓骨瓣移植术后供区功能恢复的应用效果 [J]. 护理实践与研究，2023, 20(11): 1605-1610.

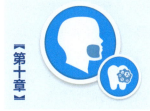

【第十章】

心理指导

第一节 心理健康与康复

一、心理康复的重要性

心理健康（psychological health）是指心理、情感和社会环境中的良好状态。它包括我们的感受、想法、情绪、行为以及与他人的关系。良好的心理健康和相互支持的人际关系是应对癌症治疗的重要组成部分。

情绪是影响健康的重要因素，良好的情绪和心态对癌细胞有强大的杀伤力，是药物所不能替代的。据统计，90%以上的恶性肿瘤患者有心理障碍，表现为恐惧、焦虑、抑郁等不良情绪。口腔癌患者不仅有躯体上的痛苦，还常存在严重的情绪困扰。有研究发现，口腔癌患者中焦虑的患病率为36.96%，抑郁的患病率为65.21%，焦虑及抑郁情绪成为口腔癌患者在诊疗过程中除实际病情外要面对的另一棘手问题。心理问题对口腔癌患者后期的病情发展、治疗效果、心理康复和回归社会等具有重要影响。因此，应对心理康复予以足够的重视。

肿瘤患者的心理康复涉及情绪管理和心理治疗。在肿瘤诊断和治疗过程中，患者常常会面临各种情绪和心理挑战，如焦虑、抑郁、恐惧和不确定性。情绪管理技巧如认知重构、情绪表达、放松和积极思考等均有助于调节情绪。心理治疗如咨询心理学、认知行为疗法、心理动力学治疗和支持团体可帮助患者处理不同的心理问题。

心理康复（psychological rehabilitation）对于肿瘤患者来说至关重要，它可以帮助患者应对心理挑战，提高生活质量和康复效果。

（一）缓解心理痛苦（psychological distress）

口腔癌患者存在复杂的心理障碍，如焦虑、抑郁、强迫、恐惧和人际关系敏感等。这类症状对口腔癌患者后期的病情发展、治疗效果、心理康复和回归社会等具有重要影响。患者经常不能很好地应对自身不良的情绪，并导致了相应的行为改变。其主要原因如下。

（1）口腔癌患者觉得癌症是最可怕的疾病，癌症就是死亡的同义词，会对个体造成严重的心理应激反应，面对死亡的威胁，患者常感到痛苦、恐惧、无助，从而产生抑郁情绪。

（2）由于口腔癌肿溃烂、刺激疼痛，使患者产生躯体化症状，而躯体化症状的严重程度亦与抑郁密切相关，严重的躯体化症状可加深患者的抑郁情绪。

（3）因担心手术失败以及术后可能存在肿瘤复发与转移，患者精神高度紧张，可能出现心慌、心悸、头痛、失眠等焦虑、恐惧症状。

（4）手术既是治疗手段也是一种创伤。口腔癌根治术的手术范围广，对患者是一个重大应激源。手术后可能会出现面部畸形及功能障碍，患者担心受到歧视会出现恐惧和人际敏感的症状。

（5）部分患者根治术同时需皮瓣移植，患者头部制动、取皮区制动，以及留置各种管道使患者不适应，进而产生强迫症状，甚至导致精神性疾病。

（二）提高生活质量

生存质量是以社会经济、文化背景和价值取向为基础，人们对自己的身体状态、心理功能、社会能力，以及个人整体情形的一种感觉体验。虽然外科手段不断发展，但是在过去 3 年中，将近 50% 的口腔癌患者总体生存率并没有得到明显改善。因此，口腔癌患者术后的生存质量日益受到关注。随着肿瘤心理学的快速发展，恶性肿瘤患者的心理问题也越来越受到重视。口腔癌患者的生存状况不仅仅取决于病情和治疗措施，而且与患者的生物、心理、社会因素密切相关。口腔癌治疗后会引起毁容及社会交往困难，造成生存质量下降，患者的心理状态发生明显变化。美国国立综合癌症网（National Comprehensive Cancer Network，NCCN）报道，几乎所有的癌症患者在癌症的不同时期均存在不同程度的不愉快的情感体验，包括心理、社会或精神层面的变化。这些不良情感体验会影响患者对疾病以及治疗的反应，并可能对治疗效果及患者的生存质量产生负面影响。

（三）积极改善预后

癌症相关症状和手术或放化疗等治疗产生的症状等都易使患者产生焦虑、抑郁等负面情绪，而焦虑、抑郁等负面情绪不利于肿瘤患者的康复，其机制可能是：焦虑、抑郁可能直接影响内分泌和免疫过程；在癌症防御过程中发挥重要作用的自然杀伤细胞（natural killer cell，NK）和 DNA 修复酶的活性在有抑郁症状的患者中受到抑制；有焦虑、抑郁情绪的患者不良的生活习惯增加，包括久坐不动、饮酒和吸烟次数增加，以及治疗的依从性降低，在很大程度上影响癌症的预后和康复。患者由于昂贵的治疗费用、毁容、言语、吞咽、感觉等功能障碍以及慢性疼痛等，使患者产生压抑、愤怒、无能感及社交退缩等消极心理状态，对患者造成严重的创伤，不利于患者的预后。

（四）提高患者依从性

依从性是患者遵照医嘱或治疗建议的程度，其影响因素有很多，有患者自身生理社会因素如年龄、性别、文化程度、收入水平等，也有疾病因素如病种、病程、治疗方式等，另外患者的心理社会因素，如因疾病产生的情绪和心理问题等对患者的依从性也有很大影响。研究发现心理水平会对头颈部肿瘤患者的治疗产生影响，处于极度抑郁状态的患者不能完成治疗。患者依从行为的问题是临床治疗过程中非常重要的问题。

心理康复通过心理治疗技术缓解患者心理痛苦、提高生活质量、积极改善预后、提高患者依从性，从而提高患者的幸福感。

二、术后常见心理问题

口腔癌术后患者面临着较高的复发率、较低的生存率和更高的癌症特异性死亡率。因此，口腔癌患者常存在多种不同的心理问题，如焦虑、抑郁、恐惧、绝望、社会孤立等。在不同疾病和诊疗阶段，心理困扰普遍存在，其发生率为43.6% ～ 72%。严重的心理问题不仅影响治疗效果，还影响生活质量。

（一）病因

（1）口腔癌患者在诊断初期常常对术前诊断指标和病理诊断持有疑虑，担心医生的诊断可能出现误差，对手术方法的精确性感到不安，忧虑治疗可能无法彻底根除疾病，对手术的安全性抱有怀疑，这些担忧容易引发抑郁、焦虑和绝望等负面情绪。

（2）口腔癌患者的外形和功能毁损较其他部位肿瘤严重，患者在明确诊断后，当感觉生命受到威胁时情绪较易出现波动。

（3）口腔癌患者出现吞咽困难及味觉降低等症状，影响患者的心理状况；导致部分患者的抑郁和焦虑水平增高，严重影响患者的生活质量。

（4）口腔癌患者的情绪问题不仅影响患者生活质量、工作效率、学习状态，还可能导致家庭破裂，同时带来沉重的经济负担等而加重患者的心理问题。

（二）术后心理障碍

1. 焦虑（anxieties）

是患者产生强烈的对死亡恐惧和治疗痛苦担忧的心理状态，表现为不安、紧张和害怕等。在躯体上，严重焦虑的患者可能会有出汗、口干、面色潮红或苍白、头晕、胸闷、胸痛、心悸、呼吸急促等表现。此外，患者可能会有肌肉紧张、坐立不安、颤抖等症状出现，常伴有头颈部和腰背部肌肉酸痛、四肢乏力等。

头颈部肿瘤手术后患者常有明显的焦虑与恐惧情绪，其中焦虑占82.85%、恐惧占70.61%，其发生率均高于抑郁及悲观情绪。

较为明显的焦虑是容貌焦虑（anxiety about appearance），即口腔癌患者对自己术后外貌的改变产生持续的担忧和不满。口腔癌是严重影响患者容貌和生理功能的疾病，其手术治疗过程导致的面部改变给患者带来了极大的心理负担。虽然在治疗技术上取得了显著进展，但患者对于自我形象的接受和社会的适应仍然存在诸多挑战。口腔癌手术往往涉及面部的重建，可能导致显著的外观改变，包括瘢痕、面部轮廓的改变等，这些变化往往超出了患者预期的接受范围，外观的变化会直接影响患者的自我形象和自尊，从而引发较高程度的外观焦虑状态。这种状态不仅会影响患者心理健康，还会对其社会功能和生活质量产生重大影响。导致逃避社交、自我封闭等行为。

容貌焦虑表现在：

① 敏感：口腔癌患者对他人评价的敏感度高，尤其是在外观发生变化后，他们可能更担心被他人负面评价或误解，这种恐惧源自对他人接受度的不确定性，以及对被排斥或负面标签化的担忧。

② 自卑：对他人负面评价的恐惧可能还与患者个人以往的社会经验有关，如果患者在手术前就对自己的外貌不满意，或者有被负面评价的经历，患者在手术后可能更加担心这种情况的发生。

③ 逃避：口腔癌患者存在消极应对方式，即尝试回避问题或屈从于问题，这种应对方式可能是因为患者觉得自己无法改变现状，或者面对困难时感到无力，从而选择逃避或放弃。

2. 抑郁（depression）

恶性肿瘤术后患者是癌症相关负面情绪的高危群体，其中以抑郁倾向最为突出。口腔癌患者术后抑郁症状发生率明显高于正常人群。2020年一项关于中国口腔癌患者焦虑和抑郁症状患病率的横断面研究发现，口腔癌患者抑郁患病率高达65.21%。抑郁既可能是对恶性肿瘤的一种正常的情绪反应，也可能是肿瘤的躯体结果或受肿瘤治疗的影响。抑郁症可以严重扰乱患者的日常生活。

① 抑郁的表现：患者以显著而持久的心境低落为主要临床特征，且出现与其处境不相称的心境低落，严重抑郁时可出现自杀念头和行为。主要表现为持续性的心境低落、兴趣丧失、思维迟缓、反应变慢、快感消失。患者常常诉说"心情不好，高兴不起来""活着没意思""心里非常难受"等。

② 抑郁发作期间常见症状：感到悲伤、流泪、空虚或无望；即使小事也会引起暴怒、烦躁或沮丧；对大多数或所有正常活动失去兴趣或乐趣，例如性爱、

嗜好或运动；睡眠障碍，包括失眠或嗜睡；疲倦和缺乏精力，即使做些小事情也很费劲；食欲不佳和体重减轻，或者饮食冲动增加且体重增加；焦虑、激动或躁动；思维、说话或身体动作缓慢；感到自己毫无价值或感到内疚，对过去的失败耿耿于怀或自责；难以进行思考、集中精力、作出决定和记住事情；经常或反复考虑死亡、出现自杀想法、有自杀企图或进行自杀；无法解释的身体问题，例如背痛或头痛。

抑郁情绪的存在会干扰患者对肿瘤治疗的配合，使患者更难忍受治疗所带来的不良反应，降低患者的生活质量和主观幸福感。抑郁情绪使肿瘤治疗复杂化，患者的治疗依从性降低，从而影响治疗的效果。

3. 失眠

癌症患者由于焦虑、抑郁情绪、癌症疼痛、治疗方式、药物反应等原因，导致睡眠质量下降。失眠影响患者的生理、情绪、认知和日常生活能力，对癌症的治疗也会带来一定程度的影响。一般外科术后患者的睡眠紊乱发生率高达63.5% ～ 94.1%，而癌症患者睡眠紊乱发生率为91.67%。

睡眠质量与心理、手术、术后疼痛、噪声等相关。术前术后患者不同程度的抑郁和焦虑情绪与睡眠质量密切相关。手术的大小和时间是影响睡眠主要的因素，手术时间越长，睡眠紊乱的时间就越长。术后疼痛是影响睡眠的一个主要负面因素。噪声将干扰患者的主观睡眠质量。术后频繁护理也会影响患者的睡眠。

口腔癌联合根治手术复杂、手术时间长、手术创伤大、术后口咽肿胀明显、皮瓣修复后固有口腔缩小、术后气管切开都有可能成为影响睡眠质量的因素。再者，患者对手术的效果、术后外形和口腔功能的担心，均成为患者的心理负担。但由于术后口腔环境改变，气管切开，患者在一段时间内存在交流障碍，有时无法准确评价睡眠紊乱的严重程度。重度睡眠紊乱患者往往存在不能认知睡眠的真实情况，夸大睡眠紊乱程度的问题。

癌症类型、时期、治疗情况及不良反应发生程度、共病等不同，患者会出现不同的睡眠问题，其中最常见的是失眠症。失眠可能是首发症状，或是长期存在，又或是症候群之一，平均每星期有三个晚上会失眠，表现为入睡困难或睡眠中醒觉（＞30min），睡眠比例下降（睡眠效率＜85%），不同程度地影响日间社会功能，患者为此感到痛苦。睡眠障碍会加重患者的消极情绪，明显降低癌症患者的生活质量和社会功能，甚至增加了癌症患者的死亡率。

4. 恐惧（dread）

恐惧是癌症患者普遍存在的心理问题，是患者对疾病进展所引发的生理心理问题及社会不良后果存在的恐惧心理，或对疾病复发的恐惧，影响其治疗依从性。

严重恐惧时就会发生如下表现：面色苍白、手脚冰凉、呼吸深快、心跳快而重、瞳孔扩大、出汗、对疼痛敏感度降低、腹泻、胃痛、恶心、口干等。有些患者明知这种恐惧反应是过分的或不合理的，但仍反复出现、难以控制，于是产生极大的逃避行为。

癌症复发恐惧是癌症患者对癌症在原发部位的复发、进展或发生转移的恐惧。轻度恐惧患者表现为接触一些外部触发因素时（如听说朋友或亲戚确诊癌症）会出现对癌症复发的恐惧和焦虑，通常持续几个小时后缓解。中度至重度恐惧患者经常会担心癌症卷土重来，自身无法控制这些想法而痛苦不堪。重度恐惧患者不管实际预后如何，始终相信癌症迟早会复发而无法重拾对未来生活的信心。他们可能会过度关注癌症复发的迹象，不断在网上搜索与其特定癌症及其治疗/预后有关的信息。重度恐惧患者被认为在没有临床治疗干预的情况下不太可能缓解。重度恐惧患者具有以下特征：对癌症复发或进展的持续关注；无助的应对行为；日常功能障碍；出现重大临床治愈意义上的困扰；制订未来计划的能力有限。

影响恐惧情绪的因素如下：

（1）年龄 年轻患者承担着家庭和社会的主要责任，确诊癌症后，患者工作、生活受到严重影响，经济压力和责任感促使患者有更加沉重的思想负担。

（2）疾病分期 病理分期越高肿瘤恶性程度越高，预示患者预后越差，复发可能性越大。患者的顾虑更多，疾病进展恐惧更大。

（3）病程 病程超过 5 年的癌症术后患者，随着病程延长所承受的身心痛苦越多，若疾病持续进展，患者将丧失治疗信心，出现严重负性心理，恐惧感也更强。

（4）肿瘤转移和复发 肿瘤转移和复发的患者将再次承受生理和心理折磨，且预后较差，疾病进展更快，存活率不理想，因此患者恐惧感更强。

（5）经济状况 癌症属于治疗费用高昂的慢性疾病，家庭月平均收入越低，癌症术后患者疾病进展恐惧水平越高。

（6）社会支持水平 来自家庭、社会、病友、同伴等多方力量的支持和理解，特别是医护人员提供的专业支持能增强患者的康复信心，从而降低其对疾病进展的恐惧。

癌症复发恐惧的严重影响不仅仅是因为它会导致患者心理痛苦，还会对患者的生活质量及医疗服务产生严重影响。癌症复发恐惧与抑郁症、生活质量较差和日常功能受损之间存在相关性。一部分患者选择避免随访和筛查，可能存在迟发性复发的风险，造成生存期缩短；相反，另一部分患者可能选择不断地检查身体，频繁地咨询医生，造成医疗资源的浪费，并且导致长期的持续焦虑。

5. 病耻感（sense of shame）

病耻感是指患者因患有某种疾病而出现异于他人的特征，公众对此产生负面认识，个体将这些负面认识内化而形成的自卑、羞耻的心理体验，给患者带来各种各样的负面影响。目前口腔癌的治疗仍以手术为主，术后常难以避免造成患面容的毁损，并遗留张口、咀嚼、言语等功能障碍，这些都是引发患者病耻感的高危因素。

病耻感分为公众病耻感和自我病耻感，即外部环境与内部认知两部分。公众病耻感多来自外部环境，即他人对患者的态度与看法。自我病耻感是患者在他人影响下整合内化而形成的对疾病和患病后自我的认知。在病耻感的来源中内部因素高于外部因素，癌症患者的内化病耻感往往很高，患者的自我内部认知是病耻感体验的核心。

病耻感表现在：

① 怕遭歧视：虽然癌症的治疗手段有了极大进步，但是绝大多数癌症到了中后期还是无法攻克，而癌症通常与死亡相关联。死亡又常常是禁忌话题，导致大众对癌症患者多持回避态度。患者无法满足社会的期望，同时会因为被社会拒绝而感到焦虑和恐惧。

② 在意旁人异样眼光：口腔癌的病因多与口腔卫生差及不良生活习惯相关，比如抽烟、喝酒、嚼槟榔、人乳头状瘤病毒（human papilloma virus，HPV）感染等。根据归因理论，当一个人患癌前有促进癌症形成的行为时，大众会认为这是个人行为导致的疾病，其患癌后的病耻感也会加重。

③ 外貌羞耻：外表对一个人的身份形象至关重要，口腔癌所造成的毁容与功能障碍容易使患者遭受外界歧视的眼光，从而产生自卑、羞耻的内心体验。

④ 病耻感内化：在口腔癌患者中，患者因患病而丧失部分社会角色，因手术造成形貌改变，无法满足自我、家庭与社会的期望，同时还受到外部环境中负面认识的影响，患者将这一系列认知进行自我内化，从而产生内在的更为深刻的病耻感。

影响患者病耻感的因素主要包括年龄、婚姻状况、受教育程度、家庭人均月收入等人口社会学因素、疾病因素、心理因素、社会支持、应对方式、自我效能等。

① 人口社会学因素：年轻患者、教育程度较低、未婚、经济条件差的患者易产生病耻感。

② 疾病因素：患者的病程长、多次住院、手术切口较长的患者的病耻感相较于其他类型更高。

③ 心理因素：心理弹性、心理韧性和乐观水平越高，患者的病耻感越低。焦虑和抑郁这些负面情绪的程度越低，病耻感相对越轻。

④ 社会支持：当患者得到来自家属、朋友、同事等的支持越多，其病耻感越轻，从而促进患者采取积极的态度面对疾病。

⑤ 应对方式：采取接纳应对的患者，其病耻感程度较轻。采取回避和屈服应对的患者，其病耻感水平较其他患者高。

⑥ 自我效能：自我效能越高的患者，倾向于采取积极乐观的态度，面对疾

病和手术对身体造成的损伤，能够进行自我心态的调节，积极配合治疗和护理，主动学习相关知识，病耻感水平低。

三、放化疗的常见心理问题

口腔不仅有味觉功能，而且发挥语言、咀嚼、吞咽等重要运动功能。口腔癌患者其感觉及运动功能下降或丧失将严重影响生活质量，患者承受生理与心理的双重压力。口腔癌患者在放化疗治疗过程中，常常面对较多的生理、心理和社会问题。患者过度担心医疗费用、过度关注治疗效果、害怕放疗及化疗不良反应及疼痛等，容易出现心理问题。

（一）放疗

放射治疗是口腔癌患者重要的治疗方法，大约三分之二以上的患者在治疗过程中需要放疗，并且治疗效果确切。但放疗会产生副作用，如口腔黏膜炎、皮肤反应、吞咽困难、咽喉水肿等，放疗患者会产生严重的心理困扰，如焦虑、抑郁、恐惧等心理情绪。导致患者治疗依从性及生活质量下降，往往造成放疗中断，影响生存时间。放疗的常见心理问题主要表现在：

（1）焦虑情绪　放射治疗前，由于患者及其家属对放射治疗知之甚少，特别是缺乏对放射治疗的疗效及副反应的了解，会对放射治疗产生恐惧及焦虑。放射治疗的长治疗周期及高额费用使患者及家属倍感生活和经济压力，也容易产生焦虑情绪。

（2）恐惧情绪　表现为患者过度害怕放疗副反应，出现情绪紧张，躯体不适，坐立不安，严重时有回避行为。部分患者因佩戴放射治疗时的固定模具而出现幽闭恐惧。

（3）抑郁情绪　随着放射治疗次数的增加，口腔黏膜炎、皮炎、进食困难、骨髓抑制、便秘、腹泻等症状的出现使放射治疗患者出现明显心理痛苦，患者情绪低落、兴趣减少，严重时行为消极，影响治疗的依从性。

（4）低自尊　放射治疗期间，为了满足治疗的精准性，患者通常需要裸露皮肤甚至隐私部位以对准靶区导致自尊受损。患者常感觉自己弱小、有缺陷、不如别人，是个没用、没价值、没吸引力、丑陋、不可爱的失败者。导致患者会出现悲伤、忧郁、焦虑、羞愧、挫败和愤怒。

（二）化疗

癌症化疗的患者的心理障碍相当普遍，癌症化疗患者在治疗阶段，因药物不良反应而引起心理障碍，后者反过来又影响前者，使不良反应加重，进而影响患者的治疗效果、加重病情及降低生存质量。化疗的常见心理问题主要表现在：

（1）恐惧心理　患者由于缺乏对自身疾病和癌症的充分认识与了解，视癌症为不治之症，对癌症产生强烈的恐惧心理，对相关治疗失去信心，表现为紧张、害怕和不安。这与患者年龄、性别、文化程度、社交范围、信息的获取能力以及心理承受能力有一定关系。

（2）对社会支持的渴望　部分癌症患者化疗前表现出明显的适应困难，患者渴望得到社会支持。他们不仅需要家人的支持和关怀，更需要亲友、同事、社会的鼓励和帮助。当这一切都得不到满足时，会产生失落感和孤独感。男性较女性更加渴望社会支持，这与男性所承受的工作压力及承担的社会角色和生活自理能力有关。

（3）对化疗的依赖或否定　由于患者对化疗缺乏正确的认识，有的患者对化疗产生盲目的依赖，较少考虑其他治疗，认为化疗是抗癌的唯一途径。而有的患者则过度害怕化疗药物对身体影响大，难以适应化疗产生的乏力、恶心、脱发等痛苦，对化疗药物的疗效缺乏信心而放弃继续治疗的机会。

（4）对生活悲观失望　由于患者反复住院治疗打乱了其的日常生活，严重影响了事业发展、家庭生活和人际交往。其社会角色与患者角色形成巨大反差，因此产生强烈的悲观失望心理，导致情绪低落、意志消沉，丧失与疾病作斗争的信心。

第二节　心理自我评估方法

目前世界卫生组织推荐的广泛性焦虑量表（GAD-7）、9 项患者健康问卷（PHQ-9），因其较高的简洁性和对焦虑或抑郁诊断敏感性与特异性，被国内外广泛应用于综合医院及基层医疗对焦虑或抑郁诊断与疗效评估。

一、广泛性焦虑量表（GAD-7）

广泛焦虑障碍量表（GAD-7），是一个简明的焦虑症自评量表，由 Spizer 等于 2006 年编制，能够反映患者近两周内在焦虑方面的精神心理活动。GAD-7 中的 7 个条目均来源于美国《精神障碍诊断与统计手册（第 4 版）》（DSM-Ⅳ），其简单易行，结果稳定可靠，被广泛应用于临床焦虑症的筛查（表 10-1）。研究发现 GAD-7 被证实在国内外临床运用中有良好的信度和效度；也有研究发现 GAD-7 在我国综合医院住院患者的应用中具有良好的信度和效度，广泛应用于该人群焦虑障碍的筛查。

GAD-7 由 7 个项目组成，每个项目 0～3 分，总分 0～21 分。0 分：完全不会；3 分：几乎每天都会发生或出现。分值越高，焦虑状态越明显。轻度焦虑：6～9 分；中度焦虑：10～14 分；重度焦虑：15～21 分。

表 10-1 广泛性焦虑量表（GAD-7）

根据过去两周的状况，请您回答是否存在下列描述的状况及频率，请看清楚问题后在符合您的选项前的数字上面画√。

	完全不会	有几天	超过 1 周	几乎每天
1. 感觉紧张、焦虑或急切	0	1	2	3
2. 不能够停止或控制的担忧	0	1	2	3
3. 对各种各样的事情担忧过多	0	1	2	3
4. 很难放松下来	0	1	2	3
5. 由于不安而无法静坐	0	1	2	3
6. 变得容易烦恼或急躁	0	1	2	3
7. 认为似乎将有可怕的事情发生而感到害怕	0	1	2	3

二、9 项患者健康问卷（PHQ-9）

9 项患者健康问卷（PHQ-9），由 Spitzer 于 1999 年编制，是抑郁症的自评量表，反映患者近两周内在抑郁方面的精神心理活动，PHQ-9 中的 9 个条目均来源于美国《精神障碍诊断与统计手册（第 4 版）》（DSM-Ⅳ）。有研究表明 PHQ-9 在国内外人群中使用的信度和效度高，且简单实用，可应用于筛查不同程度的抑郁障碍，帮助医生进行临床决策并调整治疗方案（表 10-2）。国外的研究证实 PHQ-9 具有好的信度和效度，在 2009 年被美国心脏病学会（American Heart Association，AHA）推荐作为心血管疾病患者抑郁症的筛查工具。

表 10-2 健康问卷抑郁症状群量表（PHQ-9）

根据过去两周的状况，请您回答是否存在下列描述的状况及频率，请看清楚问题后在符合您的选项前的数字上面画√。

	完全不会	有几天	超过一周	几乎每天
1. 做事时提不起劲或没有兴趣	0	1	2	3
2. 感到心情低落、沮丧或绝望	0	1	2	3
3. 入睡困难、睡不安稳或睡眠过多	0	1	2	3
4. 感觉疲倦或没有活力	0	1	2	3
5. 食欲不振或吃太多	0	1	2	3
6. 觉得自己很糟，或觉得自己很失败，或让自己和家人失望	0	1	2	3
7. 对事物专注有困难，例如阅读报纸或看电视时	0	1	2	3
8. 动作或说话速度缓慢到别人已经察觉或正好相反——烦躁或坐立不安、动来动去的情况更胜于平常	0	1	2	3
9. 有不如死掉或用某种方式伤害自己的念头	0	1	2	3

PHQ-9 由 9 个条目组成，每个项目 0～3 分，总分 0～27 分。0 分：完全不会；3 分：几乎每天都会发生或出现，分值越高，抑郁状态越明显。轻度抑郁：6～9 分；中度抑郁：10～14 分；重度抑郁：15～21 分；极重度抑郁：22～27 分。

第三节　心理调适方法

一、压力管理技巧

心理压力（psychological pressure）是指生活中发生的刺激事件和不利因素对人们心理形成的威胁，具体表现为身心紧张和不适感；当内外部的环境条件不足以缓解过大的压力时，个体的健康就会遭到伤害。口腔癌患者的心理压力主要表现为对疾病的怀疑与恐惧、对家庭的愧疚、对未来生活的担忧、身心承受的痛苦、对未知事件的心烦等。

口腔癌对大部分患者而言是一种压力，由于疾病造成的各种身心健康状况的改变，使患者无法满足基本身心需要，同时各种诊断、检查、治疗、护理以及住院环境会成为新的压力源，继而影响患者的生理、心理、社会及精神状况。

口腔癌患者的情绪压力在患者中非常普遍，其发病率是一般人群的 4 倍。情绪压力还与癌症患者的预后和生存结局密切相关，心理压力导致其自我评价降低，影响患者康复，导致有抑郁或焦虑症状的患者复发风险和死亡率增加。

压力管理有助于消除口腔癌患者焦虑、紧张及恐惧等负面情绪，促使患者通过自我控制和自我压力管理，主动处理应激情境与适应压力，促进其心理社会适应能力。

（一）认知重构（cognitive restructuring）

由行为医学领域的 Roger Allen（1983）提出的一个简单的四阶段模型，通过认知重构来实现与生活风格相关行为的改变，从而达到增进健康的目的。

1. 察觉

察觉的过程有三个步骤。起初，识别和确认压力源。这一步需要患者写下他脑海里所想的，包括所有的挫折和苦恼。察觉过程的第二步，识别为什么这些事件会成为患者的压力源。更进一步，识别与每一个压力源相关联的都是什么样的情绪态度。最后的一步中，给最主要的压力源以及相关情绪做出最初的评价。如果最初的评价是防御性或消极的，并妨碍你解决问题，那么在下一个阶段将进行重新评价。

2. 对情境的再度评价

第二次的评价，或者说再度评价，是患者脑海中产生的"次级想法"，它提供一种不同的观点。再度评价是患者敞开接受新想法的过程。这一阶段中涉及患者选择一个中立的或者比较积极的立场，以更好地应对手头的问题。要记住，一次再评并不是一个合理化的过程，也不是一个压抑情感的过程。同时还要确切地记住，哪些因素是患者能够控制的，哪些又是患者所控制不了而必须接纳的。

3. 采纳及替代

患者任何态度转变中最困难的一步就是执行。患者一旦产生了一个新的心理构念，就必须马上采纳和执行。患者需要用一种积极的态度代替消极态度，改变可能涉及一些风险，起初可能会让患者感觉很脆弱。但是，正如其他随着练习而提高的技能一样，一种新的舒适感、安全感也会渐渐产生。

4. 评估

对任何新的冒险和尝试，患者都要看它的效果才能继续进行。患者要对新的态度做出评估，并确定它的价值。如果评估的结果证明新的构念是一次彻底的失败，那么回到第二个阶段并再做一次新的评价。如果新的构念发挥作用了，就带着那些仍待解决的问题重复这一过程。

（二）行为矫正（behavior modification）

大多数的研究显示，引发一个新的行为远比长久地维持一个行为要容易。动机在刚开始时显得很强，但是很快就会消退（一般1～2周），此时即时的效果就看不到了。为了理解并改变与非健康行为有关的因素，行为矫正操作有一个预备阶段（否认阶段）和五个系统的步骤。当适用于生活方式和行为的改变时，这些步骤就会引导人们提高健康状况和生活质量。

预备阶段（否认阶段）：在行为改变时，实际上总是从否认阶段开始的。在否认阶段，患者要承认他们在拒绝执行一种非健康的行为或者他们现有的行为方式是非健康的。

1. 察觉

在这个阶段，患者意识到自己的某些思考方式和某种行为方式是不健康的或者不很理想的，这些行为被认为是因压力产生的习惯。在患者认识到当前的一个或者多个行为并不是自己想要的行为时，会有改变的意识。一旦患者看到自己不太满意的行为时，改变的过程就可以开始了。

2. 渴望改变

许多患者认识到他们有影响健康的消极行为，但他们不想改变。如果没有改变的愿望，即使是这种行为已经明显具有破坏作用，也不会发生行为改变。因为无论行为带来何种收益，改变的愿望还远不及保持原有状态的愿望强烈。改变的愿望常常是在行为不再具有应付能力的时候发生，实际上那是置身于灾难或者死亡之路时，产生的一个非常想改变原有行为的愿望。

3. 认知重构

当患者不接受自己的行为方式时，患者已经了解了自己，并且有了新的和更适宜、更开放的想法。认知重构实际上是通过一个客观的自我对话来认识当前和即将开始的行为，与愿意改变行为的选择是一样的。

4. 行为替代

患者要考虑用一种健康的或者减少压力的行为来代替想要改变的行为。有时，这种行为替代过程在实际发生行为之前是想象出来的或者是以想象的形式练习的。当患者采用一个新的行为时，常常因时间的限制，日常的其他事情可能就会被排除在日程表之外了，这是个人的特点和价值的反映。

5. 评估

替代行为发生后，在评估阶段，患者会反过来分析一下是否有新的行为开始执行，问问自己执行是为什么，没有执行又是为什么，然后决定在发生某种状况时可以采取哪些行为来调整这个过程。

（三）情绪表达

情绪是个体对于外界的主观反应，其中包含个体的身体反应、主观的体验过程和外显的表达过程。

1. 躯体表达

情绪通过患者的生理反应来表现，如心跳加速、呼吸急促、出汗等。这些反应通常是无意识的，是情绪的最直接表现。

2. 行为表达

情绪通过患者的具体行为来表现，如愤怒时拍桌子、摔东西等。这种表达方式比较直接，但容易引起他人的不满和误解。

3. 语言表达

通过语言来描述和表达患者的情绪，比如说"我感到很生气"或"我很难过"。这种方式比较成熟，能够更准确地传达情绪。

4. 心理表达

通过患者的内心活动和思维来处理情绪，如通过思考和自我对话来调节情绪。这种方式需要较高的心理成熟度和自我调节能力。

鼓励患者学会表达自己的情绪，可以通过与家人、朋友或治疗师交谈，或者通过艺术、写作等方式来表达。

（四）放松技巧

放松技巧如深呼吸、冥想和渐进性肌肉放松都可以帮助患者减轻压力和焦虑。

1. 深呼吸

（1）仰卧位式腹式深呼吸　指导患者髋关节和膝关节屈曲，保持全身舒适体位，将双手分别置于腹部和胸部；同时，医务人员指导患者进行呼吸训练期间，将手重叠放置，通过缩唇缓慢进行呼气与吸气，吸气时，医务人员将双手放置在患者腹部并缓慢上抬，促进膈肌收缩，以排出残余气体；呼气时，医务人员徒手进行振动，以促进横膈伸展与收缩。

（2）坐位式腹式深呼吸　指导患者直角坐位，两脚跟落地，保持脊柱伸展并前倾，嘱患者将双手分别置于腹部与胸部。吸气时，嘱患者下压腹部手掌，以感受横膈收缩；呼气时胸骨柄下沉，嘱患者下压腹部手掌感受横膈扩张。

（3）立位式腹式深呼吸　指导患者保持双脚与肩同宽，将双手水平置于胸前并保持掌心向上，吸气时，缓慢上抬双手，尽可能收腹；呼气时，嘱患者翻掌并缓慢下压，尽可能鼓腹。

（4）缩唇腹式呼吸　患者生命体征平稳后，保持 5s 经鼻吸气，10s 双唇呈吹口哨状，并保持呼气与吸气比为 2∶1，嘱患者呼气时收腹，吸气时鼓腹，以促进膈肌伸展与收缩。各项训练时间为 3～5min，整体时间＜20min，训练 2 次/d，持续训练数月。

2. 冥想

正念冥想训练通过引导患者有意识地关注和接受当前的身体感受、感情和思维，以非评判性和非反应性的方式来面对和观察内在和外在，进而提高患者的心理弹性水平。

（1）正念冥想训练　20min/次，1 次/d。首先，向患者介绍正念冥想的概念和益处，教导他们采取舒适的坐姿，并闭上双眼深呼吸。在此过程中，引导患者注意呼吸的气体流动，若出现杂念，提醒他们保持平和心态与杂念自然相处，持续几分钟之后引导患者进行身体扫描，指导患者选择卧位，全身放松，双手自然放于身体两侧，轻闭双眼，缓慢呼吸，并将注意力依次由头部向下移动，包括面部、肩膀、胸腔、腹部、臀部和双腿。在正念冥想的同时可以结合平静舒缓的音乐，确保患者掌握正念冥想的技巧。鼓励患者在面对困难时运用正念冥想技术来减轻焦虑和压力，建议每天保留一段时间进行正念冥想练习。

（2）渐进性肌肉放松训练（progressive muscle relaxation training，PMRT）　在减轻患者的压力状态、改善情绪、缓解躯体症状、提高免疫功能和生活质量等方面均显示出良好的效果。PMRT 是由 Edmund Jacobson 于 1935 年提出的，它是一种有意识地通过规律的、交替的肌肉紧张和放松来控制全身肌肉的松紧度，从而使全身逐渐放松，达到身体深度放松状态的一种技术。它包括从手到脚的动作，可以转移患者的注意力，帮助稳定他们的情绪。通过"收缩→放松→再收缩"的周期性交替肌肉放松模式，训练个体获得并执行每个肌肉群的紧张和放松。控制肌肉紧张程度，保持放松情绪，达到缓解焦虑、抑制抑郁的作用。

① 积极为患者提供安静、干净、整洁、舒适的放松环境，并嘱患者穿舒适的衣裤。

② 训练措施由责任护士、理疗师、心理咨询师负责实施，上述人员均经过

考核，能保障训练的有效性与安全性。

③ 渐进性肌肉放松训练过程。训练过程为集中注意力、肌肉逐渐紧张并保持、解除紧张、肌肉松弛，每个紧张动作持续 10 ～ 15s，放松动作持续 15 ～ 20s，肌肉顺序为胳膊、手、肩部、颈部、前额、眼睛、头部、颌、嘴、胸、胃、腰、臀、大腿、小腿、脚。

④ 在训练过程中指导患者平静与自然地呼吸，提高患者的注意力，保持训练的平稳性与持续性，出现异常时立即中止训练。

二、认知行为疗法

认知行为疗法（cognitive behavioral therapy，CBT）是心理学家 A.T.Beck 于 20 世纪 60 年代提出的心理治疗干预手段，之后被广泛地应用到多种心理障碍的治疗当中，是心理治疗最主要的干预手段之一。认知行为干预（cognitive behavioral intervention，CBI）是基于认知行为疗法，对患者实施干预的一套结构化的、短程的、着眼于当下的心理治疗方法，用以解决当前问题并矫正其不良的想法和行为。

认知指人们获得知识或应用知识的过程，或信息加工的过程，这是人的最基本的心理过程。认知行为疗法的理论基础是认知模型，认为个体对于事件的认知是多层次的，从表面到核心依次为自动思维、中间信念和核心信念。认知行为疗法旨在改变认知加工过程，从而实现行为激活。具体做法包括监测自动思维，识别认知、情绪与行为之间的关联，以及识别并改变那些致使个体陷入错误思维模式的图式。

认知行为治疗一般采取认知重建、行为实验、放松训练等方法。认知重建的基本思路是事件、想法和感受之间存在一种关系。基本方法是：指导并协助患者识别自动化思维，给自动化思维分类，之后由患者结合自己的经历和想法，配合苏格拉底式询问，自己去发现这些不良信念，最后与自己的负面想法进行辩论。

口腔癌患者由于肿瘤及治疗的原因，会产生躯体不适及治疗不良反应，以及焦虑、抑郁情绪，这些都可能会产生无用、悲观、痛苦等负面情绪，对自己及治疗产生怀疑等功能紊乱性信念，以致对肿瘤治疗效果不满意。患者的负面思维、消极情绪与康复行为会严重困扰患者。认知行为干预可以调节患者的情绪，能纠正错误认知，纠正问题性康复行为，提高康复依从性，进而促进机体功能恢复。

实施过程：

1. 干预第 1 周——建立关系

通过一对一面谈方式进行干预，干预时长为 45 ～ 60min。首先介绍本次谈话目的，耐心倾听患者讲述治疗经过、内心感受，鼓励患者表达内心真实想法。倾听过程中注意做到共情和积极关注，通过倾听了解患者对疾病的认识程度及应对方式，根据患者的认知水平采用通俗易懂的语言表达对患者的关心与对疾病的重视。其次介绍口腔癌康复治疗知识及居家康复治疗注意事项，减少患者的顾虑，增强患者战胜疾病的信心。最后进行心理健康教育，指导患者正确面对情绪困扰，指导患者进行呼吸或肌肉放松训练等方式消除患者的不良情绪，使其调整心态、积极配合康复治疗。干预结束前，简要复述患者表达的内心经历，询问患者是否同意复述内容，如不同意，与患者共同找出并修改不同意内容，直到双方达成一致，并约定下次干预的时间、地点和内容。

2. 干预第 2 周——认知重建

通过一对一面谈方式进行干预，干预时长为 45 ～ 60min。首先，回顾上次谈话内容，了解患者使用理性情绪疗法及放松训练的情况，并介绍本次谈话的目的。其次，倾听患者康复治疗经历及感受，了解患者因康复治疗而产生的不适症状，耐心解答患者的疑问，提高患者的认知程度，并告知患者获得有用信息的方式和渠道。再次，了解患者康复训练情况，明确患者困扰，引导患者认识到自身的错误想法，纠正其错误理念，建立正确的认知观念。最后，介绍自我控制理论，鼓励患者管理自我行为，列出每日需执行康复训练条目，执行后在相应条目后打钩，以此强化自我行为。干预结束前，简要复述本次干预内容，询问患者是否同意复述内容，如不同意，与患者共同找出并修改不同意内容，直到双方达成一致，并约定下次干预的时间、方式和内容。

3. 干预第 3 周——初步行为重建

通过微信 / 电话联系方式进行个体干预，干预时长为 15 ～ 30min。首先，回顾上次干预内容，了解患者治疗感受，对自我控制理论的接受程度，并介绍本次干预目的。其次，了解患者治疗反应情况，引导患者按照每天的行为计划进行康复训练，并将每一项完成的条目打钩。最后，鼓励患者做到自我监督，自我成就，强化康复行为。干预结束前，简要复述本次干预内容，询问患者是否同意复述内容，如不同意，与患者共同找出并修改不同意内容，直到双方达成一致，并约定下次干预的时间、方式和内容。

4. 干预第 4 周——巩固行为

通过微信 / 电话联系方式进行个体干预，干预时长为 15 ～ 30min。首先，回顾上次干预内容，了解患者治疗经历、情绪波动，并介绍本次干预目的。其次，了解患者治疗反应情况，针对性进行相关知识的健康教育，了解患者执行康复计划及行动计划的情况，引导其认识到自身错误理念，修正其少部分因错误认知导致的不良行为。最后，修正康复计划及行为计划。鼓励患者继续坚持功能锻炼，可通过增加锻炼次数，减少每次锻炼量的方法来保证功能锻炼的完成度。干预结束前，简要复述本次干预内容，并与患者达成一致，约定下次干预的时间、方式、地点和内容。

5. 干预第 5 周——行为重建

通过一对一面谈方式进行干预，干预时长为 45 ～ 60min。首先，回顾前几次干预内容，了解患者现在对疾病和治疗的认知情况、情绪状况，对康复计划和行为计划执行情况，并介绍本次干预目的，告知患者此次为最后一次干预。其次，了解患者治疗反应情况。通过动机性访谈或角色扮演等方式重建患者的生活动机。最后，总结回顾几次干预内容，评估患者康复训练的掌握程度，评估患者对疾病、治疗、放化疗不良反应的认知水平，鼓励患者继续执行康复训练计划，并邀请其家人等社会支持系统的协助。

三、失眠的认知行为疗法

美国国立综合癌症网站幸存者指南推荐，将失眠的认知行为疗法（CBT-I）作为癌症幸存者失眠问题的治疗方法。CBT-I 是基于 Spielman 的 3P 假说，专门针对睡眠问题的治疗方法。CBT-I 包括睡眠卫生、认知重构、睡眠限制疗法、刺激控制疗法和放松疗法 5 个模块。认知重构是通过让患者了解不当的认知（观念、想法、态度、信念）如何通过情绪及行为干扰睡眠，进而通过改变这些认知来减少失眠。睡眠卫生可以帮助患者培养好的睡眠习惯。睡眠限制疗法要求患者限制卧床的时间，使其与实际的睡眠时间相匹配，并且要求患者每天维持规律的睡眠时间表。放松疗法则是通过降低患者睡前认知、生理的激发程度，从而促进睡眠。

CBT-I 主要包括五方面的内容：睡眠卫生教育、认知重构、刺激控制、睡眠限制、松弛疗法。

（1）睡眠卫生教育　午饭后避免喝咖啡，睡前 6h 内不喝酒；夜间特别是接近睡眠时避免吸烟；睡前 3h 可以进行温和的体育锻炼，但避免剧烈锻炼；睡前不看连续剧、小说，禁止打麻将、扑克或者其他易引起兴奋的游戏；睡前避免摄入过多液体和过多食物；保持卧室环境安静、整洁、舒适以及适宜的光线及温度；每天坚持规律的体育锻炼，根据自身情况，选择快走或者慢跑，每天不少于 30min；白天避免小睡，午睡不要超过半小时，下午一点半前完成午睡。

（2）认知重构　纠正不切实际的睡眠期望；保持自然入睡，避免过度关注并试图努力入睡；不要担忧自己失去了控制自己睡眠的能力；不要将夜间多梦与白天不良后果联系在一起；不要因为前一晚没有睡好就产生挫败感；培养对失眠影响的耐受性，不要有因夜间睡眠时间不足而采取白天多睡的补偿心理。

（3）睡眠限制　失眠患者常常想要用延长卧床时间来增加睡眠的机会，或通过卧床来缓解白天的疲劳，却往往使睡眠质量进一步下降。睡眠限制疗法缩短卧床清醒时间，增加入睡的驱动力以提高睡眠效率。减少卧床时间以使其和实际睡眠时间相符，但不能小于 5h；只有睡眠效率超过 85% 的情况下才可增加

15 ～ 20min 的卧床时间；（睡眠效率＝总睡眠时间 / 在床上时间 ×100%）当睡眠效率低于 80% 时则减少 15 ～ 20min 卧床时间；睡眠效率在 80% ～ 85%，卧床时间不变；避免日间小睡，并保持起床时间规律。

（4）刺激控制　减少卧床时的清醒时间来消除患者存在的床和觉醒、沮丧、担忧等这些不良后果的消极联系，重建睡意与床之间的积极联系，使患者迅速入睡。将卧床仅仅当作睡觉与性生活的地方；只有晚上有睡意或者到了规定的睡眠时间时，才上床休息；如果卧床后感觉到大约 20min 内无法入睡时（无需看表），应离开卧室，进行一些放松活动，直到感觉有睡意再返回卧室睡觉；如果再次感觉到大约 20min 内仍然无法入睡时，重复上条策略，如果有必要，整晚都可重复该过程；无论前一天晚上的睡眠时间多少，第二天早晨都在同一时间起床（包括周末）。

（5）松弛疗法　睡前 1h 可在昏暗的灯光下通过做深呼吸，听放松音乐等活动进行放松，使自己从白天的压力中放松下来，提高睡眠质量；专业人员可通过影像、书籍、面对面等方式授予放松训练技巧，如渐进性肌肉放松、生物反馈、意向训练等。

疗程一般不少于 4 ～ 6 周。

四、正念减压

正念减压（mindfulness-based stress reduction，MBSR）最初于 1979 年由 Kabat-ZinnJ 学者创立，以改善患者的痛苦、负面情绪。此后，延伸出了各种以正念为基础的干预疗法，如正念认知疗法、正念癌症康复训练（mindfulness-based cancer rehabilitation，MBCR）等，其中正念癌症康复训练更具有针对性，侧重于癌症患者在治疗及预后中遇到的问题。

正念癌症康复训练是一种以正念冥想为基础的情绪疗法，给予患者正念冥想训练指导，通过教会其进行自我管理，从而达到帮助患者释放自身压力的效果。国外研究表明，MBCR 可调节癌症患者的心理状态、睡眠紊乱等症状，且效果显著。

实施过程：

（1）第 1 周　采用音频资料、多媒体课件等方式，以通俗易懂的语言讲解口腔癌发生原因、正念康复训练的作用，介绍正念训练技巧，教会患者进行正念呼吸，包括腹式呼吸、身体放松，对事物的动作或外在特征进行冥想，每日练习 10min。

（2）第 2 周　首先引导患者回顾总结，交流上一周正念呼吸的体会。随后带领患者到有绿树、阳光和鸟语花香的特定环境中，进行正念行走训练，引导患者放空心灵，与周围环境融为一体，感受环境的变化，10 ～ 20min/ 次，1 ～ 2 次 /d。

（3）第 3 周　首先引导患者回顾和交流正念行走训练的体会，之后指导患者进行身体扫描（身体正念），带领患者进入安静房间内，采取坐禅姿势，指导患者行正念呼吸，集中精力感受呼气和吸气，之后引导患者用意念将注意力转移至全身，按照从头至脚的顺序进行身体扫描，扫描过程中对疼痛感和不适进行充分感受，直至其减轻或消失，20min/次，1～2次/d。

（4）第4周　引导患者回顾身体扫描的运用体会，之后进行正念坐禅教学，保证房间安静、整洁，引导患者放松身心，调整呼吸频率，观察身体随着呼吸而产生的腹部起伏运动，并观察鼻端和呼吸接触的感受，若患者出现疲乏感，鼓励其观察身体疲乏的具体表现，引导患者将之前的正念呼吸、身体扫描相结合进行坐禅练习，15～30min/次，1～2次/d，两组均持续干预4周。

五、接纳与承诺疗法

接纳与承诺疗法（acceptance and commitment therapy，ACT）是以正念技术为基础的第三代行为治疗理论之一，能明显改善癌症患者的焦虑症状。有利于降低口腔癌复发患者的焦虑和恐惧程度。其核心分为六个过程：

① 关注当下：将注意力引导到当前的情景与正在发生的事情上，以不加评判的心态持续觉察和感受当下的体验。

② 认知解离：与自己的各种念头、想象和记忆保持距离，客观地观察这些想法，不受其控制。

③ 接纳：帮助患者建立一种积极而无防御的态度，拥抱此刻内心真实的感受。

④ 以己为景：个体痛苦的思维和感受在自我作为概念化对象时对患者产生的威胁尤为显著。

⑤ 明确价值：帮助患者明确自身所确立的生活价值以及所设定的重要生活目标，寻找生活的方向，建立有意义的生活。

⑥ 承诺行动：在价值的引导下制订切实可行的计划，采取有效的行动。

实施过程采用面对面访谈方式对患者进行干预，每次30～40min。

（1）第1次　建立关系。首先，了解患者的基本情况，与患者建立良好关系，介绍口腔癌相关健康知识及康复治疗意义。其次，鼓励患者倾诉其自患病以来的真实心理感受，并让患者分享应对负面思维和感受的方法，探讨使用该方法的效果。通过向患者提三个问题：①为了挣脱那些痛苦的想法和感受带来的束缚，你尝试过哪些方法？②你觉得这些方法的效果如何，能减轻你的痛苦吗？③当你过度使用这些方法时，对你有什么不好的影响吗？然后向患者介绍接纳承诺疗法的治疗目标、内容和方法，带领患者进行5min的正念呼吸练习，让患者将注意力集中于当下，不对疾病妄作判断。最后，布置家庭作业，每天进行5min"正念呼吸"练习。

（2）第2次　接纳情绪，认知解离。干预开始前进行5min的正念呼吸练习。然后，播放视频《缺失的一角》，鼓励患者述说观看后的感受和想法，引导患者接纳自己的"缺角"。其次，使用流沙隐喻：陷进流沙时，越挣扎反而陷得越快，最佳的求生方法就是平躺，张开四肢，随流沙漂浮。借此隐喻让患者明白越是控制自己的感受和情绪，情况就会越糟糕，反而接纳可能会是更好的方法。向患者解释融合和解离的概念，让患者明白我们的行为可以受想法的影响，并可使自身深陷其中，通过询问患者"自疾病确诊以来，让你最痛苦的感受和情绪是什么？"识别其想法，并向患者讲解口腔癌的相关知识，包括疾病的症状、治疗、病因、预后等。接着，指导患者进行一个简单的认知解离练习："我现在有这样一个想法……"让患者体验到与想法拉开距离的感觉，对出现的消极自我评价或想法以"我现在有这样一个想法……"的句式说出；再次以"我注意到我现在有这样一个想法……"句式重复这个想法。最后，布置家庭作业，进行"我现在有这样一个想法……"练习。

（3）第 3 次　以己为景，澄清价值。首先，通过"棋盘比喻"让患者客观体验身体的感觉以及角色、情绪和行为的变化，引导患者建立以自我为背景的觉察，回忆以往克服困难的经历，以激发患者的内在潜力。其次，向患者分享成功病例，减少消极体验对疾病康复的影响，引发积极情绪，从而配合治疗。接着，通过询问患者"在你的内心深处，对你来说什么是重要的？""今后你想做什么？"等问题帮助患者明确自己的价值。最后，布置家庭作业，每天进行 5min "正念呼吸"练习。

（4）第 4 次　制订目标，承诺行动。首先，通过为患者讲述指南针的隐喻——在你旅行的过程中，指南针会指引你朝着一个方向前进。借此隐喻引入价值，让患者明白我们的价值在人生的旅途中起着同样的作用，它能引导我们选择想要的方向，并让我们不断前行。然后，引导患者根据自己的价值选择一个想要改变的领域：健康、工作、社会、亲密关系、家庭、精神状态等，制订可实现的短、中、长期生活目标。最后，继续引导患者根据自己的生活目标可以做出哪些行动，并鼓励其大声说出承诺；从最简单、最容易的小目标开始，逐步付诸行动。

干预方案实施采用一对一的个体化干预。每天 1 次，每次 30min，共 3 次。干预过程中的注意事项：①避免干预者的主导性太强，应多给患者倾诉和表达的机会，干预者适时给予倾听和引导，患者内心多蕴藏着强大的力量，干预者需引导患者将自身潜在动力转化为实际行动。②干预语言尽量口语化，避免生涩的专业术语。干预内容尽量选择播放视频、游戏互动、列举身边成功案例等患者易于接受且效果较好的形式。③干预的最终目标是让患者过上有价值的生活，因此干预的关键点在于如何将患者的目标行动具体化，如患者制订的行动是"我会花更多的时间与家人相处"，干预者帮助患者将其具体化为"我会在下周六带家人一起去看电影"。

六、积极心态的培养

《健康中国行动（2019—2030）》倡导每个人是自己健康的第一责任人，鼓励癌症患者关注并积极主动地获取健康信息，提高自我管理的能力，培养自己积极向上的心态。患者积极心态是患者对待自身、他人或事物的积极、正向、稳定的心理倾向。它是一种良性的、建设性的心理准备状态。

癌症患者的生活充满了挑战和变数，但如何应对这些挑战取决于患者的心态。积极的心态不仅能够让患者更好地应对困难，帮助患者更好地享受生活，还有助于降低患者压力水平，提高幸福感，改善心理健康。

（1）培养自我意识　患者要培养积极的心态，首先需要培养自我意识。要了解自己的情感、需求和价值观是关键。通过自我反思，你可以更好地了解自己，包括你的优势和弱点，以及你的目标和愿望。

（2）培养积极思维的习惯　积极思维习惯是患者培养积极心态的关键。当患者在治疗和康复中遇到困难或挫折时，要试着寻找积极的方面。积极思维可以帮助患者在困难中找到解决问题的途径。

（3）接纳疾病　将疾病看成生活中的一部分，以积极的心态接纳它。癌症患者能逐渐康复，除了正确的治疗之外，与患者能接纳癌症，或者说对癌症不抗拒有着极大的关系。

（4）学会压力管理技巧　患者心理压力是积极心态的一大威胁。要鼓励患者学会管理压力，包括深呼吸、冥想、身体锻炼和时间管理等技巧，可以帮助患者保持冷静和积极心态。

（5）寻找乐趣和兴趣　要求患者做自己喜欢的事情。找到乐趣可以激发积极的情感。这可以包括爱好、运动、艺术或志愿活动。寻找兴趣可以让患者感到充实和快乐。

（6）设置明确的目标　患者要设定明确可行的目标以激发积极的心态。并克服困难实现制订的计划与目标。当你达到一个目标时，患者会感到成就感，这有助于患者维持积极的心态。

（7）积极的人际关系　患者的人际关系对于心态至关重要。与积极、支持和理解的人交往可以激发积极心态。避免与消极或抱怨的人交往，因为这可能会影响到你的心态。

（8）培养感恩之心　感恩之心是培养积极心态的一种方式。患者每天花一点时间思考所拥有的，无论是健康、家庭、友情还是职业机会。感恩之心可以帮助你看到生活中的美好，减轻焦虑和负面情绪。

癌症患者通过培养积极心态，能有效地避免焦虑、抑郁和恐惧的情绪的影响，可以更好地应对生活中的挑战，更加主动地配合治疗与康复，从而改善生存状态，延长生存时间，提高主观幸福感。

七、社会支持与资源利用

（一）社会支持

患者的社会支持由其所处的环境即家人、亲戚、朋友、社区、社会提供的工具性或表达性支持组成。实际发生的引导、帮助与有形的支持及行动可以成为工具性支持，如金钱、物质、服务等；来自他人的感情支持、心理支持、认可、鼓励等被称为表达性支持，如关心、信任、理解等。

（1）患者通过与他人之间的交往而获得的社会身份，并从中获得他人的情感支持、物质帮助等。社会支持网络越完善的个体，患者应对风险与挑战的能力越高。癌症患者良好的社会支持具有重要意义。

① 提升主观幸福感：家庭、恋人、室友、朋友之间的关系能明显影响患者的主观幸福感，特别是情感支持对总体幸福感影响最大。相对于物质帮助，癌症患者最需要的支持是情感支持，特别是来自他们的配偶或伴侣、孩子和亲属的支持。因而良好的家庭环境对癌症患者非常重要。

② 减轻心理压力：癌症患者的家庭支持能提供患者经济和物质等有形的支持，能影响患者的治疗依从性，使患者相信自己是被关心、爱护和有价值的。利用支持网络，患者能加强经验交流，增进互动和情感联结，有利于增加其对治疗的信心、缓解心理压力。

③ 减轻抑郁、焦虑与恐惧：社会支持和疾病压力都是焦虑、抑郁的显著预测因素。医护人员在专业上提供咨询性支持，为患者详细解释手术以及放化疗的必要性、疗效和可能的不良反应等，解决患者在治疗和康复方面的疑惑。做好健康教育工作，有利于改善患者的焦虑、抑郁及恐惧情绪。

（2）患者及家人要积极利用好以下资源。

① 人力资源：它是癌症患者所有关系人的智力、体力及心力的总和。癌症患者、家属、朋友、医护人员共同参与患者病后治疗与康复，减轻其压力，提高患者幸福感。

② 信息资源：患者所获得信息的渠道各不相同，如言语交流、公众号、微信、浏览器、微博、宣传栏等。患者及家属要积极关注及搜集有用信息，实现多源信息的有效利用。

③ 技术资源：这是癌症患者及家属通过学习获得的资源，如术后康复、功能训练、认知行为治疗、放松训练、沟通训练等。需要患者克服困难，主动学习，不断掌握治疗及康复技术，改善躯体功能及心理状态。

（二）情感支持

癌症患者常有严重的消极情绪，不能接纳、面对癌症，没有做好长期和肿瘤作斗争的准备，过度关注治疗过程中的不良反应，而出现心理痛苦。所以，癌症患者最需要的是情感支持，倾听和理解、鼓励和支持、共情和同理心、提供实际帮助都是非常重要的方法。通过这些方法，我们可以帮助患者解决问题、缓解痛苦、提高信心和自尊心，让患者感受到被关注和支持。

情感支持的基本方法有：

（1）倾听和理解　在提供情感支持时，最基本的方法就是倾听和理解。患者需要一个能够倾听他心声的人。当患者感到孤独或不安时，有人能够倾听他的声音、理解他的感受，这是一种极为重要的情感支持。倾听和理解不仅能够让患者感受到被关注和重视，也能够帮助他更好地理解自己的情感和需求。

（2）鼓励和支持　在情感支持中，鼓励和支持也是非常重要的。当患者面临挑战或困难时，身边的人可以通过鼓励和支持来帮助他克服困难。在居家康复治疗中，家人可以通过认可和赞扬患者的行为表现来提供情感支持。鼓励和支持不仅能够提高患者的信心和自尊心，也能够让患者感受到被关注和支持。

（3）共情和同理心　也是情感支持中的重要方法。当患者感到悲伤或痛苦时，身边的人可以通过共情和同理心来帮助他们缓解情绪。共情和同理心不仅能够让患者感受到被关注和理解，也能够帮助患者更好地理解他人的情感和需求。

（4）提供实际帮助　在情感支持中，提供实际帮助也是非常重要的方法之一。当患者面临实际问题时，身边的人可以通过提供实际帮助来帮助他解决问题。提供实际帮助不仅能够解决问题，也能够让患者感受到被关注和支持。

参考文献

[1] 马芮，宣岩，段瑶，等 . 口腔颌面部恶性肿瘤患者术后正念水平调查及影响因素分析 [J]. 北京大学学报（医学版），2022, 54(04): 727-734.

[2] 黄媛媛，王红，李润婕 . 快速康复外科护理在口腔癌患者皮瓣修复围术期中的应用效果 [J]. 护理实践与研究，2022, 19(07): 1062-1066.

[3] 李俊霞，关改新，郭敬松 . 面部整形患者心理特点调查及影响因素 [J]. 中国健康心理学杂志，2022, 30(07): 993-997.

[4] 郭宏梅，王伟平，徐春燕，等 . 口腔颌面部恶性肿瘤术后患者心理痛苦及相关因素分析 [J]. 护理学杂志，2021, 36(06): 88-90.

[5] 彭望连，刘晓红，黄旭芬，等 . 晚期癌症患者抑郁状况及影响因素研究 [J]. 实用预防医学，2020, 27(12): 1483-1485.

[6] 徐锐云，杨雪花，邢艳飞 . 癌症患者术后癌症进展恐惧现状及影响因素分析 [J]. 医学理论与实践，2024, 37(06): 1046-1048.

[7] 刘若冰，胡德华，李小平 . 癌症患者情感体验 [J]. 中国老年学杂志，2020, 40(24): 5349-5355.

[8] 程洋，蒲丛珊，伊静，等 . 肝癌患者 TACE 术后恐惧疾病进展与社会支持和心理弹性的调查研究 [J]. 重庆医学，2020, 49(11): 1846-1849.

[9] 蒋华丽，杨成，翁芬女，等 . 头颈部肿瘤放疗患者自我感受负担现状及影响因素分析 [J]. 中华全科医学，

2019, 17(01): 144-146.

[10] 刘永琴, 胡雅静, 赵宏彩. 全喉切除术后气管造口病人病耻感现状及影响因素研究 [J]. 护理研究, 2018, 32(22): 3633-3636.

[11] 章敏, 谢淑萍, 杨希, 等. 肺癌放疗前患者心理痛苦状况及相关因素分析 [J]. 中华全科医学, 2018, 16(03): 488-491.

[12] 陈潇, 刘东玲, 王秀丽, 等. 颌面部手术患者病耻感的影响因素分析 [J]. 中华现代护理杂志, 2020, 26(13).

[13] 王凡, 韩凤, 刘芳, 等. 正念癌症康复训练对术后化疗期肺癌患者癌因性疲乏的影响 [J]. 护理学杂志, 2021, 36(16): 73-74.

[14] 张丛, 杨靖, 康晓娜. 正念减压结合渐进性肌肉放松训练在癌痛爆发期伴焦虑患者中的应用效果 [J]. 实用临床医学, 2020, 21(09): 66-69.

[15] 弓儒芳, 刘均娥, 王秋莉. 接纳承诺疗法对口腔癌复发患者癌症复发恐惧的影响 [J]. 护理学杂志, 2019, 34(16): 84-86.

[16] 王瑜, 陈然, 张岚. 广泛性焦虑量表在中国综合医院住院患者中的信效度研究 [J]. 临床精神医学杂志, 2018, 28(03): 168-171.

[17] Wang Y H, Li J Q, Shi J F, et al. Depression and anxiety in relation to cancer incidence and mortality: a systematic review and meta-analysis of cohort studies[J]. Mol Psychiatry, 2020, 25(7): 1487-1499.

[18] Gorin S S. Theory, measurement, and controversy in positive psychology, health psychology, and cancer: basics and next steps[J]. Ann Behav Med, 2010, 39(1): 43-47.

[19] Kulpa M, Kosowicz M, Stypuła-ciuba B J, et al. Anxiety and depression, cognitive coping strategies, and health locus of control in patients with digestive system cancer[J]. Prz Gastroenterol, 2014, 9(6): 329-335.

[20] Lin C W, Chou Y E, Yeh C M, et al. A functional variant at the miRNA binding site in HMGB1 gene is associated with risk of oral squamous cell carcinoma[J]. Oncotarget, 2017, 8(21): 34630-34642.

[21] Yuan L, Pan B, Wang W, et al. Prevalence and predictors of anxiety and depressive symptoms among patients diagnosed with oral cancer in China: a cross-sectional study[J]. BMC Psychiatry, 2020, 20(1): 394.

[22] Iancu I, Horesh N, Lepkifker E, et al. An epidemiological study of depressive symptomatology among Israeli adults: prevalence of depressive symptoms and demographic risk factors[J]. Isr J Psychiatry Relat Sci, 2003, 40(2): 82-89.

[23] Thiele S, Goebel S, Kröger N, et al. Fear of disease progression and relevant correlates in acute leukemia patients prior to allogeneic hematopoietic stem cell transplantation[J]. Psychooncology, 2020, 29(8): 1248-1254.

[24] Vickberg S M. The Concerns About Recurrence Scale (CARS): a systematic measure of women's fears about the possibility of breast cancer recurrence[J]. Ann Behav Med, 2003, 25(1): 16-24.

[25] Lebel S, Payne A Y, Mah K, et al. Do stigma and its psychosocial impact differ between Asian-born Chinese immigrants and Western-born Caucasians with head and neck cancer？ [J]. Psychol Health Med, 2016, 21(5): 583-592.

[26] Keast R, Sundaresan P, Burns M, et al. Exploring head and neck cancer patients' experiences with radiation therapy immobilisation masks: A qualitative study[J]. Eur J Cancer Care (Engl), 2020, 29(2): e13215.

[27] Lucchesi C, Baldacci F, Cafalli M, et al. Fatigue, sleep-wake pattern, depressive and anxiety symptoms and body-mass index: analysis in a sample of episodic and chronic migraine patients[J]. Neurol Sci, 2016, 37(6): 987-989.

[28] 健康中国行动推进委员会. 健康中国行动（2019—2030 年）[EB/OL]. (2019-07-09)https://www.gov.cn/xinwen/2019-07/15/content_5409694.html.

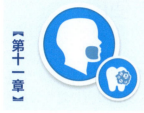

【第十一章】 **辅助器具使用指导**

第一节　常见辅助器具介绍

在口腔癌术后康复过程中，功能康复是一个至关重要的环节。其目的不仅在于恢复患者的基本生理功能，更在于提高他们的生活质量，使其能够重新融入日常生活和社会活动。在术后恢复期间，患者在专业医护人员的指导下，借助功能性辅助器具进行康复训练。以下是常用的辅助器具的种类及用途（表 11-1）。

表 11-1　常见功能性辅助器具

分类	器具名称	作用
舌部训练器具	吸舌器	可以改善舌头活动能力，强化舌肌力量，增加舌与口腔肌群运动协调性，增强舌头对食物的控制和传送能力
	舌尖训练器	训练舌尖运动
咀嚼训练器具	唇肌训练器	可以训练嘴唇和下颌的独立活动能力以及闭唇，强化唇肌力量，改善流涎、漏饭等问题
	咀嚼训练器	可以提高下腭的稳定性，提高咀嚼能力，增加下腭的活动范围和灵活性
呼吸训练器具	发声笛	可以改善呼吸、发音，增大换气量，训练声门的闭锁功能
	呼吸训练器	改善肺部的通气功能，提高呼吸的效率，达到维持和改善患者体力
感觉刺激器具	按摩刷	改善唇、舌、口腔黏膜的感觉
	不锈钢筷子、勺子	刺激唇、舌、口腔黏膜的感觉
	振动棒	运用振动感刺激口腔、面颊部位
口腔护理器具	手指型牙刷	符合人体工程学，可以减少对口腔的硬性伤害
	冲吸式牙刷	利用负压抽吸为患者进行口腔护理

第二节　辅助器具的选择与使用

口腔癌术后康复运动训练形式多样，包括口唇主/被动训练、舌抗阻训练、舌肌等长/等张训练、面颊主/被动训练等；通过专业人员的指导可以进行自我训练或者监督下训练，旨在提高参与吞咽的肌肉（如唇、舌、咽）力量、运动性和协调性，以实现安全高效的吞咽。同时，《中国吞咽障碍康复管理指南（2023版）》中指出：在临床上使用广泛的温度觉刺激、触觉刺激，这些口腔内感觉刺激被认为可能通过增加感觉传入促进吞咽反射。

一、舌尖训练器

舌尖训练器（tongue trainer）是一种用于舌尖部肌肉组织运动范围训练的工具（图11-1），帮助患者恢复或增强舌尖部肌肉组织的运动能力，其使用注意事项主要包括以下几点：

（一）使用方法与技巧

舌尖训练器是通过舌尖推动钢珠，以达到训练目的。

1. 确保体位正确

使用舌尖训练器时，应保持坐姿端正，可以避免身体因姿势不当而产生的代偿现象，还能够更好地集中注意力，使训练效果最大化。下颌骨要端正，具备一定的稳定性，以便咬稳训练器。使用时适当调整座椅高度和角度，使头部和颈部保持自然舒适的状态，确保下颌骨的稳定性。

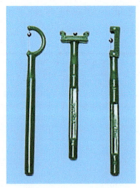

图 11-1　舌尖训练器

2. 选择合适的训练方法

根据患者的具体情况，选择合适的训练方法，如舌尖上抬下压训练、左右侧舌转移训练等，可以锻炼舌尖部肌肉的力量和灵活性，还能够提高口腔的协调性。训练过程中，应充分发挥工具使用的基本方法，并在此基础上进行替换或调整。

3. 注意力度与频率

注意力度与频率也是使用舌尖训练器时需要注意的关键点。在进行舌肌牵拉和抗阻训练时，我们应确保牵拉力度适中，避免过度用力导致舌尖部肌肉受伤。同时，一次持续牵拉的时间也不宜过长，以免对舌尖部造成过度的负压牵引，影响血液循环。建议每次牵拉时间控制在5s左右，并在连续牵拉治疗时间建议控制在 5min 左右，以避免舌尖部因反复缺血、充血而受损。

（二）清洁与消毒

1. 使用前清洁消毒

使用舌尖训练器之前，应用温水清洗其吸嘴或相关部件。确保训练器干净、卫生，避免交叉感染。

2. 使用后清洗晾干

使用完毕后，应拆开训练器，用生理盐水清洗干净各个部件。晾干后妥善保存，以便下次使用。

（三）其他注意事项

1. 避免用开水烫

舌尖训练器不可用开水烫，应使用温度 30 ～ 40℃左右的温水进行清洗。

2. 专人专用

禁止患者之间混用舌尖训练器，以避免交叉感染。

3. 避免用手辅助

在训练过程中，应尽量避免用手辅助，以充分发挥舌尖的训练作用。

4. 监督与指导

在使用舌尖训练器时，应有言语师或康复治疗师在场监督与指导，确保训练的安全性和有效性。

二、吸舌器

吸舌器（tongue sucker）是一种用于帮助锻炼舌头活动范围、力量和灵活性的工具（图 11-2），特别适用于有吞咽障碍、言语不清等问题的人群。这一工具能够有效地帮助患者锻炼舌头的活动范围、力量和灵活性，提升患者的生活质量。

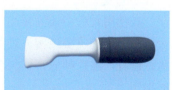

图 11-2　吸舌器

（一）使用前准备

1. 检查口腔

在使用吸舌器之前，务必检查患者的口腔状况，确保没有破溃、溃疡或感染等问题。避免因使用吸舌器而导致病情加重或引发其他并发症。因此，在进行训练之前，治疗师应对患者的口腔进行全面的检查，并根据患者的具体情况制订相应的训练计划。

2. 清洁与消毒

使用前应用沸水冲洗吸嘴进行消毒，确保卫生。使用后应拆开吸舌器，用生理盐水或清水冲洗干净，并晾干以备下次使用。确保吸舌器的清洁度，避免交叉感染的风险。

（二）正确使用方法

1. 放置位置

将吸舌器的吸嘴放入患者口中，确保吸附在舌尖部。

2. 操作方式

通过挤捏球囊形成负压，使吸舌器紧密地吸附在舌头上。纵向拉动舌头，帮助患者锻炼上下两侧的舌肌肉；横向拉动舌头，锻炼左右两侧的舌肌肉；轻轻摩擦舌面及上腭部，以及牙齿外侧的牙龈和颊黏膜部，以达到舌部全面锻炼的效果。

3. 训练频率与次数

训练应每日进行，以确保舌头得到持续的锻炼。每次训练时，建议重复 20 次左右，以确保锻炼的充分性。同时，连续牵拉治疗时间应控制在 5min 左右，避免舌尖反复地缺血、充血，从而保护患者的舌头免受损伤。

（三）注意事项

1. 牵拉力度

在使用吸舌器时，牵拉力度应适中，既要确保吸舌器能够稳定地吸附在舌头上，又要避免暴力操作导致舌头或口腔黏膜受损。

2. 牵拉长度

舌牵拉长度也应适中，以舌尖出唇 1cm 左右为宜。过长的牵拉可能会导致舌头过度拉伸，引发不适或损伤。

3. 避免损伤

在使用过程中还需要注意避免舌系带与牙齿之间的反复摩擦。舌系带是连接舌头和口底的重要结构，过度摩擦可能会导致舌系带损伤或溃疡。因此，在使用吸舌器时，治疗师应密切关注患者的口腔状况，及时调整操作方式，避免不必要的损伤。

4. 个体差异

每个患者的舌头状况和承受能力都是不同的，因此在使用吸舌器时，应根据患者的个体情况调整训练强度和频率。对于初次使用吸舌器的患者，治疗师应给予充分的指导和帮助，确保他们能够正确使用吸舌器并避免潜在风险。

5. 患者配合

在训练过程中，患者应保持放松状态，积极配合治疗师的操作。同时，治疗师也应与患者保持良好的沟通。及时了解患者的感受和需求，以便对训练计划进行调整和优化。

6. 专业指导

对于首次使用吸舌器的患者，最好在专业治疗师的指导下进行。治疗师可以根据患者的具体情况制订个性化的训练计划，并教会患者正确使用吸舌器的方法。在使用过程中，治疗师还可以根据患者的反馈和进展调整训练计划，以达到最佳的治疗效果。

（四）其他注意事项

1. 专人专用

吸舌器应专人专用，避免患者之间混用，以防止交叉感染。

2. 定期维护

吸舌器作为一种医疗器械，其质量和安全性至关重要。因此，在使用吸舌器之前，应确保其来源正规、质量可靠。同时，在治疗过程中，治疗师还应定期检查吸舌器的完好性和功能状态，如有损坏应及时更换。

3. 记录进展

记录患者的进展和变化。通过记录患者的训练情况、舌头活动范围的改善程度以及言语清晰度的提升情况等信息，治疗师可以更好地了解患者的康复情况，并根据这些信息对训练计划进行及时的调整和优化。

三、唇肌训练器

唇肌训练器（lip muscle trainer）是一种专门设计用于增强唇部肌肉力量和灵活性的工具（图 11-3），适用于需要提升唇肌力量的人群，如面部正向生长需求者、口呼吸患者等。

（一）选择合适的训练器

1. 种类选择

市面上唇肌训练器种类繁多，从简单的硅胶吸嘴到复杂的带有弹簧或弹力带的装置都有。应根据

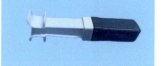

图 11-3　唇肌训练器

自身需求、口腔健康状况及经济能力综合考虑，选择适合自己的训练器。

2. 尺寸与阻力

部分训练器设计有不同尺寸的吸嘴或不同阻力的弹簧，以适应不同用户的唇部力量和训练需求。在选择时，应确保训练器的尺寸和阻力适合自己的唇部肌肉力量。

（二）使用前的准备

1. 清洁与消毒

使用前，应用沸水或专用消毒液对训练器进行清洁和消毒，确保卫生。

2. 热身准备

在开始正式训练前，可以先做一些简单的面部拉伸和口唇放松练习，如轻轻张开闭合嘴巴，以促活口唇肌肉，避免训练过程中的不适。

（三）正确的使用方法

1. 放置位置

将训练器放入口中，用上下嘴唇包住训练器，确保唇部肌肉能够充分接触并施力。

2. 吸力训练

对于带有吸嘴的训练器，可以利用口唇肌肉的力量将其吸住并保持一段时间，然后缓缓释放。可重复多次训练，并根据个人情况逐渐增加训练时间和强度。

3. 阻力训练

对于带有弹簧或弹力带的训练器，通过口唇肌肉的收缩与放松来对抗阻力，增强肌肉力量。训练时应逐渐增加阻力，以适应唇部肌肉力量的增长。

（四）注意事项

1. 避免用牙齿咬住

在使用唇肌训练器时，应用嘴唇包住训练器，避免用牙齿咬住，以免损伤牙齿或造成不适。

2. 适度训练

训练时应根据个人情况逐渐增加训练时间和强度，避免过度训练导致唇部肌肉疲劳或损伤。

3. 保持口腔卫生

训练后应及时清洁口腔和训练器，保持口腔卫生，避免感染。

4. 定期检查

定期检查训练器的完好性和功能状态，如有损坏应及时更换。

四、咀嚼训练器

咀嚼训练器（chewing trainer）通过用门牙和两侧犬牙、白齿反复交替咀嚼牙胶，轻微用力往外拉，达到训练的目的（图 11-4）。

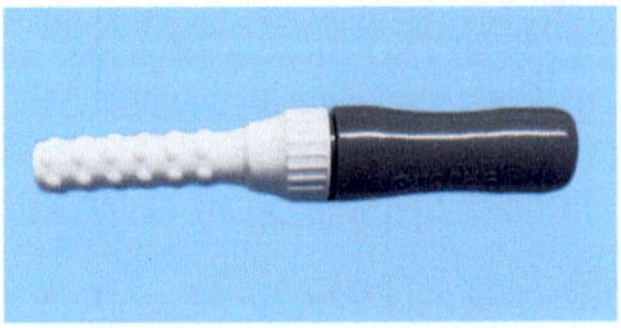

图 11-4　咀嚼训练器

（一）正确选择与适配

1. 个性化选择

每个人的口腔结构和咀嚼能力都有所不同，因此选择适合自己的咀嚼训练器至关重要。患者应根据医生的建议，结合自己的口腔情况，选择合适的训练器型号和尺寸。

2. 适配性检查

在使用前，患者应仔细检查训练器是否适合自己的口腔结构。例如，训练器的大小、形状以及材质是否合适，是否会对口腔造成不适或损伤。如果发现任何不适或问题，应及时向医生反馈，以便进行调整或更换。

（二）规范使用

1. 避免咀嚼硬物

咀嚼训练器主要功能是模拟软性食物的咀嚼过程，通常设计用于软性食物或特定训练目的。因此，患者应避免用训练器咬食坚果、硬糖果等硬物，以免损坏训练器或造成口腔损伤。

2. 控制力度

过度用力不仅可能影响训练效果，还可能对口腔造成不必要的压力。因此，在使用训练器进行咀嚼时，应控制咀嚼力度，避免过度用力导致训练器变形或口腔不适。

3. 正确佩戴

对于需要佩戴的咀嚼训练器，如咬合板等，应正确佩戴，避免压得过紧或过松，确保舒适度和效果。佩戴时应确保训练器与牙齿的接触面适中，既不过紧也不过松。过紧的佩戴可能导致口腔不适，甚至影响牙齿的正常排列；而过松的佩戴则可能降低训练效果。

（三）卫生与清洁

1. 定期清洁

咀嚼训练器在使用后应及时清洗，避免细菌滋生。可用清水冲洗，并用牙刷和中性洗涤剂进行彻底清洁，确保无死角。

2. 专人专用

每个人的口腔环境都有所不同，共用训练器可能导致细菌或病毒的传播，增加感染的风险。因此，咀嚼训练器应专人专用，避免与他人共享，以减少交叉感染的风险。

（四）观察与调整

1. 观察反应

在使用咀嚼训练器的过程中，患者应密切观察自己的反应。如果出现任何不适或异常，如口腔疼痛、肿胀等，应立即停止使用并咨询医生。医生会根据患者的具体情况进行评估和处理，确保患者的安全和康复效果。

2. 适时调整

随着患者咀嚼能力的逐渐恢复和口腔情况的变化，训练器的难度或类型也需要适时调整。医生会根据患者的进展情况和康复目标，对训练器进行调整或更换，以适应患者的需求。因此，患者应保持与医生的沟通，及时反馈自己的情况和需求。

五、发声笛

发声笛（bugle call）可以改善呼吸、发音，增大换气量，训练声门的闭锁功能（图 11-5）。

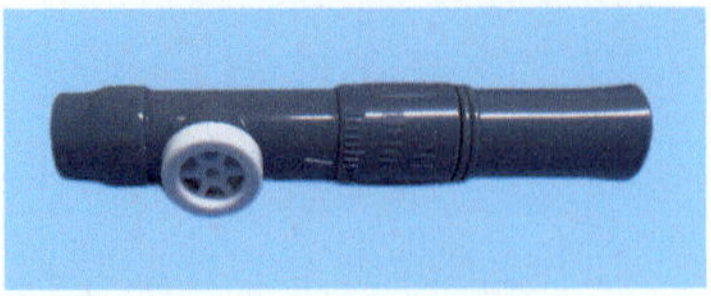

图 11-5 发声笛

（一）基本使用步骤

1. 正确安装与连接

确保发声笛的各个部件（如笛身、吹口等）安装正确，连接紧密，避免漏气或损坏。

2. 调整姿势

保持正确的吹奏姿势，如头正体直、两眼平视、两肘自然下垂等，以确保吹奏时的舒适度和准确性。

（二）吹奏技巧与注意事项

1. 控制气息

吹奏发声笛时，要学会控制呼吸。采用腹式呼吸法或胸腹式呼吸法，使气息平稳、均匀。避免用力过猛或气息不足导致声音不稳定或损坏发声笛。

2. 调整口型

根据发声笛的吹口大小和形状，调整自己的口型。通常，吹奏时应保持嘴唇微张，利用嘴角适当收缩的力量，使气流集中并吹入吹口。同时，要注意避免鼓腮或吹口没有对准水沟（人中）等不良姿势。

3. 练习音长、音调与音律

从简单的音开始练习，逐渐递增音长、音调、音律。在练习过程中，要注意保持声音的连贯性和稳定性，避免断音或杂音。

（三）维护与保养

1. 定期清洁

吹奏完发声笛后，应及时清洁管壁和吹口，避免残留口水或污垢导致细菌滋生。可以使用软布或纸巾轻轻擦拭，避免使用硬物或腐蚀性清洁剂。

2. 避免磕碰

发声笛是一种精密的乐器，应避免随意磕碰或摔落，以免损坏其结构或影响音质。

3. 存放环境

发声笛应存放在干燥、通风、避光的环境中，避免过于潮湿或高温导致变形或损坏。同时，要避免将其放在暖气、空调、阳台等附近，以免受热或受潮。

（四）安全注意事项

1. 避免误吞或误吸

对于初次使用的患者，应在使用发声笛时保持警惕，避免将其放入口中过深或吹奏时过于用力导致误吞或误吸。

2. 注意音量

发声笛的音量可能较大，长时间吹奏可能会对听力造成损伤。因此，在练习时应控制音量和时间，避免长时间连续吹奏。

六、冲吸式牙刷

冲吸式牙刷（flush and suction toothbrush）一次性使用口腔冲洗器是一种方便、快捷、卫生的口腔清洁工具，由带孔硅胶软刷毛、带负压孔的手柄、冲洗管接口和负压吸引器接口组成（图 11-6）。

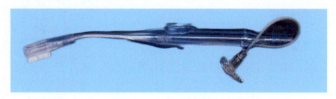

图 11-6　冲吸式牙刷

（一）选择合适的产品

① 选择正规品牌的一次性使用口腔冲洗器，并查看产品的相关认证资料，以确保其安全性和有效性。

② 注意产品的生产日期和保质期，避免使用过期产品。

（二）正确的使用方法

① 在使用之前，确保手部已经洗净，并可以戴上洁净的手套。

④ 打开包装后，将冲洗器放在清洁、无菌的台面上。

③ 备好适量的口腔护理液。

④ 取 30mL 注射器，去掉针头，抽满口腔护理液后与冲吸式牙刷的侧面冲洗管接口连接，将冲吸式牙刷的手柄末端螺旋状负压吸引器接口与负压延长管连接。推动注射器活塞，一边冲一边刷牙，按住牙刷手柄上方的开孔吸净口腔内液体及分泌物。

（三）使用注意事项

① 使用时不要过度用力咬住冲洗器，以免造成口腔损伤。

② 避免将水流注入喉咙，以免引起不适。

③ 选择合适的冲洗液和使用频率，使用完毕后，将口腔中的水吸出。

（四）存储与丢弃

① 一次性使用口腔冲洗器不能重复使用，使用完毕后应立即丢弃到专门的垃圾桶中。

② 未使用的冲洗器应储存在清洁、干燥、阴凉的地方，远离阳光直射和火源。

七、呼吸训练器

呼吸训练器（respiratory trainer）是一种专为改善和增强个人呼吸功能而设计的辅助工具（图 11-7）。市面上大多数呼吸训练器是采用阻抗训练基础原理，使用者透过吸气训练器吸气时需费力抵抗训练器设定的阻抗，以增加吸气肌力，借此增加呼吸肌强度与耐受度，从而有效提升整体呼吸系统的健康水平。

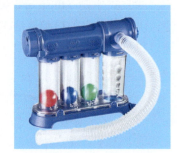

图 11-7　呼吸训练器

（一）使用前准备

1. 选择合适的呼吸训练器

根据自己的实际情况选择相应款式、型号的呼吸训练器。

2. 清洁与检查

第一次使用呼吸训练器前需清洗吹气口，保持呼吸训练器干净卫生、无异物。每次使用前检查呼吸训练器的各个部件是否破损，管路是否干净无异物。

（二）正确使用

1. 连接装置

将主机与导气管、吹气口等配件正确连接。

2. 调整阻力

患者根据自身的身体的实际情况预先调节呼吸训练器的阻力大小及训练的难易程度，循序渐进，以便更好地达到训练效果。建议从最低阻力开始训练，待训练后有所成效时，逐步提升呼吸训练器的强度设置。

3. 正确呼吸

（1）用嘴含住吹气口后进行缓慢的、深而长的吸气呼气。

（2）遵循医护人员或说明书的指导，进行适量的呼吸训练。训练过程中注意呼吸训练器的标识，确保该标识能够呈现为上升的状态。在达到自身最大程度之后，保持 3s 左右，再缓缓地进行呼吸动作。每日每次 10 ～ 15min，每天训练 3 ～ 4 次。

（三）观察与监测

1. 观察患者表现

在使用呼吸训练器的过程中，密切观察患者的生命体征和反应，如出现头晕等不适应立即停止训练。

2. 监测呼吸次数

记录每次训练的呼吸次数，确保达到吸气量或流量目标，并保持 3 ～ 5s 的呼吸。

（四）清洁与保养

1. 清洗与消毒

每次使用后，及时清洗导管与吹嘴。可用医用酒精擦拭消毒，晾干后放回袋中备用。

2. 存放注意事项

外壳勿用水冲洗，应放置在干燥、通风的地方。

八、开口器

开口器（mouth opener）又称张口器，是一种医疗辅助器械，目前种类颇多，该设计主要用于帮助那些因口腔疾病、手术或外伤等原因导致张口困难的患者进行张口训练和治疗（图 11-8）。

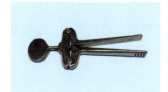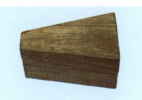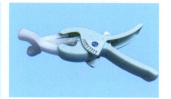

图 11-8　开口器

（一）使用前准备

1. 患者评估与准备

在使用开口器之前，医生或治疗师需要对患者的口腔状况、手术恢复情况以及张口困难的程度进行全面评估。这有助于确定开口器的类型、尺寸和使用频率。同时，让患者了解使用目的、方法和可能的不适感。确保患者处于放松状态，避免紧张或恐惧情绪影响张口效果。

2. 选择合适的开口器

根据患者的具体情况，选择适合其口腔大小和张口能力的开口器。确保开口器材质柔软、无毒、易消毒，并且边缘光滑，以减少对口腔黏膜的刺激和损伤。

3. 环境准备

确保治疗环境整洁、安静，并准备好消毒用品、润滑剂（如生理盐水）等辅助工具。

（二）正确使用

1. 放置开口器

在患者张口时，轻轻将开口器从患者臼齿处，从前往后放入，确保开口器的一端位于患者的磨牙区域，另一端则位于前牙区域。缓慢调整开口器的角度和深度，直至达到适当的张口角度。

2. 逐渐增加张口角度

初次使用时，开口角度不宜过大，以免拉伤或疼痛。随着患者适应能力的增强，可以逐渐增加张口角度和训练时间。

3. 注意患者反应

在使用开口器的过程中，要密切关注患者的反应和舒适度。如果患者感到疼痛或不适，应立即停止使用，并调整开口器的位置或角度。

4. 使用润滑剂

在张口训练过程中，可以适量使用润滑剂（如生理盐水），以减少口腔黏膜的摩擦和不适感。

（三）观察与监测

1. 观察张口情况

每次使用开口器后，要仔细观察患者的张口情况，包括张口角度、口腔黏膜的完整性以及患者的舒适度等。

2. 记录训练效果

定期记录患者的张口训练效果，包括张口角度的变化、训练时间和频率等。这有助于评估训练效果和调整训练计划。

3. 监测并发症

在使用开口器的过程中，要密切监测患者是否出现口腔黏膜损伤、感染或其他并发症。一旦发现异常情况，应立即停止使用并寻求专业医生的帮助。

（四）清洁与保养

1. 及时清洁

每次使用开口器后，应立即用流动的清水冲洗干净，并去除表面的唾液、食物残渣等污渍。

2. 消毒处理

将清洁后的开口器放入消毒液中浸泡或擦拭消毒，确保杀灭细菌、病毒等微生物。消毒时间应根据消毒液的种类和浓度来确定。

3. 干燥保存

将消毒后的开口器晾干或擦干后，存放在干燥、通风、无菌的环境中。避免阳光直射或潮湿环境导致开口器变形或发霉。

4. 定期检查

定期检查开口器的完整性、边缘是否光滑以及是否有损坏或磨损的情况。一旦发现异常情况，应立即更换新的开口器以确保使用安全。

第三节　辅助器具使用注意事项

一、使用前注意事项

1. 器具应进行清洁消毒，确保器具干净卫生，避免交叉感染

在使用辅助器具前，首先要注意的是器具的清洁与消毒。口腔是一个极易滋生细菌的环境，因此，保持辅助器具的清洁卫生至关重要。患者应严格按照医生或专业人员的指导，使用专用的清洁剂对器具进行彻底的清洗，确保器具的表面和内部都无任何污垢或残留物。此外，还应定期对器具进行消毒处理，以防止细菌的滋生和传播。

2. 用物专人专用，禁止混用

辅助器具的使用要遵循"专人专用，禁止混用"的原则。每个患者的口腔环境和恢复情况都有所不同，混用器具可能会增加交叉感染的风险。因此，患者应确保所使用的辅助器具仅供自己使用，不得与他人共享或混用。

3. 选择适合患者的训练方法及器具

在使用辅助器具前，对患者的口腔及面部情况进行全面评估。专业人员应仔细检查患者的口腔内是否存在破损、溃疡或感染等问题，以便选择适合患者的器具类型和规格。同时，还应对患者的面部结构、张口度等进行评估，确保所选器具能够适应患者的实际情况。

4. 器具的各个部件安装正确，连接紧密

在器具安装和准备阶段，确保各个部件的安装正确且连接紧密。如果器具安装不当或部件松动，可能会影响器具的使用效果，甚至对患者的口腔造成二次伤害。因此，在安装器具时，患者应仔细阅读说明书或寻求专业人员的帮助，确保每个部件都安装到位并连接牢固。

二、使用中注意事项

1. 首次使用须由专业人员进行指导

在使用过程中，首次使用应由专业人员进行详细指导。专业人员会向患者演示如何正确佩戴和使用器具，并解答患者可能存在的疑问。患者应认真听取指导并仔细观察操作过程，以便在后续使用中能够独立完成。

2. 使用过程中保持正确体位

保持正确的体位也是使用辅助器具的关键。患者应根据辅助器具的类型和使用目的选择合适的体位进行佩戴。例如，有些器具可能需要患者仰头或低头，而有些器具则可能需要患者保持坐立或站立姿势。因此，在使用前，患者应充分了解器具的使用要求，并遵循专业人员的建议进行调整。

3. 选择适合患者的训练方法及器具

在选择训练方法和器具时，应根据患者的实际情况进行个性化选择。不同的患者具有不同的口腔结构和恢复需求，因此，所选的训练方法和器具也应有所不同。专业人员会根据患者的具体情况制订个性化的训练计划，并选择合适的器具进行辅助。患者应积极配合专业人员的操作，并按照计划进行训练。

4. 调整

使用过程中注意力度、频率与时间，根据个体情况进行调整。过度使用或用力不当可能会对口腔造成额外的负担或损伤。因此，患者应根据专业人员的指导，合理安排训练时间和力度，避免过度疲劳或过度用力。

5. 使用过程中的医患沟通

在使用过程中，保持放松状态并积极配合专业人员的操作。患者应尽量放松口腔和面部肌肉，避免紧张或抵抗情绪的产生。同时，还应与专业人员保持良好的沟通，及时反馈自己的感受和变化，以便专业人员能够及时调整训练计划或器具的使用方式。

6. 观察

在使用过程中，密切观察患者的反应。如果患者出现不适或异常反应，如疼痛、出血等，应立即停止使用并咨询医生或专业人员的意见。专业人员会根据患者的具体情况进行评估和处理，以确保患者的安全和康复效果。

三、使用后注意事项

① 在使用辅助器具后，清洁、消毒和晾干。应将器具拆开清洗各个部件，确保无残留物或污垢。同时，还应定期对器具进行消毒处理，以防止细菌的滋生和传播。在晾干过程中，应确保器具放置在通风干燥的地方，避免潮湿或阳光直射对器具造成损害。

② 患者应定期检查器具的各个部件是否完好无损、连接是否紧密等。如发现器具存在损坏或功能异常等问题，应及时联系专业人员进行维修或更换。

③ 每次训练后记录患者的进展和变化。通过记录患者的恢复情况、训练效果等信息，专业人员可以更好地了解患者的康复进度，并根据实际情况及时调整训练计划或器具的使用方式。同时，这也有助于患者在后续的康复过程中更加明确自己的目标和方向。

参考文献

[1] 中国康复医学会吞咽障碍康复专业委员会，窦祖林，温红梅，等.中国吞咽障碍康复管理指南（2023版）[J]. 中华物理医学与康复杂志，2023, 45(12): 1057-1072.

[2] 张梦洁，厉婷婷，吴颖，等.呼吸训练器联合呼吸功能锻炼对肺癌围术期患者护理的应用效果分析[J]. 中国科技期刊数据库医药，2024 (8): 34-38.

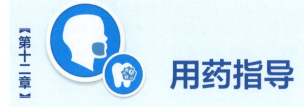

用药指导

〖第十二章〗

第一节　术后常用药物简介

口腔癌患者在手术之后，合理的居家用药对于其康复也是至关重要的。它不仅能够帮助患者控制病情、缓解疼痛、消除肿胀、预防感染、促进伤口愈合等，还能在一定程度上提高生活质量，促进身体的全面恢复。

在口腔癌术后居家用药的过程中，药物的选择和使用十分关键。不同的药物具有不同的作用机制和适应证，因此，了解并掌握这些药物的基本知识，对于患者及其家属来说至关重要。在专业医生的指导下用药，可以确保药物使用的安全性和有效性，避免不必要的风险和并发症。本章节将介绍口腔癌术后常用的居家药物，并根据其作用特点进行分类阐述。

一、常用口服药物

（一）抗生素类药物

在口腔癌等手术后的恢复过程中，抗生素类（antibiotic）药物扮演着至关重要的角色。它们通过杀灭或抑制细菌的生长，帮助预防和控制术后感染，促进伤口的愈合，减少并发症的发生，从而确保手术的成功和患者的快速康复。

1. 抗生素类药物应用的重要性

口腔癌手术通常涉及肿瘤原发灶的切除、颈淋巴组织清扫及皮瓣移植等复杂操作，手术时间长，创伤较大，术后由于组织受损、免疫力下降等因素，患者容易遭受细菌等病原微生物的侵袭，导致感染的发生。另外，口腔环境特殊，存在大量病原微生物，术后进食、唾液痰液的污染、口腔颌面部的多间隙结构、内固定物的置入等因素均导致口腔及面颈部伤口易于感染，感染不仅会增加患者的痛苦，还可能影响伤口的愈合，甚至引发严重的并发症，如败血症、器官衰竭等，危及生命。因此，术后抗生素类药物的正确使用是预防和控制感染、促进患者康复的重要手段。

2. 抗生素类药物的功能与分类

抗生素类药物的主要功能是杀灭或抑制细菌的生长，防止感染的发生，它们通过干扰细菌的代谢过程、破坏细菌的细胞壁或细胞膜、抑制细菌 DNA 的合成等方式，达到抗菌效果。抗生素药物种类繁多，根据不同的作用机制，主要分为以下几类。

（1）青霉素类　如阿莫西林、氨苄西林、哌拉西林、美洛西林等，具有广谱抗菌作用，对大多数革兰氏阳性菌和革兰氏阴性菌均有效。

（2）头孢菌素类　具有抗菌谱广、杀菌力强、毒性低等特点，适用于多种感染的治疗，根据年代不同及抗菌性能不同，目前分为一到五代头孢菌素。一代头孢菌素：头孢拉定、头孢唑林、头孢硫脒等。二代头孢菌素：头孢克洛、头孢呋辛等。三代头孢菌素：头孢曲松、头孢他啶、头孢哌酮、头孢克肟等。四代头孢菌素：头孢吡肟等。五代头孢菌素：头孢洛林、头孢妥仑、头孢吡普等。在选择头孢菌素类药物时，应根据患者的具体情况和感染的菌种进行合理选择，应遵循医嘱，确保用药安全有效。在使用过程中，还应注意观察药物的不良反应。

（3）喹诺酮类　如左氧氟沙星、环丙沙星等，对革兰氏阴性菌有较强的抗菌作用，同时也可用于部分革兰氏阳性菌和厌氧菌的治疗。

（4）大环内酯类　如红霉素、阿奇霉素、罗红霉素、克拉霉素等，主要用于治疗呼吸道、泌尿道及皮肤软组织感染等。

（5）硝基咪唑类　如甲硝唑、替硝唑、奥硝唑等，临床上常用于治疗由厌氧菌、滴虫、阿米巴原虫等引起的感染。因口腔感染常为以厌氧菌为主的混合感染，临床上硝基咪唑类常与青霉素类或头孢菌素类药物联用。

（6）四环素类　如土霉素、四环素等，对多种细菌有抑制作用，但近年来由于耐药性的增加，其应用已受到较大限制。

（二）镇痛类药物

1. 镇痛类药物应用的重要性

镇痛药物在口腔癌术后居家用药中同样占据重要地位。生理上，由于手术创伤和组织损伤，患者通常会感到一定程度的疼痛和不适感。这些疼痛和不适感可能导致患者不愿意进行必要的术后活动，从而影响术后恢复。应用镇痛药物可以有效地减轻或消除这些疼痛和不适感，使患者更加舒适。心理上，可能引发焦虑、恐惧等负面情绪，影响患者的心理状态和康复信心，通过应用镇痛药物缓解疼痛，可以提高患者参与康复的积极性，促进身体机能的恢复。良好的镇痛能帮助患者更好地睡眠和休息，减少应激反应，从而加速伤口愈合和整体康复进程。

另外，术后疼痛可能导致患者血压增高、呼吸浅快等症状，增加心血管和呼吸系统的负担。通过及时镇痛，可以保持患者舒适和稳定，减少这些并发症的发生。

2. 镇痛药物的机制与分类

（1）非甾体类解热镇痛药物（nonsteroidal antipyretic and analgesic drugs） 如布洛芬缓释胶囊、吲哚美辛片、双氯芬酸钠缓释片等，它们通过抑制外周的前列腺素合成，减少炎症反应，从而降低疼痛感。前列腺素是一种在疼痛和炎症过程中起到关键作用的物质。这类药物的作用机制是通过抑制环氧化酶，进而阻止前列腺素的合成，达到镇痛效果。

（2）阿片类镇痛药物 如吗啡、盐酸哌替啶片、枸橼酸芬太尼注射液等，它们通过作用于中枢神经系统的阿片受体，阻止疼痛冲动的传导，产生镇痛作用。这类药物多用于创伤剧痛、癌症晚期患者疼痛的治疗。

（3）中枢性镇痛药 如盐酸曲马多缓释片、氨酚羟考酮片等。它们通过抑制中枢神经系统而起到镇痛的作用，临床上多用于缓解慢性疼痛以及各种原因导致的中重度疼痛。

3. 阶梯镇痛原则

阶梯镇痛原则，也称为三阶梯止痛法，是世界卫生组织（WHO）为了缓解疼痛患者的痛苦，特别是癌症患者的痛苦，而提出的一种镇痛治疗原则和方法。其基本原理是根据患者疼痛的程度，分阶段使用不同的镇痛药物，以达到有效缓解疼痛、提高患者生活质量的目的。

（1）阶梯划分

第一阶梯：针对轻度疼痛。此阶段主要采用非阿片类药物，如非甾体类抗炎药（NSAIDs），常见的有布洛芬、阿司匹林、美洛昔康、塞来昔布、芬必得、扶他林、乐松、西乐葆等。这些药物通过抑制炎症介质的释放和减少神经末梢的敏感性来发挥镇痛作用。

第二阶梯：针对中度疼痛。在第一阶梯药物的基础上，加用弱阿片类药物，如双氢可待因、曲马多、泰勒宁、奇曼丁、洛芬待因等。这些药物能够进一步抑制疼痛信号的传递，从而增强镇痛效果。

第三阶梯：针对重度疼痛。此阶段采用强阿片类药物，如吗啡、美沙酮、丁丙诺啡等，这些药物能够强烈抑制疼痛信号的传递，达到显著的镇痛效果。对于无法口服的患者，还可以采用经皮贴剂或皮下注射药物的方法给予药物，一般不推荐静脉用药。

（2）用药原则

① 口服给药：在可能的情况下，优先选择口服给药方式，因为口服给药具有方便、经济、易接受等优点。对于无法口服的患者，可以考虑其他给药途径。

② 按时给药：根据药物的半衰期和患者的疼痛情况，制订合适的给药时间

间隔，确保药物在体内维持稳定的浓度，从而持续发挥镇痛作用。避免按需给药，因为按需给药可能导致药物浓度波动，影响镇痛效果。

③ 按阶梯给药：根据患者的疼痛程度，选择合适的药物和剂量进行镇痛治疗。避免过度使用高级别镇痛药物，以减少不良反应和耐药性的发生。

④ 个体化用药：每个患者的疼痛情况、身体状况和药物反应都不同，因此需要根据患者的具体情况制订个性化的镇痛治疗方案。这包括选择合适的药物、剂量和给药途径等。

阶梯镇痛原则是一种科学、合理、有效的镇痛治疗方法，能够根据不同患者的疼痛情况制订个性化的治疗方案，从而最大程度地缓解患者的痛苦并提高生活质量。

二、外用类药物

外用类药物（如涂擦类、喷剂等）在口腔癌术后恢复中具有重要作用，它们具有操作简便、作用直接、不良反应小、吸收快等优点，能够缓解疼痛、减少感染风险、促进伤口愈合和改善口腔环境，从而提高患者的生活质量及促进术后恢复。

（一）口腔癌术后常用外用药物

1. 糖皮质激素类药物

糖皮质激素类药物如曲安奈德软膏、地塞米松软膏等具有抗炎、镇痛的作用，能够减轻术后水肿及发炎反应。然而，长期使用可能导致皮肤萎缩、毛细血管扩张等不良反应。因此，在使用时应遵循医嘱，避免过量及大面积使用。糖尿病患者注意监测血糖，以防引起血糖波动。

2. 抗生素类药物

红霉素软膏、氯霉素软膏等抗生素类药物能够预防或控制术后感染，促进伤口愈合，使用时注意避开过敏史及注意有无过敏反应。同时，应注意避免与其他药物同时使用产生相互作用。

3. 局部麻醉药物

如利多卡因凝胶等局部麻醉药物能够减轻术后疼痛，提高患者的舒适度。然而，使用时应遵循医嘱，避免过量使用。同时注意麻醉药物的使用有时可掩盖疾病本身症状。

4. 生长因子类药物

生长因子类药物如重组人表皮生长因子凝胶等能够促进口腔黏膜细胞再生，加速伤口愈合。使用时应注意存在口腔感染或其他感染性疾病时，应先治疗感染，待感染控制后再使用生长因子类药物，另外少数患者有过敏现象。

（二）外用药物使用注意事项

在涂抹药膏前，应确保口腔或切口清洁，避免血痂、痰痂和分泌物等黏附于切口表面。涂抹药膏时要均匀，确保药物能够充分覆盖伤口。避免将药膏涂抹到非伤口区域，以免引起不必要的刺激或不适。同时使用多种外用药物时，应咨询医生是否存在药物相互作用的风险。在使用药膏期间，应密切观察是否出现不良反应，如皮肤萎缩、毛细血管扩张、荨麻疹、呼吸困难等。一旦出现不良反应，应立即停药并就医处理。

三、口腔癌术后漱口类药物

漱口是口腔独特的用药方式。口腔癌术后，因组织的缺失、皮瓣的修复、张口度限制、唾液减少等因素，患者的口腔自洁能力下降，易导致细菌滋生和感染。患者术后的口腔环境往往也较为脆弱，未完全愈合的伤口没有形成完整的黏膜屏障，抗感染能力较弱，易受到细菌和其他病原体的侵袭，从而引发感染，影响伤口愈合。漱口水能够有效清洁口腔，减少细菌数量，降低感染风险，促进伤口愈合。口腔环境的特殊性，使得漱口药物的使用更加便捷有效，成为口腔癌患者护理中不可或缺的一环。

（一）口腔癌术后漱口用药的分类

口腔癌术后漱口用药根据其成分和功效的不同，可以分为以下几类：

（1）生理盐水　是最基础的漱口用药，其成分与人体细胞外液相似，具有清洁口腔、抑制细菌生长的作用，其刺激性小，常用作术后初期口腔护理。

（2）抗菌漱口水　含有氯己定、西吡氯铵等抗菌成分，常用药物如复方氯己定含漱液，除氯己定成分外还加入了甲硝唑，能有效杀灭或抑制口腔内的细菌，预防术后感染。

（3）中草药漱口水　如金银花漱口水、薄荷漱口水等，这些漱口水含有中草药成分，具有清热解毒、消肿镇痛等功效，有助于缓解口腔炎症和疼痛。

（4）其他特殊漱口水　如含有氟化物的漱口水，可以预防龋齿；含有镇痛成分的漱口水，可以缓解口腔疼痛等。

（二）漱口水的正确用法

1. 选择合适的漱口水

根据医生的建议，选择适合口腔癌术后患者使用的漱口水。优先选择不含酒精和色素的清洁漱口水，以避免刺激口腔黏膜。

2. 正确的用量

使用适量的漱口水，通常为 10 ～ 20mL 左右。

3. 清洁口腔

将漱口水倒入口腔后，闭上嘴巴，鼓腮或摇动头部，让漱口水充分覆盖口腔的所有部位，漱口时间一般为 30s 至 1min，之后可根据口腔情况和医生建议逐渐减少漱口的次数。

（三）注意事项

（1）避免过量使用　长期过量使用药用漱口水可能会破坏口腔内的有益细菌平衡。

（2）注意卫生　使用漱口水之前要先洗净双手，确保漱口水的瓶口不被口腔接触。使用过的漱口水瓶要保持清洁，并及时更换。

（3）避免进食和饮水　在使用漱口水后的 30min 内，避免进食和饮水，以免影响漱口水的作用。

第二节　用药注意事项

一、正确的用药方法

（一）了解药物信息

了解药物信息是确保安全、有效用药的基础。在使用任何药物之前，需要对药物有一个全面而准确的认识。药物信息通常包括药物的名称与规格、适应证与禁忌证、用药剂量与频次以及用药途径等关键内容。

药物的名称与规格是识别药物的基础。药物的通用名和商品名应明确区分，通用名是全球统一的，用于标识药物的化学成分，而商品名则是制药企业为产品注册的专有名称。规格则指药物的剂量形式，如片剂、胶囊、注射液等，以及每单位剂量所含的药物成分。

适应证与禁忌证是判断药物是否适用的关键。适应证指的是药物能够治疗或缓解的疾病或症状，而禁忌证则是指不能使用该药物的特定情况，如某些疾病状态、过敏史或与其他药物的相互作用等。了解这些信息有助于避免误用药物，减少不良反应的风险。

用药剂量与频次是确保药物疗效和安全性的重要因素。剂量通常根据患者的年龄、体重、肝肾功能以及疾病的严重程度等因素来确定。频次则指每天或每次用药的次数，以及用药的间隔时间。正确的剂量和频次能够确保药物在体内的有效浓度，从而发挥最佳疗效。

用药途径也是药物信息中不可或缺的一部分。不同的药物可能通过不同的途径给药，如口服、注射、外用等。每种途径都有其特定的适应证和注意事项，了解这些信息有助于选择合适的给药方式，确保药物能够准确到达作用部位。

因此，在用药前，应仔细阅读药物说明书，了解药物信息，确保用药的安全性和有效性。同时，对于不确定或不清楚的信息，应及时向医生或药师咨询，避免盲目用药带来的风险。

（二）遵循医嘱与说明书

遵循医嘱与说明书是确保药物正确使用的关键步骤。医嘱是医生根据患者的具体病情、身体状况以及药物特性所制订的个性化用药指导，它包含了药物的种类、剂量、用药时间、用药方式等详细信息。而药物说明书则是制药企业提供的关于药物成分、适应证、用法用量、注意事项、禁忌证、不良反应等全面而详细的信息说明。

遵循医嘱意味着患者要严格按照医生开具的处方来使用药物，不得擅自更改剂量、用药时间或停药。医生在制订用药方案时，会综合考虑患者的个体差异、疾病的严重程度以及药物的疗效和安全性等因素，因此医嘱是确保患者用药安全有效的关键。患者应充分信任医生的专业判断，并严格按照医嘱执行，不得随意更改用药计划。

同时，药物说明书也是患者用药时不可或缺的重要参考。在用药前，患者应仔细阅读药物说明书，了解药物的成分、适应证、用法用量以及可能的不良反应等信息。这有助于患者更好地了解药物的作用机制，从而在使用过程中更加谨慎和注意。如果在使用过程中出现任何不适或疑似不良反应，患者应立即停药并咨询医生。

（三）正确的用药时间

① 维持血药浓度：为了确保抗生素在血液中保持有效的治疗浓度，通常需要按照规定的间隔时间服用。对于大多数抗生素，建议每天固定时间间隔服用，如早上、中午和晚上各一次，或者每隔 8h、12h 服用一次。这样有助于维持药物在体内的稳定浓度，从而更好地发挥抗菌作用。

② 食物影响：部分抗生素的吸收和代谢可能受到食物的影响。例如，有些抗生素（如头孢克洛）宜空腹服用，因为食物可能延迟其吸收；而有些抗生素（如阿莫西林）则不受食物影响，可以空腹、餐前或餐后服用。因此，在服用抗生素时，应仔细阅读药物说明书或咨询医生，了解食物对药物的影响。

③ 疼痛规律：镇痛药物的服药时间应根据患者的疼痛规律来确定。例如，对于慢性疼痛患者，可能需要定时服用镇痛药物以维持镇痛效果。而对于急性疼痛患者，则应在疼痛开始时尽快服用镇痛药物。

④ 药物类型：不同类型的镇痛药物具有不同的作用机制和半衰期。因此，在服用镇痛药物时，应仔细阅读药物说明书或咨询医生，了解药物的最佳服药时间。例如，一些长效镇痛药物可能需要每天固定时间服用一次；而一些短效镇痛药物则可能需要按需服用，即疼痛出现时立即服用。

⑤ 个体差异：患者的个体差异也可能影响镇痛药物的服药时间。例如，某些患者可能对某些镇痛药物具有更好的耐受性，可以在疼痛较为剧烈时增加服药频率；而某些患者则可能对某些镇痛药物敏感，需要减少服药频率以避免不良反应。

（四）用药期间的饮食禁忌

用药期间的饮食禁忌是确保药物疗效和减少不良反应的重要方面。不同的药物可能与特定的食物产生相互作用，从而影响药物的吸收、分布、代谢和排泄。因此，在用药期间，患者应注意以下饮食禁忌：

应仔细阅读药物说明书或咨询医生，了解药物是否与某些食物存在相互作用。例如，有些抗生素可能与乳制品中的钙离子结合，降低药物的吸收效率；而某些抗凝血药物则可能受到富含维生素 K 的食物（如菠菜、花椰菜、肝脏等）的影响，从而降低其抗凝效果。

对于需要空腹服用的药物，患者在服药前后的一段时间内应避免进食，以确保药物能够迅速进入肠道并被吸收。而对于需要在餐后服用的药物，患者则应在饭后 $0.5 \sim 1h$ 内服用，以减少胃肠道刺激并提高药物的耐受性。

患者还应避免摄入可能加重药物不良反应的食物。例如，服用头孢菌素及甲硝唑等咪唑类药物时，应避免摄入酒精，可能导致双硫仑样反应，严重者可危及生命。

用药期间的饮食禁忌是确保药物疗效和减少不良反应的重要措施。患者应根据医生的建议，仔细阅读药物说明书，了解药物的饮食禁忌，并在用药期间遵循相应的饮食原则。通过合理的饮食安排，患者可以更好地发挥药物的疗效，促进身体的康复。

二、用药的常见问题与处理

（一）漏服与补服

患者可能因忘记服药时间、出门忘记带药或服药后呕吐等原因导致漏服药。

① 记录服药时间：建议患者使用药盒或手机提醒功能，记录服药时间，避免漏服。

② 补服原则：遵循"漏服时间与给药间隔 1/2 关系"的原则处理。漏服时间超过两次服药间隔时间一半的，如马上要到下一次服药时间，则不用补服；漏服

时间不到两次服药间隔时间一半的，按正常剂量补服，并推迟下一次服药时间。切记不可在下次服用时加倍补服，以免出现严重药物不良反应。

（二）药物相互作用

药物相互作用是指患者同时或在一定时间内先后服用两种或两种以上药物后，药物之间所产生的复合效应。这种效应既可使药效加强或不良反应减轻，也可使药效减弱或出现不应有的毒副作用。药物相互作用可能会导致不良的药物组合效应，增加患者的风险。

① 详细询问病史和用药情况：医生在开具处方前，应详细询问患者的病史和当前用药情况，包括处方药、非处方药、中草药和营养补充剂等。这有助于医生了解患者是否存在潜在的药物相互作用风险。

② 仔细阅读药品说明书：药品说明书是了解药物相互作用的重要途径。患者在用药前，应仔细阅读说明书中的药物相互作用部分，了解哪些药物可能与当前药物产生相互作用，并避免同时使用。

③ 咨询专业药师：药师是药物使用方面的专家，他们可以提供关于药物相互作用的专业建议。患者在用药前，可以咨询药师、了解药物之间的相互作用情况以及是否需要调整剂量或更换药物。

④ 监测药物疗效和不良反应：在用药期间，患者应密切监测药物的疗效和不良反应。如果出现任何不适或疑似不良反应，应立即停药并咨询医生。同时，定期进行体检和实验室检查，有助于及时发现并处理药物相互作用导致的问题。

（三）用药依从性问题

用药的依从性是指患者按照医嘱或药品说明书正确、规律、全程使用药物的程度。良好的用药依从性对于疾病的治疗和康复至关重要，它直接关系到药物的疗效和患者的预后。然而，在实际临床中，患者的用药依从性往往受到多种因素的影响，如疾病认知不足、治疗方案复杂、药物不良反应、经济负担等，导致患者未能按时、按量、按疗程使用药物，从而影响了治疗效果。

为了改善患者的用药依从性，可以采取以下解决方案：

① 加强患者教育：通过健康教育讲座、宣传资料等方式，提高患者对疾病和药物治疗的认识，使其明白按时、按量、按疗程用药的重要性。同时，教会患者如何正确使用药物，包括药物的用法用量、注意事项等。

② 简化治疗方案：医生在制订治疗方案时，应尽量考虑患者的实际情况，选择疗效确切、不良反应小、用法简便的药物和方案，减轻患者的用药负担和不便。

③ 提供个性化支持：针对患者的具体情况，提供个性化的用药指导和支持。例如，对于记忆力减退的老年患者，可以设置用药提醒或委托家属监督用药；对于经济困难的患者，可以提供经济援助或推荐性价比高的药物。

④ 加强医患沟通：建立良好的医患关系，鼓励患者与医生进行积极的沟通和交流。医生应耐心解答患者的疑问，及时关注患者的用药情况和病情变化，根据需要进行调整和优化治疗方案。

⑤ 建立监测和反馈机制：通过建立用药监测和反馈机制，及时了解患者的用药依从性和治疗效果，对存在问题的患者进行及时干预和指导，确保患者能够正确、规律、全程使用药物。

（四）药物滥用与误用

超出用药指征或医疗指征范围的反复、过量使用具有依赖性潜力的药物，如麻醉药品、精神药品等，这种行为往往会导致身体依赖、心理依赖以及一系列健康问题。而药物误用则是指由于患者缺乏药理知识、误解医嘱或自行更改用药方式而导致的用药不当，这可能引发药物不良反应、治疗效果不佳甚至危及生命。

① 普及药物知识：通过宣传教育、媒体传播等方式，普及药物知识，提高公众对药物滥用和误用危害的认识。鼓励患者在用药前咨询医生或药师，了解药物的适应证、用法用量、不良反应等，避免自行更改用药方式或滥用药物。

② 严格医嘱执行：医生在开具处方时，应明确药物的用法用量、用药时间和疗程，确保患者能够正确理解并遵循医嘱。对于需要长期用药的患者，应该与医生定期随访和建立监测途径，及时调整治疗方案，防止药物滥用和误用。

③ 提供心理支持：对于药物滥用者，应提供心理支持和治疗，帮助他们认识到问题的严重性，并鼓励他们积极寻求帮助和改变。同时，对于因药物误用而引发健康问题的患者，应提供及时的医疗救治和心理辅导。

第三节 药物不良反应管理

在口腔癌术后居家康复阶段，药物治疗是不可或缺的一部分。然而，药物在发挥治疗作用的同时，往往伴随着一系列潜在的不良反应。这些不良反应不仅可能给患者带来身体上的不适，还可能影响患者的心理状态和康复进程。然而，药物不良反应是无法避免的，但通过科学的管理和细致的护理，其影响可以降至最低。了解并妥善管理药物不良反应，对于确保口腔癌患者术后康复的顺利进行至关重要。

（一）胃肠道不良反应

药物胃肠道不良反应的产生，主要源于药物对胃肠道黏膜的直接刺激或影响胃肠道的正常生理功能。在口腔癌术后居家康复阶段，患者往往需要服用抗生素、镇痛药、化疗药物等多种药物，这些药物中的某些成分可能具有刺激性，会破坏胃肠道黏膜的完整性，导致黏膜炎症、溃疡等病变。此外，药物还可能影响胃肠道的蠕动、分泌等功能，引起消化不良、恶心、呕吐、腹泻等症状。

应对方法：

（1）调整药物剂量或种类　在医生指导下，根据患者的具体情况调整药物的剂量或种类，以减少对胃肠道的刺激和损伤，尽量饭后服用，使用肠溶剂型等，以减少对胃黏膜的刺激。

（2）服用胃黏膜保护剂　胃黏膜保护剂能够增强胃黏膜的屏障功能，减少药物对胃黏膜的直接刺激。常用的胃黏膜保护剂包括硫糖铝、胶体果胶铋等。可以使用奥美拉唑等抑酸药物减少胃酸的分泌进而减少胃肠道不适。

（3）使用止吐药物　对于恶心、呕吐症状严重的患者，可以在医生指导下使用止吐药物，如甲氧氯普胺、昂丹司琼等。

（4）饮食调整　保持清淡、易消化的饮食，避免辛辣、油腻、刺激性食物的摄入，以减轻胃肠道的负担。

（5）补充水分和电解质　如有呕吐、腹泻的患者，应及时补充水分和电解质，以防止脱水和电解质紊乱。

（二）过敏反应

过敏反应是较严重的不良反应，常见于青霉素等抗生素类药物。过敏反应的症状可轻可重，轻症者出现皮肤皮疹、瘙痒或热痛，部分可能融合成水疱或形成风团；严重者可能导致呼吸困难、头晕、恶心、呕吐、周身乏力，甚至导致过敏性休克，危及生命。

应对方法：

（1）立即停用抗生素　一旦发现过敏反应，应立即停止使用该抗生素。

（2）急救治疗　对于重度过敏反应，如过敏性休克，应立即送往医院进行急性抢救治疗，包括心肺复苏、吸氧、静脉推注盐酸肾上腺素注射液等。

（3）一般治疗　对于症状较轻的患者，如皮试时出现的局部皮疹，可以适当增加饮水量，促进机体代谢，从而减轻过敏症状。在医生指导下应用抗组胺药物（如盐酸西替利嗪片、氯雷他定片等）和糖皮质激素（如氢化可的松注射液、醋酸泼尼松片等）进行治疗。

（三）肝肾毒性

药物通过肝脏代谢时可能会导致肝细胞损伤，而药物或其代谢产物在肾脏的排泄过程中也可能对肾小管上皮细胞产生直接损害。此外，长期或过量使用药物，以及药物间的相互作用，都可能增加肝肾毒性的风险。如非甾体类抗炎药如布洛芬，长期超量服用可能导致肾损伤，抗生素如氨基糖苷类（庆大霉素、阿米卡星等）、第一代头孢菌素类等具有较明显的肾毒性。主要表现症状为恶心呕吐、腹胀、乏力、尿黄、尿少、水肿等症状，肝肾功能检查指标异常。

应对方法：

（1）及时停药　一旦发现药物对肝肾功能造成损害，应立即停药，避免继续损害。

（2）调整药物　在医生指导下调整药物种类和剂量，选择对肝肾损伤较小的药物。

（3）对症治疗　根据症状进行对症治疗，如使用保肝、保肾药物，以及支持疗法等。

（4）饮食调理　以清淡易消化的食物为主，适当进食富含蛋白质的食物，有助于促进身体恢复。

（5）加强运动　适当进行运动，如慢跑、游泳等，可以增强体质，加快新陈代谢和药物排泄。

（四）血液系统反应

药物引起的血液系统反应是一个复杂的过程，涉及多种机制和因素。

1. 抗生素类

① 头孢菌素类：如头孢哌酮钠舒巴坦钠、头孢曲松钠、头孢他啶等，可能导致红细胞减少、白细胞减少、血小板减少、嗜酸性细胞增多等血液系统反应。

② 氯霉素类（chloromycetin）：可能导致再生障碍性贫血等血液系统毒性。

③ 氨基糖苷类（aminoglycoside）：如庆大霉素，具有耳毒性，但也可能影响血液系统，导致白细胞减少、粒细胞减少、贫血等症状。

④ 喹诺酮类：如左氧氟沙星氯化钠注射液、盐酸莫西沙星注射液等，可能引起白细胞减少、中性粒细胞减少、血小板减少或增多等。

⑤ 其他抗生素：如注射用青霉素钠、注射用阿莫西林钠克拉维酸钾等，也可能引起白细胞减少等血液系统改变。

2. 镇痛药物类

① 阿司匹林：长期或过量使用可对造血系统及白细胞造成损害，引起粒细胞与血小板减少，甚至诱发再生障碍性贫血。同时，它还能影响血小板的生理功能，使凝血时间延长，凝血功能受影响，引起出血的倾向。

② 氨基比林：同样可能对造血系统造成损害，引起粒细胞与血小板减少。

③ 安乃近：可引起白细胞减少，甚至导致粒细胞缺乏症，同时也可引起过敏反应。

④ 其他镇痛药物：如保泰松、吲哚美辛（消炎痛）等，也可能对血液系统产生不良影响，如抑制骨髓导致白细胞减少等。

3. 应对方法

在使用这些药物时，应严格遵医嘱，注意观察身体反应。长期服用时应注意监测血常规。一旦出现血液系统不良反应的症状，如贫血、出血、发热、感染等，应立即就医并告知医生自己的用药情况。医生会根据具体情况调整药物种类和剂量，或采取其他治疗措施以减轻不良反应。

（五）二重感染（secondary infection）

又称重复感染，是指在治疗过程中因长期或不当使用抗生素导致正常菌群失调，体内敏感菌株被抑制，而耐药菌株则大量繁殖，从而引发二重感染。

1. 具体原因

（1）菌群失衡（bacterial imbalance） 抗生素的使用会破坏人体内的微生物平衡，使敏感菌群受到抑制，而一些原本不占优势的菌群（如耐药菌株或外来致病菌）则有机会过度生长，从而引发二重感染。

（2）药物选择不当 长期或滥用广谱抗生素更容易导致二重感染，因为广谱抗生素会同时抑制多种细菌，包括一些对人体有益的细菌，从而为耐药菌株的繁殖提供了机会。

（3）患者自身因素 老年人、有严重疾病者、长期住院者以及合并使用激素、抗代谢或抗肿瘤药物者等，由于抵抗力较低，更容易发生二重感染。

2. 应对方法

（1）停用广谱抗生素 一旦出现二重感染的症状，应立即停用导致二重感染的抗生素，并根据细菌培养结果选用合适的窄谱抗生素进行治疗。

（2）抗真菌或抗细菌治疗 根据二重感染的致病菌类型，选择合适的抗真菌或抗细菌药物进行治疗。例如，对于由白色念珠菌引起的二重感染，可使用氟康唑、伊曲康唑等抗真菌药物；对于由耐药菌株引起的感染，则应根据药敏试验结果选择敏感的抗生素。

（3）免疫调节治疗 对于免疫功能低下的患者，可通过免疫调节治疗来增强机体的抵抗力，促进感染的恢复。常用的方法有皮下注射人血丙种球蛋白、口服免疫增强剂等。

为了有效应对药物不良反应，嘱患者及其家属需要密切关注用药后的身体反应，一旦发现异常，应立即与医生沟通，寻求专业指导。医生会根据患者的具体情况，调整药物种类、剂量或用药方式，以减少不良反应的发生。此外，患者还可以通过改善生活方式、调整饮食习惯、保持口腔卫生等措施，辅助减轻不良反应带来的不适。

参考文献

[1] 何宏义. 抗生素出现副作用的原因及其预防控制措施 [J]. 养生保健指南，2019 (15).

[2] 杜兰兰，康鑫. 镇痛药物在癌症治疗中的应用进展 [J]. 中国处方药，2024, 22(07): 159-161.

[3] 徐丹慧，林海燕，刘翠梅. 口腔颌面部手术部位感染 11 年趋势分析 [J]. 中国感染控制杂志，2019, 18(03): 200-205.

[4] 谢伟乾，曾毅，韦平原，等. 癌症患者对镇痛药物使用认知度调查及对策 [J]. 中国医药科学，2014, 4(16): 47-49.

[5] 刘亚楠. 围手术期集束化护理结合术前漱口液漱口对口腔癌术后患者肺部感染发生率及舒适度的影响 [J]. 现代养生（下半月版），2021, 21(3): 39-41.

[6] 李慧川，王烨华，孙莉莉. 基于 FTS 的全方位照护策略对口腔癌患者术后心理弹性及营养状况的影响 [J]. 国际护理学杂志，2024, 43(6): 1066-1071.

[7] 陈曦. 抗生素滥用的现状及危害 [J]. 品牌与标准化，2023 (3): 115-117.

[8] 彭秀晴，郭彩会，刘亚丽，等. 甲硝唑片在中国健康受试者中的生物等效性研究 [J]. 中国临床药理学杂志，2024, 40(13): 1943-1947.

[9] 李钊. rhEGF 联合利多卡因与维生素 E 治疗儿童复发性口腔溃疡的效果 [J]. 反射疗法与康复医学，2024, 5(01): 115-118.

[10] 王颖，白远琴. 口腔漱口液在颌面外科术后患者口腔清洁中的效果 [J]. 吉林医学，2023, 44(02): 502-504.

[11] 杨文玉，蒋莉莉，阮洪. 口腔癌患者术后疼痛控制的现状调查研究：第二届上海国际护理大会 [C]. 中国上海，2014.

[12] Hunold K M, Esserman D A, Isaacs C G, et al. Side effects from oral opioids in older adults during the first week of treatment for acute musculoskeletal pain[J]. Acad Emerg Med, 2013, 20(9): 872-879.

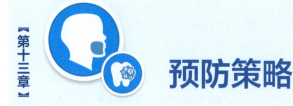

预防策略

第一节　预防口腔癌的关键措施

一、避免诱发因素

（一）烟草

吸烟是口腔癌的主要危险因素之一，包括香烟、雪茄、卷烟、咀嚼烟草等在内的任何形式烟草的使用都可能损害口腔黏膜健康，增加口腔癌的患病风险。在美国，75% 的口腔癌是由吸烟引起的。一项 meta 分析结果表明，吸烟者患口腔癌的概率是不吸烟者的 5 倍，而且吸烟对于口腔癌发病的影响是持续性的，戒烟后大约需要 10 ～ 14 年患口腔癌和咽喉癌的风险才会降至非吸烟者的水平。

（二）酒精

滥用酒精同样会增加口腔癌的患病概率。经常饮酒的人，口腔黏膜长期受到酒精的刺激，容易发生病变。研究显示，经常饮酒与口腔癌的发生密切相关，长期高饮酒者发生口腔癌的风险是不饮酒者的 5 倍，当烟草与酒精协同消费时，发生口腔鳞状细胞癌（oral squamous cell carcinoma，OSCC）的风险增加 10 ～ 15 倍。

（三）槟榔

槟榔是世界排名第四的成瘾性消费品，仅次于烟、酒和咖啡。咀嚼槟榔是口腔癌患病的主要危险因素之一，早在 2004 年，槟榔就已经被世界卫生组织定为一级致癌物。在有咀嚼槟榔习惯的地区，如南非、印度、中国的湖南省和台湾省，口腔癌的发病率普遍高于全球平均水平。有研究表明，槟榔不仅致癌，咀嚼槟榔的口腔癌患者的预后也比不咀嚼槟榔者差，转移和复发率更高。

二、健康饮食与营养

日常饮食营养结构也会对口腔癌的发展产生影响。例如，水果、蔬菜、姜黄素和绿茶等食物可以起到一定的保护作用，降低口腔癌的患病风险，而大量食用像红肉、油炸食品等容易引起"上火"的食物，我们称为促炎饮食，则会增加口腔癌的患病风险。因此，保持健康的饮食习惯对于预防口腔癌至关重要。

首先，应增加蔬菜水果的摄入。蔬菜水果中富含维生素、矿物质和抗氧化剂等营养成分，如β-胡萝卜素、α-胡萝卜素、番茄红素、维生素 A、维生素 C 和维生素 E 等，能够增强机体免疫力，降低口腔癌的发病风险。例如，胡萝卜素是抗氧化剂，可以防止 DNA 损伤；番茄红素是植物和某些微生物合成的天然色素，广泛存在于番茄、西瓜和葡萄柚等蔬菜水果中，该化合物具有很强的抗氧化特性，已被研究用于预防和治疗慢性疾病，如退行性疾病、骨骼疾病和心血管疾病，由于调节脂质过氧化和还原性谷胱甘肽（glutathione，reduced，GSH）而成为对抗口腔癌的保护因子；维生素 A 在维持正常黏膜上皮结构稳态方面起着不可替代的作用，缺乏维生素 A 可以引起口腔黏膜上皮增厚和角化过度，这与口腔癌的发生直接相关；维生素 C 可以防止亚硝胺的产生和 DNA 与某些致癌物的结合，从而避免染色体损伤，降低患原发性癌症的风险；维生素 E 能够消除细胞膜中的自由基，二者具有协同作用。

其次，应当减少食用红肉、油炸食品等，这些食物能够持续诱导炎症产生，增加口腔癌的患病风险。一方面，包括 C 反应蛋白（C-reactive protein，CRP）、IL-6、同型半胱氨酸在内的炎症标志物能够向肿瘤微环境提供信号，促进癌症的发生发展。另一方面，长期的促炎饮食可能引起口腔菌群的失调，增加口腔癌的患病风险。此外，过多摄入来源于这些食物中的铁、硝酸盐和亚硝酸盐等均可能导致细胞损伤，引发癌变。

此外，经常食用烫的食物会对口腔黏膜造成损伤，长期反复的损伤可能导致细胞癌变。长期食用辛辣等刺激性食物可能会加重口腔慢性炎症，从而通过氧化应激途径导致口腔癌症的发生。食用精加工的食物，如精制碳水、含反式脂肪酸和低量微量元素的食物，会促进牙龈及牙周炎症，进而发生口腔慢性炎症。营养不良所致锌元素的缺乏会导致黏膜上皮损伤，这为口腔癌的发生创造了有利条件。

三、定期口腔检查

据统计，口腔癌的整体预后较差，5 年生存率为 50%～55%，而早期口腔癌的 5 年生存率可超过 80%。大多数早期的口腔癌或癌前病变能够通过口腔检查发现。因此，定期进行口腔检查是预防口腔癌的重要措施。

通过定期口腔检查，可以及早发现口腔内的异常病变，如白斑、红斑、口腔扁平苔藓、口腔黏膜下纤维化以及 2 周以上未愈合的口腔溃疡等，可以检测到高达 99% 的口腔癌或癌前病变，及时进行诊断和治疗，能够避免病情恶化，极大地改善患者预后。尤其是有长期吸烟、饮酒、咀嚼槟榔等不良习惯或有口腔癌家族史的人群，更应重视定期口腔检查。有不少研究表明，通过定期进行口腔检查，在人群中进行口腔癌的早期筛查，可以有效降低高危人群口腔癌的死亡率。在一项临床随机试验中（Cheung L C，2021），研究者对实验组进行每 3 年一次的三轮随访，结果显示，与对照组相比，筛查组的口腔癌死亡率整体降低了 27%，而对于其中有长期吸烟饮酒史的高危人群，筛查组口腔癌死亡率降低了 29%。另一项在印度进行了 15 年随访的随机试验报告称（Mandrik O，2023），坚持四轮筛查的烟草和（或）酒精使用者的高危人群死亡率降低了 81%。

早期口腔癌或癌前病变具有非常典型的口腔表现，因此，临床口腔检查是目前在人群中进行口腔癌筛查的标准方法，而手术活检仍然是诊断口腔癌的金标准。WHO 提出，任何在发现和消除局部刺激原因后两周内没有消退的可疑病变都必须进行活检。随着科学技术的进步，也有例如甲苯胺蓝活体染色、自发荧光成像、唾液标志物的识别等新方法，可以协助进行口腔癌的早期诊断，但在灵敏度和准确度上仍待进一步提升。

除此之外，许多常见的口腔疾病，如龋齿、牙周炎等，若不及时进行治疗，会长期刺激口腔黏膜，增加口腔癌的发病风险。治疗已经存在的口腔疾病，降低其对口腔黏膜的不良刺激，从而预防口腔癌的发生，这是定期进行口腔检查的另一重要目的。

四、保护口腔健康

（一）避免对口腔黏膜的机械性刺激

口腔黏膜的慢性机械刺激是指口腔内的低强度反复物理刺激，包括由尖锐牙尖、残冠及残根、正畸托槽、不良修复体等导致的机械刺激，由于个体咬合障碍、口腔不良习惯等导致的机械刺激也属于这种类型。慢性机械刺激可导致口腔黏膜创伤，基底细胞增殖活跃，引起慢性口腔炎症，与口腔癌的发生发展进程密切相关，但它是否为口腔癌发病的独立危险因素仍无定论。

（二）保持良好的口腔卫生习惯

坚持每天用巴斯刷牙法刷牙和使用牙线，保持良好的口腔卫生习惯，也是预防口腔癌的重要手段。良好的口腔卫生习惯能够降低口腔癌的发病风险，不良的口腔卫生习惯会促进微生物在口腔内的滋生和繁殖，形成牙菌斑，这种牙菌斑的积累会引发口腔慢性炎症，从而进一步促进口腔癌的发生。一项病例对照研究发现（Komlos G，2021），牙周病患者口腔癌的发病率为 57.1%。相比之下，无牙周炎患者的口腔鳞状细胞癌发病率仅为 28.6%。

在国内，口腔卫生宣教不够普及，口腔卫生水平地区差异明显，整体仍然处于较低水平；因此应加强口腔卫生的宣传教育，提高人们的口腔保健意识。

第二节　预防复发的策略

一、遵循术后随访计划

据统计，口腔鳞状细胞癌（OSCC）的复发率在 7%～47.4%，复发（尤其是早期复发）是根治性治疗后 OSCC 生存率低的主要原因之一（Weckx A，2019）。根据复发部位与原发灶之间的关系可分为局部复发和区域复发，复发时间越早，区域复发的可能性就越大，预后就越差，而大多数复发性 OSCC 患者表现为早期复发（＜18 个月），预后不良。因此，严格遵循随访计划，定期进行复查，对于诊断 OSCC 患者早期复发和提高 OSCC 患者生存率尤为重要。

口腔癌术后随访主要包括口腔临床检查、影像学检查等，以便监控癌症进展和根治效果，及早发现第二原发灶、复发和远处转移。

常规术后随访应当注意以下两个要点。第一，随访期的时间长度以及约诊和检查之间的间隔应与复发的时间和风险相匹配。目前大多数指南建议对口腔鳞状细胞癌根治术后患者进行 5 年以上甚至终身随访，因为大多数复发往往发生在术后的 1～2 年，并且患者终身都有发展为第二原发性肿瘤的风险。第二，随访期内进行的检查应当是无创的，并且假阳性率低。

在目前的指南中，大多都将头颈鳞癌作为一个整体，缺乏针对口腔癌特异性的随访方案。实际上，头颈癌的每个原发亚部位在不同部位发生第二原发肿瘤的风险是不同的。例如，对于口腔癌患者而言，术后口腔内发现第二原发灶的风险比喉癌术后高得多，标准化发病率（standardized incidence ratio，SIR）31.7（95%CI 30.1%～33.3%）VS 7.3（95%CI 6.7%～7.8%）。基于此，目前大多数指南提出的随访建议不能很好地满足口腔癌患者的个性化需求，一项纳入了 2000～2012 年间 594 例 OSCC 患者的队列研究指出（Brands M T，2019），应当根据肿瘤大小、淋巴结状态、既往治疗、浸润深度和 ASA 评分预测 OSCC 患者的治疗预后，术后随访时间可缩短为 2 年，2 年后，应根据患者的个体需求进行随访，给予更具针对性的支持性治疗，并监测治疗的晚期副作用。

参考美国头颈外科学会（American Society for Head and Neck Surgery）的随访

建议，以及国内专家的随访实践，2024年NCCN临床实践指南中对于口腔癌的随访计划时间表进行了如下推荐：①术后第1年，每1～3个月1次；②术后第2年，每2～6个月1次；③术后第3～5年，每4～8个月1次；④术后5年以上，每12个月1次。

除监控癌症复发外，跟踪治疗效果、及时调整治疗方案、指导功能康复训练，以及为患者及家属提供必要的心理支持都是OSCC患者术后随访的重要目的。通过定期随访，手术医师能够及时对治疗效果进行评价；患者可在专业医疗工作者的指导下，根据自身情况选用免疫调节药物或中草药进行调理。系统科学的康复训练可以极大地改善患者因手术导致的头颈、颌面部损伤和功能障碍，医护人员的心理支持，也可进一步改善患者的生活质量。

二、保持健康的生活方式

（1）保持健康的饮食　患者在术后应继续坚持健康的饮食习惯，增加蔬菜水果的摄入，加强营养，减少食用辛辣烫热食物，避免经常饮酒。这样可以增强身体的免疫力，降低复发的风险。

（2）戒除烟酒和槟榔　烟、酒、槟榔均为口腔癌的重要危险因素，患者术后应严格戒除，避免再次接触这些有害物质。

（3）适当运动　具有增强免疫系统功能、改善代谢功能、调节内分泌系统和促进心理健康等重要作用。然而，目前关于适当运动预防口腔癌复发的研究还处于初步阶段，需要进一步深入研究运动的强度、频率、持续时间等因素对口腔癌复发的影响，以及运动与其他预防措施的联合应用。同时，口腔癌患者在进行运动时应根据自身的身体状况和医生的建议，选择适合的运动方式和强度，避免过度运动造成身体损伤。

（4）保持良好的心态　心理因素对身体健康也有很大的影响。患者术后应保持积极乐观的心态面对疾病，增强战胜疾病的信心。

三、关注身体变化

（1）密切关注局部改变　口腔癌患者术后应密切关注自己的身体变化，如口腔内是否出现新的溃疡、肿块等异常症状，是否有疼痛、麻木等感觉异常，是否有淋巴结肿大等。如果发现异常情况，应及时就医，进行检查和诊断。

（2）重视全身症状的出现　患者还应注意全身症状的变化，如出现不明原因的体重下降、乏力、发热等。这些症状可能是口腔癌复发或转移的信号，应引起高度重视。

（3）定期进行体检　除了完成口腔术后定期随访外，患者还应定期进行全身体检，包括血常规、生化检查、影像学检查等，以便及时发现身体其他部位的病变。

综上所述，预防口腔癌及其复发需要综合采取多种措施。在日常生活中，我们应避免烟草、酒精和槟榔，保持健康的饮食和营养，定期进行口腔检查，保护口腔健康。对于口腔癌患者来说，术后应严格遵循随访计划，持续保持健康的生活方式，密切关注身体变化，以便及时发现复发的迹象，采取有效的治疗措施。

参考文献

[1] 中华口腔医学会口腔颌面-头颈肿瘤专业委员会. 舌黏膜鳞状细胞癌外科治疗的专家共识 [J]. 中华口腔医学杂志，2022, 57(8).

[2] 何婧雅，邢爱丽，孙宾. 口腔癌影响因素研究进展 [J]. 环境卫生学杂志，2023, 13(4): 302-306.

[3] Chaturvedi P, Singh A, Chien C Y, et al. Tobacco related oral cancer[J]. BMJ, 2019, 365: l2142.

[4] Tabuchi T, Ito Y, Ioka A, et al. Tobacco smoking and the risk of subsequent primary cancer among cancer survivors: a retrospective cohort study. Ann Oncol, 2013, 24(10): 2699-2704.

[5] Gupta A K, Kanaan M, Siddiqi K, et al. Oral Cancer Risk Assessment for Different Types of Smokeless Tobacco Products Sold Worldwide: A Review of Reviews and Meta-analyses[J]. Cancer Prev Res (Phila), 2022, 15(11): 733-746.

[6] Kang S K, Park Y D, Kang S I, et al. Role of resistin in the inflammatory response induced by nicotine plus lipopolysaccharide in human periodontal ligament cells in vitro[J]. J Periodontal Res, 2015, 50(5): 602-613.

[7] Gasche J A, Goel A. Epigenetic mechanisms in oral carcinogenesis[J]. Future Oncol, 2012, 8(11): 1407-1425.

[8] Ashkanane A, Gomez G F, Levon J, et al. Nicotine Upregulates Coaggregation of Candida albicans and Streptococcus mutans[J]. J Prosthodont, 2019, 28(7): 790-796.

[9] Ford P J, Rich A M. Tobacco Use and Oral Health[J]. Addiction, 2021, 116(12): 3531-3540.

[10] Hashibe M, Brennan P, Chuang S C, et al. Interaction between tobacco and alcohol use and the risk of head and neck cancer: pooled analysis in the International Head and Neck Cancer Epidemiology Consortium[J]. Cancer Epidemiol Biomarkers Prev, 2009, 18(2): 541-550.

[11] Boffetta P, Hashibe M. Alcohol and cancer[J]. Lancet Oncol, 2006, 7(2): 149-156.

[12] Yang J, Wang Z Y, Huang L, et al. Do betel quid and areca nut chewing deteriorate prognosis of oral cancer? A systematic review, meta-analysis, and research agenda[J]. Oral Dis, 2021, 27(6): 1366-1375.

[13] Athukorala I A, Tilakaratne W M, Jayasinghe R D. Areca Nut Chewing: Initiation, Addiction, and Harmful Effects Emphasizing the Barriers and Importance of Cessation[J]. J Addict, 2021, 2021: 9967097.

[14] Warnakulasuriya S, Chen T. Areca Nut and Oral Cancer: Evidence from Studies Conducted in Humans[J]. J Dent Res, 2022, 101(10): 1139-1146.

[15] Rodríguez-Molinero J, Miguelález-Medrán B, Puente-Gutiérrez C, et al. Association between Oral Cancer and Diet: An Update[J]. Nutrients, 2021, 13(4): 1299.

[16] Edefonti V, Hashibe M, Parpinel M, et al. Natural vitamin C intake and the risk of head and neck cancer: A pooled analysis in the International Head and Neck Cancer Epidemiology Consortium[J]. Int J Cancer, 2015, 137(2): 448-462.

[17] Silverman S J, Kerr A R, Epstein J B. Oral and pharyngeal cancer control and early detection[J]. J Cancer Educ, 2010, 25(3): 279-281.

[18] Tarle M, Lukšić I. Pathogenesis and Therapy of Oral Carcinogenesis. Int J Mol Sci, 2024, 25(12): 6343.

[19] Network N C, Comprehensive. NCCN Clinical Practice Guidelines in Oncology:Head and Neck Cancers [EB/OL].

(2024-10-24)www.nccn.org/patients.

[20] Cheung L C, Ramadas K, Muwonge R, et al. Risk-Based Selection of Individuals for Oral Cancer Screening[J]. J Clin Oncol, 2021, 39(6): 663-674.

[21] Mandrik O, Roitberg F, Lauby-Secretan B, et al. Perspective on oral cancer screening: Time for implementation research and beyond[J]. J Cancer Policy, 2023, 35: 100381.

[22] Abati S, Bramati C, Bondi S, et al. Oral Cancer and Precancer: A Narrative Review on the Relevance of Early Diagnosis[J]. Int J Environ Res Public Health, 2020, 17(24): 9160.

[23] Gupta AA, Kheur S, Varadarajan S, et al. Chronic mechanical irritation and oral squamous cell carcinoma: A systematic review and meta-analysis[J]. Bosn J Basic Med Sci, 2021, 21(6): 647-658.

[24] Hashim D, Sartori S, Brennan P, et al. The role of oral hygiene in head and neck cancer: results from International Head and Neck Cancer Epidemiology (INHANCE) consortium[J]. Ann Oncol, 2016, 27(8): 1619-1625.

[25] Komlós G, Csurgay K, Horváth F, et al. Periodontitis as a risk for oral cancer: a case-control study[J]. BMC Oral Health, 2021, 21(1): 640.

[26] Weckx A, Riekert M, Grandoch A, et al. Time to recurrence and patient survival in recurrent oral squamous cell carcinoma[J]. Oral Oncol, 2019, 94: 8-13.

[27] Wang Y, Yang T, Gan C, et al. Temporal and spatial patterns of recurrence in oral squamous cell carcinoma, a single-center retrospective cohort study in China[J]. BMC Oral Health, 2023, 23(1): 679.

[28] Brands M T, Merkx M, Geurts S, et al. Should we be rethinking follow-up for oral cancer patients？[J]. J Oral Pathol Med, 2017, 46(9): 665-666.

[29] Brands M, Verbeek A, Geurts S, et al. Follow-up after oral cancer treatment-Transition to a personalized approach[J]. J Oral Pathol Med, 2021, 50(5): 429-434.

[30] Morris L G, Sikora A G, Patel S G, et al. Second primary cancers after an index head and neck cancer: subsite-specific trends in the era of human papillomavirus-associated oropharyngeal cancer[J]. J Clin Oncol, 2011, 29(6): 739-746.

[31] Brands M T, Smeekens E, Takes R P, et al. Time patterns of recurrence and second primary tumors in a large cohort of patients treated for oral cavity cancer[J]. Cancer Med, 2019, 8(12): 5810-5819.

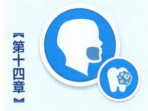

【第十四章】

常见问题解答

第一节　护理疑问篇

一、口腔癌患者的入院健康教育有哪些内容?

入院健康教育是指住院部的病房护士在患者及家属入院后的 24h 内,向他们介绍住院环境、分管医护人员和相关规章制度,帮助患者及家属尽快熟悉病区环境,以稳定的情绪积极地配合医护人员开展临床治疗工作。口腔癌患者入院健康教育的具体内容一般包括:

(1)住院房间和病区公共环境。

(2)医护人员,特别是患者的具体管床医生和责任护士。

(3)病区管理制度,包括请假流程和安全注意事项等。

(4)病区内自助及便民服务设施。

(5)住院期间享有的权利和应遵守的义务等。

专业的入院健康教育,往往是建立良好的医患关系、取得最佳治疗效果的第一步。

二、口腔癌患者的术前健康教育有哪些内容?

口腔癌患者从住院至进入手术室开展手术治疗之前的这段时间称为手术前期。在这段时间里,病房护士会从患者的生理和心理两个方面进行全面的护理准备工作,告知患者在手术之前需要在哪些方面做好哪些准备,让患者心中有数的同时,减轻他们对手术治疗的焦虑,使患者处于最佳状态,有利于他们配合治疗和术后快速康复。口腔癌患者的术前健康教育一般包括:

(1)饮食和休息　包括术前禁食、禁饮要求,活动与休息相结合,减少体力消耗等。

（2）个人卫生清洁　剪指甲，勿化妆，摘去各类首饰等。

（3）术中用物准备　包括准备好需要带入手术室的影像资料等。

（4）患者术区自身准备　主要是术前1天进行手术区域的皮肤准备，如理发、剃须等。

（5）适应性训练　告诉患者如何在床上大小便，如何正确使用便器等。

（6）家属配合　告知家属在术前、术中及术后如何配合医护人员，帮助患者尽快康复。

三、口腔癌患者如何进行口腔清洁？

口腔是一个污染环境，有大量的细菌存在，因此，需要每天刷牙清洁。口腔癌患者的口腔清洁更加重要，因为感染和肿瘤的发展存在互相促进的作用。虽然口腔癌患者因为口腔内肿瘤的疼痛、出血或是张口困难，可能无法进行常规的口腔清洁，但我们还是要尽一切可能，尽量保持口腔的相对清洁，具体方法包括：

（1）口腔癌手术前的患者，建议使用软毛牙刷蘸清水、淡盐水或刺激性小的牙膏刷牙，注意勿刷触肿瘤部位，以防引起疼痛不适或出血，同时，每次用餐后漱口。

（2）张口困难的患者，无法刷牙清洁。建议使用漱口水清洁，包括使用清水、淡盐水或是专门的口腔漱口液。患者可以自己或是在家人或医护人员的帮助下进行定期的口腔冲洗。

（3）手术后，患者能适度张口，口腔内创口及皮瓣愈合情况允许时，建议及时恢复刷牙，可以使用儿童小头软毛牙刷，轻柔刷牙，避免直接刷触伤口。

四、口腔癌患者术后如何进行口腔护理？

口腔癌患者术后的口腔护理，要比术前的口腔护理复杂得多，除了需要做好口腔清洁护理，还需要观察口腔内的手术创口情况，甚至还有口腔内移植皮瓣的情况。口腔癌术后，患者往往不能自行刷牙，也不能通过口腔进食，口腔自洁功能较差。此时，护士会定时通过床头的吸引装置，吸除患者口腔内唾液及创口分泌物，同时会使用生理盐水、漱口水等进行口腔冲洗清洁，促进伤口愈合。口腔清洁的同时，护士还会观察患者口腔内伤口是否存在水肿、出血、开裂和感染等情况，并及时告知医生，做相应处理。如患者同期接受了游离皮瓣修复，那么，术后护士会每隔1～2小时观察口腔内皮瓣的颜色、质地及形态，及时发现可能出现的皮瓣危象。由于口腔内伤口往往较深，不易观察，需要用器械拨动，可能会引发患者不适，需要得到患者的理解和高度配合。

五、如何为口腔癌术后患者吸痰？

口腔是呼吸道的起始，呼吸道内的分泌物能够及时通过口腔或鼻腔排出，是保持呼吸道通畅的关键，而吸痰是确保口腔癌患者术后呼吸道通畅的重要措施。口腔癌患者术后由于局部不适而无法正常咳痰，加上口腔癌手术的创伤和局部潜在感染，尤其是做了预防性气管切开的患者，痰液会非常多，需要及时清除，否则，引起窒息或是吸入性肺炎的风险极高。一般来说，口腔癌手术后的患者，床头都会有负压吸引装置，接上吸痰管就可以有效吸痰。

吸痰时需要注意以下事项：

（1）家属可以配合护士，密切观察患者病情，如发现喉部有痰鸣音，或是气管切开口处有痰液不断溢出时，可以及时使用床头呼叫铃呼叫护士进行吸痰。

（2）吸痰管为一次性无菌物品，注意无菌操作，一人一用一更换，避免交叉感染。

（3）吸痰动作轻柔准确，避免直接触碰伤口，尤其是将吸痰管伸入气切套管口内进行气管内吸痰时，一定要控制好深度，根据患者的气道反射反应及时调整。

（4）吸痰过程中注意观察患者血压、呼吸、心率及血氧饱和度，如有不适应及时停止操作。

（5）每次吸痰时间 < 15s，如痰液较多需要再次吸痰，应间隔 3 ~ 5min。

（6）吸痰时可以动态调节负压，负压太小会导致不能有效吸痰，负压太大会导致气管损伤。具体可以根据患者痰液的黏稠程度进行调节，一般吸引器负压维持在 120mmHg 左右。痰液太浓的时候，可以适当滴入湿化液体稀释痰液，使其便于吸出。

六、口腔癌患者术后多长时间可以饮水进食？

大多数口腔癌手术都需要在全麻下进行，由于全麻药物的代谢排出需要一定的时间，再加上全麻后胃肠功能恢复也需要一定的时间。所以，患者术后是不能马上饮水进食的。否则，胃肠道功能尚未恢复，吃下去的食物可能会引起反射性呕吐，此时麻醉药还未完全失效的患者不能进行有效的呛咳反应，可能会导致呕吐物进入气管，引起患者窒息。

一般情况下，口腔癌患者，成人术后 8h 才可进食，青少年术后 6h 即可进食。进食的时候，要本着"密切观察，循序渐进"的原则，先少量饮水，观察后如未出现呕吐等不良反应，再考虑逐步进行少量流质及半流质饮食。特别提醒，有些患者术后会说自己非常口干，想喝水，但时间又没到，此时，我们可以用棉签蘸水湿润患者的嘴唇或是用细小雾化喷嘴湿润口腔，缓解口干症状。

七、如何帮助口腔癌患者通过鼻饲管进食？

为了减少口腔运动，保持口腔清洁，最大限度地促进口腔内伤口早期愈合，医生往往会建议口腔癌患者在手术后早期不要通过口腔进食。此时，就需要通过插胃管（鼻饲管）的方式保障患者的饮食摄入。在胃管置入时，首先应嘱患者头部抬高30°～40°，将胃管沿一侧鼻孔缓缓插入，并不断进行吞咽动作，方便胃管通过"嗓子眼"进入食管，继续深入，到达一定深度后（一般成人在45～55cm）回抽，看是否有胃液；然后注入空气，用听诊器检测是否可以在腹部听到气过水声；将进食端胃管放置在水下，观察是否有气体冒出，三重确认后，再询问患者的主观感受，均无异常后，记录刻度，固定胃管。胃管进食时，要本着"少量多次，边注入边观察患者反应"的原则，每次鼻饲量控制在200mL以内，鼻饲时间为10～15min，每次间隔2h以上。鼻饲后半小时不可翻身、拍背、吸痰，防止发生误吸。如果患者不能耐受鼻饲管的异物感，或出现鼻饲液的胃肠道反应严重，也可以用全静脉营养进行替代。

八、口腔癌患者误吸的常见原因有哪些？如何预防？

误吸是一个非常严重的临床并发症，是指患者在进食或非进食状态下，胃内容物、口腔分泌物或食物等，直接通过"嗓子眼"进入气管或是肺部，严重时可引起下呼吸道感染、气道阻塞，甚至是窒息和死亡。口腔癌手术患者是发生误吸的高危人群，原因主要有以下几方面：

（1）口腔癌手术大都需在全麻下进行，全麻状态下以及苏醒过程中，患者意识不清，吞咽功能不全，口腔分泌物及伤口渗出物不能下咽，误吸入气管及肺部的风险较高。

（2）口腔癌手术大都会涉及口腔和口咽等解剖结构，一方面，手术本身会造成局部组织水肿；另一方面，手术也可能引起解剖结构产生改变，从而导致患者术后吞咽、咳痰等能力减退，导致误吸发生。

（3）口腔癌手术后，部分患者在一段时间内需要通过鼻饲管进食，鼻饲管进食过快或过多都容易引起恶心、呕吐等胃肠道反应，导致误吸发生。

（4）口腔癌患者，特别是游离皮瓣修复术后3～5天内，需要患者平卧，降低头颈转动以免产生皮瓣微血管危象的风险，而平躺姿势进食也是口腔癌术后发生误吸的重要因素。

为了降低口腔癌患者术后误吸的发生率，需要及时为患者吸出口腔内分泌物。进食时，保持适宜的进食体位（如半卧位或抬高床头适当角度），做到密切观察，少量多次进食，如发生呛咳等反应时，应立即停止进食。此外，带气囊的气切套管要经常保持气囊充盈，可以有效防止口内分泌物、呕吐物倒流进入气管，预防误吸的发生。

九、口腔癌患者术后如何预防深静脉血栓？

深静脉血栓（deep vein thrombosis，DVT）是指血液在深静脉内不正常凝结引起的静脉回流障碍，常发生于下肢。下肢深静脉血栓一旦脱落，随血液流动可能会进入大脑、心脏或肺脏，引起相应的器官内血管堵塞，危及生命。一般口腔癌术后24h即可下床活动，但做皮瓣修复手术的，要根据皮瓣类型的不同确定卧床时间，从3～5天不等。大大增加了术后发生深静脉血栓的风险。有研究表明，口腔癌术后深静脉血栓的发生率可以达到15%～40%。因此，有必要采取适当措施预防深静脉血栓的发生，具体方法包括：

（1）高风险患者入院后，尽早进行血凝状态的评估，尤其是血栓弹力图检测。

（2）术后条件允许的情况下，鼓励患者早期下床活动。

（3）手术前后，应用相应的药物预防深静脉血栓形成，如低分子肝素等。

（4）术后可以采用抬高下肢、行踝泵运动、穿血栓弹力袜、进行气压治疗等机械措施，以降低深静脉血栓形成的概率。

（5）定期检测D-二聚体，若出现指标异常或患者出现相应器官的栓塞症状，如呼吸困难，瞳孔或是心率、血压的异常变化，应及时采取治疗措施并进行CT血管造影检查。

十、口腔癌患者的术后体位有哪些要求？

口腔癌患者手术后不同时间的体位要求也有所不同。所有接受全身麻醉的口腔癌患者，术后6h内建议平卧，头偏一侧，因为麻醉药物代谢需要一定的时间，患者意识、吞咽、呛咳等生理性反射还没有完全恢复之前，平躺头偏一侧的体位，可以有效减少呕吐及误吸情况的发生。术后6h内，不建议下床如厕，可以在病床上使用便盆。术后6h，各项生理保护性反应基本完全恢复，可以垫枕或摇高床头，如无头晕、乏力等不适可采取半卧位，这时可以下床排尿，但需家属陪同。手术后第2天，在患者体力允许的情况下，鼓励患者早期下床活动。如果患者接受了同期游离皮瓣修复手术，则需要患者配合采取平卧、头颈部制动体位3～5天，以防止脖颈运动挤压血管导致皮瓣危象，但头颈部之外的区域，如双臂和双侧下肢，建议在病床上进行简单的伸展和弯曲运动，以利于局部血液循环，降低外周血管的血栓形成率。

十一、口腔癌患者术后生命体征观察指标有哪些？

生命体征观察指标是指维持生命存在的重要指标的观察监测。口腔癌患者术后生命体征观察指标包括：

① 患者的意识状态或昏迷：理论上，麻醉药物停用后，患者应该在30～60min内苏醒，意识逐步恢复。如果超过一定时间后，患者的意识还没有逐步恢复，要考虑是否出现了颅内病变，如脑梗死等。

② 瞳孔：主要观察双侧瞳孔大小（自然光下2～5mm）及是否对称，光照

是否有缩小反射，是判断大脑状态的一个直观指标。

③ 心率：每分钟的心脏搏动次数是否正常，波形是否正常。

④ 血压：是否正常稳定，有没有忽高忽低，血压不稳定会增加心脑血管意外的发生风险。

⑤ 呼吸：频率是否正常，呼吸过慢或过快都需要引起注意。尤其是血氧饱和度，正常情况下都在 95% 以上；如果低于 90%，就要排除是否存在呼吸道阻塞，或者是否有肺栓塞的可能性。

十二、口腔癌患者术后的伤口观察指标有哪些？

口腔癌术后，对患者的生命体征需要密切监测，对手术伤口也需要密切观察。口腔癌患者的手术伤口一般包括三个部分，分别是口腔内、面颈部以及皮瓣获取部位。口腔内的伤口，主要观察伤口是否肿胀、出血、感染或是开裂。对同期修复的患者，还要重点观察皮瓣的状态，每隔 1～2h 对皮瓣的色、形、质、温度及皮纹等进行观察。如皮瓣出现瘀斑、表面发紫，说明静脉回流障碍；如皮瓣灰白、表面脱皮、针刺不出血，则提示可能存在动脉危象，都需要及时进行处理。面颈部伤口和取瓣部位伤口，主要观察是否肿胀、出血、积液、感染，以及引流管内液体的量、颜色和浑浊度。一般来说，引流液在术后的前两天会深红，而后逐渐变淡，当 24h 的量在 20～30mL 以下，就可以考虑拔除引流管。颈部如果有气管切开的话，还要特别关注切口是否通畅、清洁，有无感染、渗血，有无黏稠痰液堵塞，确保呼吸道通畅。

十三、如何对口腔癌患者进行心理干预调节？

口腔癌本身以及后续的治疗，或多或少都会给患者带来一定程度的功能和容貌的影响，造成患者的焦虑和抑郁。因此，在诊疗全过程中，有必要对患者进行及时的心理干预和调节。住院期间，患者和家属应充分与医护人员沟通，接受健康教育，充分了解病情以及注意事项。可以通过焦虑和抑郁自评量表评定患者的焦虑和抑郁水平，必要时患者还可以接受专业的心理咨询。出院后，家庭护理也是口腔癌患者心理干预中的重要部分，患者家属应该充分意识到家人陪伴、安慰和帮助的重要性。在日常的照顾活动中，可以通过播放轻柔的音乐、更换浅色的床单、摆放绿色植物等方法，让患者的身心得到放松。此外，参加病友交流会，鼓励患者分享心声、表达疑惑，甚至解答其他患者的困惑、鼓励其他患者，也有助于分散患者的注意力，帮助他们走出负面情绪，获得更加健康积极的心态。

十四、为什么口腔癌患者需要营养支持治疗？

口腔位于消化道的起始部位，是人体摄取食物的重要器官，口腔癌会明显影响患者的进食功能，加之口腔癌细胞自身增殖也需要消耗能量，因此，口腔癌患者在手术前可能会存在一定程度的营养不良。手术后，口腔癌患者的进食功能在短期内会受到更大程度的影响。同时，由于创伤和应激反应导致蛋白质分解速度加快，如果患者手术后再继续接受放、化疗，会出现口腔放射性溃疡或是胃肠道化疗反应，导致营养不良进一步加重。有研究表明，口腔癌患者营养不良的发生率高达 40%～80%，其中重度营养不良的发生率为 20%～40%。一旦出现长期的严重营养不良，口腔癌患者的治疗耐受性和敏感性都会降低，并发症发生率也会进一步增高，从而延长住院时间，增加治疗费用，最终影响口腔癌患者的整体疗效。因此，营养与支持治疗是口腔癌治疗的重要组成部分，有效的营养干预可以帮助患者快速恢复，获得更好的治疗结果。

十五、肠外营养输注时有哪些注意事项？

肠外营养（parenteral nutrition，PN）是指通过输液管向患者静脉血管内输入人体所需营养素的治疗方法。简单来说，就是将营养物质直接输入患者的血液循环，由各个脏器直接吸收转换为能量，不需要经过胃肠道的消化处理。肠外营养主要针对需要禁食的口腔癌患者，可以有效维持患者的营养状况，促进体重增加、创伤愈合。由于肠外营养类似于"挂盐水"，因此输注时需要注意以下几个方面：

（1）保持输液穿刺管区域定期消毒，无菌清洁。

（2）保持输液导管通畅，避免扭曲、挤压。

（3）严格控制并保持输注速度，过快会加重心脏负担。

（4）输注过程中密切观察患者反应，如出现高热或其他不适，可能是营养液产热、对营养物的过敏或是导管感染等原因，应及时向医护人员反映以得到妥善处置。

十六、肠内营养输注时有哪些注意事项？

肠内营养（enteral nutrition，EN）是指将水状或是稀糊状的食物通过胃管或肠管输送到患者的胃部或是肠道，这些食物经过胃肠道吸收后为机体提供营养支持。相对于肠外营养，肠内营养具有方便、低价、营养素可通过生理性胃肠道吸收、有利于维持正常胃肠功能等优势，是口腔癌患者重要的营养支持方式之一。具体的营养物质可以包括营养粉剂、医用营养液体和家庭自制匀浆膳食（牛奶、豆浆、汤或鱼、肉、蔬菜等食物研碎成糊）。粉剂营养素与奶粉一样使用方便，食用前只需加入适量冷开水冲开即可。需要注意的是，这种营养素不能高温蒸煮，加温至 38℃左右即可。在输注肠内营养液时应注意：

（1）保持鼻饲管的鼻部或胃造瘘口处的皮肤清洁干燥。

（2）双重妥善固定导管，每次使用完后都需用温水冲洗导管，适当按压导管，防止食物残留堵塞导管。

（3）经鼻饲管注入食物时，可让患者采取半卧位，头、颈处于高位，防止导管内的营养液反流造成误吸。

（4）在输注营养液的过程中，最好每4h抽吸一次胃内残余的液体量，如果超过150mL，应该暂缓输注。

（5）秋冬天可以启用输入装置的自加温功能，让食物加温后进入胃肠道，减少刺激。

（6）配制好的营养液可以在4℃以下的冰箱内保存（使用时加温），并在24h内用完。

（7）输注过程中，如发现患者出现呛咳、憋气、呼吸急促等反应，应鼓励患者坐起来，头低偏向一侧，咳出吸入物，并马上联系医护人员处理。

十七、口腔癌患者戴气管套管回家应该怎样护理？

有一部分口腔癌患者，由于手术创口较大，气道阻塞风险较高，手术后需要长期携带气管套管。因此，出院前，病房护士会告诉患者家属，提早购买便携式吸引装置和雾化加湿器，同时会对家属和患者进行居家气管套管护理的健康教育和培训，具体内容包括：

① 清洁消毒：每天至少清洁内套管3次，痰多时要适当增加清洗的次数；消毒时，取下内套管放于过氧化氢溶液（双氧水）中浸泡5min，取出，在流动水下用棉签刷净，再次放入双氧水中浸泡20min，用生理盐水冲洗，再次检查套管内有无凝固痰块，而后将内套管放入外套管并固定。

② 保持室内湿度60%～70%，必要时应使用空气加湿器。

③ 患者应掌握有效的咳痰技巧，在吸气末屏气几秒，再进行呼气并用力咳嗽，借助腹部压力将痰液冲出气道，家属应协助拍背排痰。

④ 每日雾化吸入湿化气体，可以稀释痰液，防止气道阻塞。

⑤ 避免异物、水进入气套管，外出时佩戴防护纱，尽量不去或少去人流密集的场所。

⑥ 保持气管套管系带的松紧度适宜，以放入患者的一指为宜。

⑦ 不建议携带气管套管的患者游泳、淋浴。

⑧ 出现以下情况应立即就医：带管期间如发生气促、憋气、胸闷等不适，取出内套管检查、清洗后症状并未好转；气管套管脱出，尝试重新插入套管失败或插入套管后患者有气促等不适症状。

十八、口腔癌患者什么情况下需要做胃造瘘手术？

胃造瘘（gastrostomy）是指通过手术植入管道使胃内部和外界相通，然后通过这个管道给患者提供营养物质或者进行胃肠减压的一种方法。通俗来讲，就是通过手术从肚皮上开个洞，直接通向胃部，以方便将食物、营养物质、药物等直接注入胃内，达到补充营养和治疗的目的。口腔癌患者一般通过鼻饲管就可以保障营养摄入了，但是如果患者需要长期携带鼻饲管，或是对鼻饲管非常不耐受，则可以考虑接受胃造瘘手术。特别是非常晚期的口腔癌患者，或是术后需要放、化疗等辅助治疗的口腔癌患者，相较于鼻饲管，胃造瘘手术更适合长期补充营养，持续高效地改善患者营养状态。目前，胃造瘘手术常采用经皮内镜下造瘘的方法，创伤小、费用低、护理简单，在门诊即可完成。

十九、口腔癌患者的胃造瘘口应该如何清洁护理？

口腔癌患者接受了胃造瘘手术后，日常生活中，要特别注意胃造瘘口的护理和清洁，包括：

（1）观察造瘘管是否有阻塞、移位、脱落等现象。

（2）造瘘口周围敷料是否干洁、造瘘口伤口是否有外露感染，是否有流液、出血、硬块、红肿等不良反应。

（3）每天需要用碘伏消毒液消毒造瘘口皮肤，及时更换造瘘口敷料。

（4）注意休息，活动、洗澡时应将瘘管固定在胸壁上，避免因晃动引起疼痛。

（5）洗澡后避免污染，可以用消毒棉签擦干瘘管周围皮肤，涂用抗生素防止感染。

（6）在进食前后用温水 50～100mL 进行冲洗管道，保证造瘘管道的通畅。

（7）造瘘管道使用时间超过半年后，须注意观察管道是否有破损或老化现象，及时更换。

二十、口腔癌患者术后多长时间可以刷牙？

口腔癌患者经过手术治疗后，可能会因为局部疼痛或是张口受限，导致口腔清洁变得相对困难。但术后的口腔清洁对感染控制和伤口愈合至关重要，建议在条件许可的情况下，勤漱口、多刷牙，以保持口腔清洁和重塑口腔微环境健康。一般来说，口腔癌术后早期（术后 1～3 天），在护士专业的口腔护理基础上，患者可以自己采用漱口的方式增加口腔清洁度。口腔内的中、小手术，可以在术后 4～7 天逐渐使用儿童软毛牙刷进行口腔清洁，不选用含有薄荷等刺激性成分的牙膏，刷牙应动作轻柔。口腔癌大手术，尤其是皮瓣修复患者，术后 4～7 天，建议以专业护士的口腔护理清洁加上自己的漱口清洁为主；术后 9 天起，基本可以逐步使用软毛牙刷清洁。拆线初期，刷牙应避开缝合伤口及皮瓣区，如因张口受限等原因而无法刷牙，可以咨询医生后使用冲牙器，通过口腔冲洗来维持牙齿与口腔清洁。

二十一、口腔癌患者术后早期没有排便正常吗？

大便频率和排便多少与饮食结构、饮食习惯等直接相关。正常人每 1～2 天排便 1 次属于生理现象，如果超过 3 天没有排便则需引起重视，排查是否有便秘。口腔癌患者因生活环境改变，术前禁食、禁饮，术后心理焦虑以及术后的饮食结构变化较大（早期以流质为主，固体产渣食物很少）而导致的排便不规律或 3～4 天内无便意，属于正常现象。随着伤口恢复，进食逐步过渡到半流质或是普通固体食物，大便自然会正常。口腔癌行皮瓣修复的患者，因体位制动及行动不便，需卧床 3～5 天，影响肠道蠕动，加上鼻饲以液体水分为主，可能术后 5～7 天内均无大便，这时，可以给予腹部热敷与按摩，促进肠道运动，保持排便通畅，也可以遵医嘱适当地服用润肠通便的药物或者配合开塞露。若应用上述方法仍无改善，或是排便困难同时出现腹痛、腹胀等症状，应立即联系医生、护士做相关检查与处理。

第二节　康复疑问篇

一、什么是口腔癌的三级预防？

恶性肿瘤，防重于治。口腔黏膜从健康状态演变为口腔癌，历经多个步骤，针对不同阶段，采取不同的预防措施，意义重大。与大多数恶性肿瘤一样，口腔癌的预防也分为三个级别：

（1）一级预防　又称病因预防，也就是从发病的源头进行干预预防，找出口腔癌发生的致病危险因素并加以纠正或制止，如劝诫健康人群不吃槟榔、戒烟、不过度饮酒、保持良好的口腔卫生习惯，并及时处理口腔内锐利牙尖和不良修复体等，是降低口腔癌发病率的根本措施。

（2）二级预防　又称"三早"预防，即对口腔癌的早发现、早诊断和早治疗，包括早期发现各类癌前病变，如口腔红斑、白斑、扁平苔藓、口腔黏膜下纤维化等，采取相应的针对性治疗。

（3）三级预防　又称临床预防，也就是在口腔癌症状明显表现出来之后，针对患者病情采取相应的治疗，包括手术、放化疗等，消灭癌症、恢复功能、促进康复、提高患者的生存率与生存质量。

二、普通人群怎样进行口腔癌筛查？

早期口腔癌治愈概率很高，可以达到 85%，到了晚期治疗效果就很差了，治愈率仅约 40%。因此，通过筛查，早期发现口腔癌并及时治疗非常重要。普通人群可以参加正规医疗机构组织的口腔健康相关问卷调查、口腔健康普查，定期去医院进行口腔卫生清洁和口腔健康维护，由口腔专业医生进行针对性的早癌筛查。此外，还可以通过居家自检的方式，日常生活中留心观察自己的口腔是否有经久不愈的溃疡，口腔黏膜是否有白斑、红斑或黑斑，面颈部是否能摸到硬结、肿块等，一旦出现可疑症状，应尽快就医。

三、口腔癌的预后如何？

口腔癌是最常见的头颈部恶性肿瘤之一，主要发生于中老年人，男性多于女性，口腔癌的预后与肿瘤大小、病理分级、临床分期，以及是否接受规范化治疗和是否按照医嘱定期随访等多种因素密切相关。目前，全世界范围内，口腔癌的5年总生存率为50%～55%。但是，早期口腔癌患者5年生存率却可以达到80%。因此，口腔癌的早发现、早诊断和早治疗非常重要。中晚期口腔癌患者，虽然预后整体不佳，但是专业人员还是在不断努力、探索新方法，包括被寄予厚望的免疫疗法，旨在提高患者生活质量的同时，尽量延长患者的生存时间。

四、口腔癌患者术后如何进行随访复查？

复发和转移是恶性肿瘤的两大特性。因此，口腔癌患者手术治疗后需要定期到主诊医师门诊进行随访和复查，做到异常情况早发现、早处理。一般术后第1年，每1～3个月复查1次；术后第2年，每2～6个月1次；第3～5年，每4～8个月1次；术后5年以上，每12个月1次。门诊随访时，医生会先询问患者有无自觉的异常，然后，会通过口腔及面颈部的观察及触摸检查，结合B超（2～3个月1次）、CT或MRI（半年1次）等影像学检查来综合判断有无复发、转移的可能。随访时，患者一定要带好所有的既往治疗资料，尤其是每次的出院小结，便于医生快速了解病史，更加高效精确地复查。此外，医院或医生也可以通过信函、电话或网络等方式进行随访，了解患者近期的病情是否稳定，有无异常变化。

五、口腔癌患者复查时需要携带哪些资料？

口腔癌患者复查时需要携带哪些资料呢？很多患者及家属可能会有这个疑问。一般来说，术后复查应常规携带以下资料：

（1）就诊卡或者医保卡。

（2）门诊病历本（建议不要反复更换门诊病历，以保持每次复诊信息的连续性）。

（3）出院小结（包括外科、放疗以及化疗的出院小结）。

（4）术前、术后影像资料和病理报告。

其中，出院小结是主治医师对患者每次住院诊疗情况的总结，包括患者的完整病史、治疗情况、病理情况等，是主诊医生高效、准确地掌握患者病情的最重要资料。既往的影像学检查资料也可以帮助医生快速、动态地了解疾病的发生和发展情况。因此，为了复查的高效性和准确性，请口腔癌患者和家属复诊时带好以上资料，按照医生要求的时间进行复查。

六、口腔癌复发、转移时可能有哪些征兆？

口腔癌复发、转移时可能会有一些征兆。如果能够早期识别这些征兆，早做处理，就可能获得相对较好的治疗效果。根据病情不同，口腔癌患者术后复发、转移的征兆也各不相同，这些征兆包括患者自觉手术区域不舒服，自觉近期口腔有异味，有新近出现的疼痛感或是麻木感，或是自觉近期吞咽困难、言语不清，或是患者口腔原来手术区域出现了新生肿物或基底较硬的溃疡，甚至是出现张口受限、牙齿松动或是头颞部放射状疼痛，或是触摸到颈部有包块，或是出现骨骼疼痛、肺部呼吸不畅等。此时，医生通过手法触摸检查，再结合 CT 或 MRI 甚至是 PET-CT 检查，就基本可以判断是否复发、转移。有些很早期的复发、转移，也可以通过监测血液里的肿瘤相关指标，尤其是异常的 DNA 进行早期预警。需要说明的是，并不是所有复发、转移都有征兆，有些复发"悄无声息"，或者在比较隐蔽的地方而难以被发现。因此，定期随访复查是早期发现复发、转移的基本手段，也是根本手段。

七、口腔癌为什么会复发和转移？

恶性肿瘤的复发是指肿瘤原发部位经过彻底治疗后，再次出现恶性肿瘤细胞生长。恶性肿瘤的转移是指癌细胞离开原发部位，到达远处淋巴结或脏器定植后生长并引起相关症状。目前，口腔癌的复发、转移率约为45%，其中局部复发率约为13%，颈部淋巴结转移率为15%～30%，远处转移率为5%～15%。远处转移部位以肺最为常见，肝、骨等也可发生。口腔癌出现复发、转移的原因可能包括：

（1）各种治疗方式杀死了全部或部分成年癌细胞，但对幼年癌细胞作用欠佳。

（2）患者免疫力低下，癌细胞休眠躲过免疫清除后，原位苏醒导致复发。

（3）癌症情况严重，循环血液内也存在癌细胞，这些细胞可以回到原发肿瘤部位再次生长。

（4）颌面部血管和淋巴组织丰富，口腔运动频繁，容易促进癌细胞转移至周围管道，比如淋巴管和血管，在此基础上进一步播散。

复发、转移是导致口腔癌患者治疗失败的主要原因，其内在机制目前仍处于探索研究中。

八、口腔癌复发、转移后还能治疗吗？

口腔癌术后的复发、转移多发生于中晚期患者，此时应综合考虑患者自身体质情况和肿瘤复发的范围，为患者制订多学科参与的个性化治疗方案。单纯局部复发、没有远处器官转移的患者，经过医生评估，肿瘤有再次局部根治的可能性，建议直接手术治疗或是术前采用药物控制性治疗，达到缩瘤目的后再行根治手术。但是，复发后再手术的成功率会明显低于原发肿瘤手术，因此，一定要和患者及家属做好术前沟通并告知。虽然远处没有转移，但局部复发病灶根治可能性不大，特别是涉及颅底、颈动脉或是翼腭窝的患者，一般不首先考虑手术，因为很多时候，手术并没有让患者获益，反而加速疾病进展，缩短了生存时间。局部没有复发，只是出现了远处转移的患者，一般来说，如果仅仅是肺部的单个或2个转移灶，可以考虑微创手术切除，达到根治；否则，建议药物姑息治疗。

九、晚期口腔癌患者如何缓解疼痛？

疼痛是癌症晚期的一个主要症状，80% ～ 90% 的晚期口腔癌患者都会伴有剧烈的疼痛。在疼痛缓解上，除给予抗癌治疗外，还应给予镇痛治疗。缓解疼痛的方法包括：

（1）轻度疼痛时，采用非药物镇痛，包括采取舒适体位，卧床休息，分散注意力（听音乐、看笑话、阅读、回忆趣事等）和物理疗法（按摩、冷敷等）。

（2）中度和重度疼痛患者，可以按照三阶梯镇痛原则进行用药。第一阶梯患者使用非阿片类镇痛药物，如布洛芬、阿司匹林等；第二阶梯患者使用非阿片类镇痛药不能控制疼痛，应加用弱阿片类药以提高镇痛效果，如可待因、曲马多；第三阶梯患者使用强阿片类镇痛药物，如吗啡、芬太尼贴剂等；

（3）心理护理和健康教育 向患者介绍疼痛的产生原因和治疗办法，缓解患者的紧张、恐惧心理，并根据患者的个人实际情况给予针对性心理护理，解除患者的精神负担，缓解疼痛。

十、口腔癌患者的饮食原则有哪些？需要忌口吗？

口腔癌患者手术前，因癌肿部位溃疡或疼痛，使得患者咀嚼、吞咽困难，长此以往可导致全身水和电解质代谢失衡和营养不良。因此，口腔癌术前应禁食辛辣、刺激和过硬的食物，以防刺激性疼痛或出血；同时应鼓励口腔癌患者进食流质或半流质等易吞咽和消化的高蛋白食物，防止因肿瘤进展引起机体过度消耗和营养不良导致不能完成后续治疗，影响预后。口腔癌患者术后因口腔内存在伤口，需根据医生医嘱进食流质或半流质食物，或经鼻饲管进食流质饮食。因肿瘤患者机体消耗大，加之手术创伤和术后体液等丢失，体质多较为虚弱。为了尽快恢复体力，建议患者术后多进食高蛋白（肉泥、肉汁）、高维生素（新鲜蔬菜、水果汁等）、高热量的饮食，以促进机体康复。口腔癌患者康复随访过程中，建议清淡饮食，多食用植物性蛋白、水果和蔬菜，适量食用肉类，忌食辛辣等刺激性食物，滴酒不沾。

十一、是否应该让患者知道病情？

从法律层面来说，每位患者对自己疾病和身体情况都有完全的知情权。根据《中华人民共和国民法典》第一千二百一十九条，医务人员在诊疗活动中有向患者说明病情和医疗措施的义务。在口腔癌诊疗工作中，一般建议遵循以下告知原则：

（1）在需要实施手术、特殊检查、特殊治疗的情况下，医务人员应当及时向患者具体说明医疗风险、替代医疗方案等情况，并取得其明确同意。如果无法或不宜向患者直接说明，则应向患者的近亲属说明，并取得其明确同意。

（2）在告知患者病情前，会根据患者的个人情况（年龄、性别、个性、心理承受能力及个人信仰等）和病情综合考虑，由医护人员和家属组成的告知小组共同确定告知模式，进行有计划、分步骤的多次告知，以得到患者的全力治疗配合。

（3）告知病情后，家属应密切注意并及时疏导患者的不良情绪。

（4）医护人员不能为了配合家属隐瞒病情而篡改患者的出院诊断或其他有关疾病的诊断记录。

十二、口腔癌患者术后出现"嘴歪漏气"是什么原因？

"嘴歪漏气"是典型的面瘫症状。通俗地说，就是笑的时候嘴巴歪，喝水的时候嘴唇闭不紧，水从口角流出来。这是因为口腔癌手术治疗时，往往需要同期行颈部淋巴结清扫手术，医生因术中暴露需要解剖并保护面神经下颌缘支，因此，患者术后可能会出现口角歪斜、鼓腮漏气。事实上，颈部清扫手术并不会切断面神经下颌缘支，只是分离保护，所以，这些反应都是暂时性的。而且，每个人的反应程度也不一样，有些人手术后没有任何面瘫反应；有些人是轻度，1周左右就能全部恢复；还有少数患者反应会比较强烈，需要3～6个月才能恢复，甚至还有1%的人终身不能恢复。因此，手术前一定要充分告知患者及家属这些可能发生的情况，如果术后出现面瘫症状，一般建议早期使用神经营养药和激素，促进神经快速恢复。

十三、为什么口腔癌患者术后会出现抬肩无力？如何锻炼恢复？

有些口腔癌患者术后发现自己抬高肩膀的时候没有力气，有些担忧。事实上，部分口腔癌患者术后出现抬肩无力、抬臂酸痛等症状，是与手术治疗时颈部的副神经损伤有关。口腔癌的淋巴结转移常见于颈上部的Ⅱ区，而这里恰恰也是副神经穿行的地方。因此，这一区域的淋巴结清扫手术不可避免地会碰到副神经。由于术中牵拉损伤、转移淋巴结与副神经粘连难以分离而需切除副神经等，均可导致肩无力、肩胛下沉。一般来说，副神经损伤是颈部淋巴结清扫术术后常见的并发症，发生率约20%。如患者术后出现抬肩无力症状，大可不必担忧。只要副神经没有因为肿瘤粘连而被切除，这些症状都可以通过科学的肩胛肌群强化训练得以康复。具体康复训练方式参照第七章肩颈功能训练。

十四、口腔癌患者什么时间可以装义齿？

牙齿承担着咀嚼和语言等重要生理功能。口腔癌手术往往需要拔除肿瘤附近的牙齿，导致患者术后处于缺牙状态，影响患者的正常咀嚼功能。那么，口腔癌患者术后多久可以装义齿呢？如果是早期口腔癌患者，局部控制把握较大，一般在手术后3个月左右行牙齿修补；可以直接种牙，也可以先安装可摘义齿，观察1～2年稳定无复发后，再行种植牙修复。如果是中晚期口腔癌患者，局部复发的风险相对较大，手术后还可能需要接受放疗，那么建议术后半年再考虑装牙齿，而且建议装可以自由摘下来的活动义齿，便于后续的观察与监测。放疗后的口腔癌患者一般不建议做种植牙修复。

十五、口腔癌患者放疗后为何出现口干？如何处理？

口干是口腔癌患者放疗后最常见的并发症之一，发生原因如下：

（1）口腔癌手术，特别是在做淋巴结清扫时，会切除一些唾液腺组织，包括部分腮腺、颌下腺等，从而造成唾液分泌量减少。

（2）唾液腺通常位于头颈部肿瘤及淋巴结的放疗区域，放射线会明显影响唾液腺的功能，造成双侧腮腺的不可逆损伤，导致口干。

由于唾液具有润滑、免疫、促进消化和保护口腔黏膜等重要作用，且大多数患者的口干症状不会自行好转，需要积极地采取治疗手段。传统的手段是多喝水（出门随身携带水杯），保持口腔湿润，或是用湿润剂和唾液替代品以暂时缓解症状。药物治疗上，毛果芸香碱、西维美林和阿米福汀也被证明能改善患者口干症状，但通常也伴随着一些不良反应。此外，一些新型治疗手段，如电针疗法、下颌下腺转移疗法、改进的放射技术等也会在一定程度上改善放疗引起的口干症状。

十六、口腔癌患者术后如何进行言语功能锻炼？

口腔作为人体重要的共鸣腔和调音器官，对发音起着极其重要的作用。口腔癌手术导致唇、舌、牙、腭等组织缺损，可能会引起患者术后出现不同程度的语音功能障碍，需要在术后进行康复训练加以恢复。需要说明的是，口腔癌根治手术同期或者术后，对上述缺损组织进行修复是开展康复训练的前提。一般来说，口腔癌术后，如患者存在语音功能障碍，可于术后1～4周内进行语音训练，对唇、舌、腭、张口等功能进行康复训练。具体的训练内容参照第八章言语训练及第六章张口训练。

十七、口腔癌患者术后如何进行吞咽功能锻炼？

口腔癌的治疗会导致一定程度的吞咽障碍，发生率为 60% ～ 80%。吞咽障碍可引发营养不良、脱水、吸入性肺炎甚至是窒息等一系列不良后果，严重影响患者的生活质量。因此，口腔癌患者术后，经医生评估有吞咽障碍风险的，可以进一步运用专业的吞咽评估工具或量表进行吞咽障碍严重程度和误吸风险评定，及时接受吞咽功能指导训练。吞咽功能训练一般在患者术后 3 天左右即可开始，无皮瓣危象及病情稳定的条件下进行，每天 4 次，每次 10 ～ 20min，持续 7 天。训练内容主要包括：口腔感觉和运动训练、气道保护训练、门德尔松吞咽训练和代偿训练。在患者出院后仍需进行半年以上的自我训练。需要说明的是，吞咽训练是一项专业度要求较高的工作，患者须在医生的指导和培训下完成，以免发生危险。具体的训练内容可参照第五章吞咽训练。

十八、口腔癌患者术后如何进行张口训练？

张口受限是指患者的自主最大张口度不能达到自身的食指、中指和环指三横指的指末关节合拢时的宽度（3.5cm 左右），重度张口受限为张口度不足一横指。口腔癌治疗后因瘢痕挛缩或组织纤维化等原因可导致患者术后张口受限，严重影响患者进食、语言等口腔功能。为提高患者生活质量，当口腔癌患者术后出现张口受限时，须及时进行张口康复训练，术后 2 ～ 3 周后即可开始。具体的张口训练方法包括主动和被动张口训练两种（具体内容参照第六章张口训练）：

（1）主动张口训练　适用于轻中度张口受限患者。方法如下：自然状态下做最大幅度的张口练习，配合训练唇部、颊部、颈部的肌肉运动。张口至颞部肌肉稍有胀感，保持此姿势约 5 ～ 10min，休息 1min，重复此动作，练习 3 ～ 4 个循环，每天练习 3 次。

（2）被动张口训练　适用于中重度张口受限患者。方法如下：准备好开口器，将口尽力张开，从一侧磨牙处塞入开口器，逐步加力直至颞部肌肉稍有胀感，保持 10 ～ 15min，用同样的方法训练另一侧，每日训练 3 次。

参考文献

[1] 高岩 . 口腔组织病理学 [M]. 8 版 . 北京：人民卫生出版社，2020. 07.

[2] 张志愿 . 口腔颌面外科学 [M]. 8 版 . 北京：人民卫生出版社，2020. 08.

[3] 张陈平，[澳] Nabil Samman. 下颌骨重建的基础与临床 [M]. 上海：上海科技教育出版社，2009. 09.

[4] 何三纲 . 口腔解剖生理学 [M]. 8 版 . 北京：人民卫生出版社，2020. 08.

[5] 国家癌症中心 . 2020 中国肿瘤登记年报 [M]. 北京：人民卫生出版社，2022.

[6] H Sung, Ferlay J, Siegel R-L, et al. Global Cancer Statistics 2020: GLOBOCAN Estimates of Incidence and Mortality Worldwide for 36 Cancers in 185 Countries[J]. CA Cancer J Clin, 2021, 71(3): 209-249.

[7] R-L Siegel, Miller K-D, Fuchs H-E, et al. Cancer statistics, 2022[J]. CA Cancer J Clin, 2022, 72(1): 7-33.